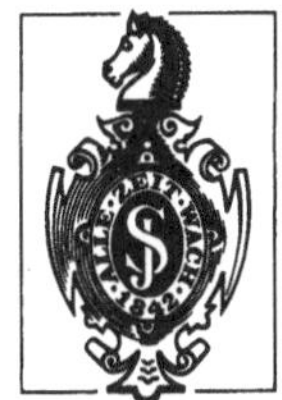

Essentielle Hypertonie

Psychologisch-medizinische Aspekte

Herausgegeben von D. Vaitl

Mit 72 Abbildungen

Springer-Verlag
Berlin Heidelberg GmbH 1982

Professor Dr. Dieter Vaitl
Justus-Liebig-Universität Gießen
Fachbereich 06 Psychologie
Otto-Behaghel-Straße 10
6300 Gießen

ISBN 978-3-540-10975-4

Cip-Kurztitelaufnahme der Deutschen Bibliothek
Essentielle Hypertonie. Psychologisch-medizinische Aspekte / hrsg. von D. Vaitl.

ISBN 978-3-540-10975-4   ISBN 978-3-662-07124-3 (eBook)
DOI 10.1007/978-3-662-07124-3
NE: Vaitl, Dieter [Hrsg.]

Satz,
2125/3140-543210

*In Memoriam Manfred Pflanz
(1923–1980)*

Vorwort

Die essentielle Hypertonie stellt einen gesundheitsschädigenden Risikofaktor von zentraler Bedeutung dar. Diese Tatsache gehört mittlerweile zum festen Wissensbestand von Ärzteschaft und verantwortlichen Gesundheitsbehörden. Auch kann durch konsequente antihypertensive Therapie das hochdruckbedingte Morbiditäts- und Mortalitätsrisiko innerhalb einer Population gesenkt werden, wie verschiedene Multizenter-Studien in jüngster Vergangenheit gezeigt haben. Trotz dieser relativ günstigen Behandlungschancen sind immer noch wichtige Fragen der Entstehung, Entwicklung und Chronifizierung dieses Krankheitsgeschehens ungelöst. In der medizinischen Hypertonie-Forschung gibt es seit geraumer Zeit Bestrebungen, auch andere Disziplinen einzubeziehen, um dadurch zu einem besseren Verständnis der krankheitsbedingenden Faktoren zu gelangen und auf dieser Basis die Behandlungsmethoden zu optimieren.

Seit Erfindung der Blutdruckmessung war es erfahrenen Klinikern ein unmittelbar evidentes Phänomen, daß Blutdruckveränderungen auch von psychischen Vorgängen beeinflußt werden können. Welche Rolle sie allerdings in der Ätiologie und Pathogenese der essentiellen Hypertonie spielen, ist bis heute bedauerlicherweise noch nicht befriedigend geklärt. Dabei ist, trotz der Fülle empirischer und experimenteller Befunde, vor allem das *Wie* des Zusammenwirkens von psychischen und physiologischen Faktoren unklar: Dieses Buch ist der Versuch, diese Frage genauer zu untersuchen. Die Idee dazu entstand während eines interdisziplinären Gesprächs von Nephrologen, Neuroendokrinologen, Ärzten, Sozialepidemiologen und Psychologen zu Problemen in der Hypertonie-Forschung.

Die vorliegenden Einzelbeträge greifen die zentrale Thematik jeweils von ihrem speziellen Forschungsansatz her auf. Die sich daraus notwendigerweise ergebende inhaltliche Heterogenität ist beabsichtigt. Sie macht bestimmt die Nahtstellen zwischen den einzelnen Forschungsansätzen deutlicher als ein die forschungsimmanenten Grenzen verwischender Integrationsversuch. Neben den ätiologischen und pathogenetischen Überlegungen kommen auch therapeutische Aspekte zur Sprache, wobei der Schwerpunkt hier nicht auf den bereits bekannten pharmakotherapeutischen Methoden, sondern auf psychologischen Behandlungsverfahren liegt.

Um dem Leser weitere Informationsquellen zu erschließen und ihm so eine vertiefende Einarbeitung in den jeweiligen Themenkreis zu ermöglichen, findet sich im Anhang zu jedem einzelnen Beitrag ein umfassendes Literaturverzeichnis.

Der Herausgeber hofft, daß dieses Buch es erleichtert, die Heterogenität der essentiellen Hypertonie zu begreifen und die verschiedenartigen Facetten dieses Krankheitsgeschehens bei der Behandlung der Hochdruck-Patienten zu berücksichtigen.

Ich danke der Firma Beiersdorf, Hamburg, für ihre großzügige Unterstützung dieses Vorhabens, den Mitarbeitern des Springer-Verlags für ihre fachkundige Anleitung bei der Fertigstellung dieses Buches, und herzlich danke ich auch Frau Christa Kansog und Frau Bärbel Schmitt für ihre hilfreiche Ausdauer bei den Schreib- und Korrekturarbeiten.

Gießen, im Herbst 1981   Dieter Vaitl

Inhaltsverzeichnis

Mitarbeiterverzeichnis

Professor Dr. N. Birbaumer
Psychologisches Institut der Universität Tübingen
Gartenstraße 29
7400 Tübingen 1

Professor Dr. J. Brod, Dr. Sc., F.R.C.P. (Lond.)
Leiter der Abteilung Nephrologie
Medizinische Hochschule Hannover
Karl-Wiechert-Allee 9
3000 Hannover 61

Dr. G. Haag, Dipl.-Psych.
Psychologisches Institut der Universität Tübingen
Arbeitsbereich Klinische und Physiologische Psychologie
Gartenstraße 29
7400 Tübingen 1

Dr. V. Hodapp
Psychologisches Institut der Universität Mainz
Welderweg 18
6500 Mainz

Priv.-Doz. Dr. F. Lamprecht
Freie Universität Berlin
Universitätsklinikum Steglitz
Medizinische Klinik und Poliklinik
Hindenburgdamm 30
1000 Berlin 45

Dr. W. Larbig
Akademischer Rat
Psychologisches Institut der Universität Tübingen
Arbeitsbereich Klinische und Physiologische Psychologie
Gartenstraße 29
7400 Tübingen 1

Professor Dr. Dr. P. Netter
Justus-Liebig-Universität Gießen
Fachbereich 06 Psychologie
Otto Behaghel-Straße 10
6300 Gießen

S. Neuhäuser, Dipl.-Psych.
Fachbereich Medizin
Abteilung für Medizinische Psychologie, Universität Mainz
Saarstraße 21
6500 Mainz

Dr. K. H. Neumann
Medizinische Hochschule Hannover
Karl-Wiechert-Allee 9
3000 Hannover 61

Dr. T. H. Schmidt
Medizinische Fakultät
Psychosomatische Abteilung
Josef-Stelzmann-Straße 9
5000 Köln 41

Professor Dr. H. Stolte
Zentrum Innere Medizin und Zentrum Physiologie
Medizinische Hochschule Hannover
Karl-Wiechert-Allee 9
3000 Hannover 61

Dr. G. Weyer
Institut für Psychologie
der Johann Wolfgang Goethe-Universität
Mertonstraße 17
6000 Frankfurt/Main

Einführung

D. Vaitl

In den vergangenen 30 Jahren hat die Forschung zwar eine Vielzahl neuer Erkenntnisse zum Phänomen des Bluthochdrucks erarbeitet und damit zur Revision herkömmlicher Betrachtungsweisen geführt, doch nach wie vor stellt der Bluthochdruck eine Herausforderung an die Medizin des 20. Jahrhunderts dar. Sie ist, wie Weiner [1] es formuliert hat, jener Herausforderung vergleichbar, wie es im 19. Jahrhundert die Infektionskrankheiten waren. Daß Ätiologie, Pathogenese und Verlauf der essentiellen Hypertonie eine multifaktorielle Betrachtungsweise erfordern, wird von jedem, der sich mit diesem Phänomen beschäftigt, sicherlich uneingeschränkt akzeptiert. Trotz dem umfangreichen Wissen hält das Unbehagen darüber an, daß es bis heute noch kein einheitliches Erklärungsmodell für die essentielle Hypertonie gibt. Das reduktionistische Vorgehen bei der Erforschung des Bluthochdrucks hat zweifellos zu minutiösen Kenntnissen über die Funktion einzelner Faktoren geführt, wodurch eine Datenfülle akkumuliert wurde, die nun Integration und Synthese des bisher Bekannten erzwingt. Diese aber durch Simplifizierung oder Generalisierung gewaltsam herstellen zu wollen, führt zwangsläufig in Sackgassen, wofür es in der Hypertonie-Forschung nicht an Beispielen mangelt (vgl. hierzu den Beitrag von Pflanz). Ob man einer Synthese näher kommt, wenn nur weitere Beobachtungsfelder, beispielsweise psychologische oder soziologische, mit einbezogen werden, bleibt fraglich. Gewiß kann dadurch das gesamte Mosaik (vgl. Pages sog. Mosaik-Theorie) zwar farbiger gemacht werden, nicht notwendigerweise aber klarer.

Der erste Schritt in Richtung einer möglichen Synthese ist das Aufsuchen von „Nahtstellen" zwischen den einzelnen Beobachtungsfeldern. Konkret lautete die Frage: Wo sind Kovariationen zwischen den einzelnen Datenbereichen zu erwarten? Oder: Gibt es empirische Evidenz für den Zusammenhang all jener Beobachtungen, die Biochemie, Physiologie, Medizin, Psychologie und Sozialepidemiologie zum Hypertonie-Geschehen gesammelt haben?

Interdisziplinarität ist an sich noch keine Garantie dafür, daß diese Frage sinnvoll in Angriff genommen werden kann. Sie ist bestenfalls eine Organisationsform, die das Gespräch verschiedener Forschergruppen miteinander erleichtern hilft. Dies gelingt allerdings nicht ohne eine, wenn auch nur ansatzweise Reflexion jener impliziten Modellannahmen, die als Leitlinie bei der Interpretation der vielfältigen, oft heterogenen empirischen Befunde dienen. Um diesem Ziel näher zu kommen, wurde der Versuch unternommen, das Problem der essentiellen Hypertonie von medizinischer und psychologischer Seite zu beleuchten. Dabei geht es neben einer kritischen Bestandsaufnahme vor allem um jene Aspekte des eigenen Forschungsfeldes, die eine Öffnung in den Bereich einer anderen Disziplin erlauben oder sogar notwendig machen. Die einzelnen Beiträge, in sich geschlossene Kapitel, stehen in lockerem Verbund zueinander in Beziehung. Das Spektrum reicht vom Schleimaal (*Myxine glutinosa*) bis zur transzendentalen Meditation. Dies versinnbildlicht bereits die immanente Heterogenität der Bemühungen, der Herausforderung des Phänomens Bluthochdruck zu begegnen.

Um den Leser bei aller vorhandenen Heterogenität nicht ratlos darüber zu lassen, worin denn möglicherweise die Gemeinsamkeiten der verschiedenen Beiträge bestehen bzw. ihre Verbindung untereinander zu suchen sei, folgt an dieser Stelle eine kurze Einführung in die Themenbereiche.

Am Anfang steht der Beitrag von Pflanz. Er richtet die Aufmerksamkeit zunächst auf die Tatsache, daß Alltagserfahrungen und Basisinnovationen der Menschheit auch bei Sammlung und Interpretation wissenschaftlicher Befunde Modellcharakter haben können. So ist in der Hypertonie-Forschung ein implizit verwendetes psychosomatisches Modell jenes des „Überdrucks", ein Analogon zum Druck in einer Dampfmaschine, der ein Ventil braucht oder in Arbeit umgesetzt werden muß, falls nicht durch den Überdruck das gesamte System explodieren soll. Psychodynamische und hier vor allem die psychoanalytisch orientierten Erklärungsmodelle sehen in der Aggressionshemmung jenes gefährliche Überdruck-Phänomen, welches sich pathophysiologisch in einem erhöhten Blutdruck manifestieren kann. Selbst wenn von Vertretern dieser Meinung die Komplexität der physiologischen Mechanismen, die an der Entstehung der Hypertonie beteiligt sind, keineswegs geleugnet wird, bilden diese zeitgebundenen Such- und Interpretationskategorien doch den Rahmen, in den die empirischen Befunde eingeordnet werden. Auch die Sozialepidemiologie scheint diesem Überdruckmodell verhaftet zu sein. Bluthochdruck sei vor allem in jenen Kulturen zu finden, in denen erworbene Techniken der Lebensbewältigung nicht länger aufrechterhalten werden können und die sozialen Umweltfaktoren – vor allem der sog. zivilisierten, technisierten Welt – Druck auf ihre Mitglieder ausüben, gewohnte Verhaltensweisen rasch und effektiv zu ändern. Daß die „social disorganization"-Theorie zur Erklärung der Prävalenz des Bluthochdrucks gerade in zivilisierten Gesellschaften herangezogen wird, ist nach Pflanz ein weiteres Zeichen dafür, wie offen oder versteckt zeitgebundene Auffassungen bei der Entwicklung von Krankheitsmodellen Pate stehen können. In der Hypertonie eine Störungsform von Reglersystemen zu sehen, ist ebenso Ausdruck unseres technischen (Computer)-Zeitalters, wie es die Dampfmaschinen-Hypothese bislang war. Zu Recht betont Planz, daß keines dieser Modelle oder der aus ihnen gespeiste Hypothesenvorrat der direkten Beobachtung zugänglich ist oder gar eine dieser Hypothesen verifizierbar bzw. falsifizierbar wäre. Die vielfach zitierte Mosaik-Theorie der Hypertonie von Page unterzieht er ebenfalls einer kritischen Betrachtung, denn sie ist ebensowenig wie die anderen Modellvorstellungen dagegen gefeit, daß sich kulturabhängige und zeitgebundene Vorannahmen einschleichen und so den Forschungsprozeß behindern.

Die empirische Kritik von Pflanz an allen psychosomatischen Hypothesen zur Entstehung der essentiellen Hypertonie geht von der Beobachtung des Zusammenhangs zwischen Übergewicht und Hypertonie aus. Wenn der Gewichtsfaktor eine so bedeutende Rolle beim hohen Blutdruck spielt, müßte seiner Meinung nach ein wie auch immer geartetes psychosomatisches Krankheitsmodell der Pathogenese sowohl der Adipositas als auch der Hypertonie Rechnung tragen. Dies ist jedoch nicht der Fall. Eine Erklärung dieser beobachteten Korrelation zwischen Hochdruck und Übergewicht wird in dem Beitrag von Brod geliefert.

Die nun folgenden Beiträge – von Stolte und Neumann sowie von Brod – beziehen sich hauptsächlich auf die Basismechanismen der Blutdruckregulation, nämlich die Volumenregulation. Ausgangspunkt der Arbeiten von Stolte und Neumann ist das systemanalytische Modell von Guyton, demzufolge eine gestörte Volumenregulation jener Mechanismus ist, welcher der Entstehung einer essentiellen Hypertonie zugrundeliegt. Im Humanbereich läuft die Volumenregulation in mehreren Subsystemen ab. Um der Komplexität der hierfür nötigen Modellvorstellungen aus dem Wege zu gehen und so diesen Basismechanismus besser zu verstehen, wählten die Autoren einen eleganten Weg: Sie gingen in der phylogenetischen Kette zurück und studierten die Volumenregulation jenes frühen Vertebraten bei dem das extrazelluläre Flüssigkeitsvolumen ausschließlich über die Niere, d.h. ohne Zuhilfenahme nervaler oder hormonaler Faktoren reguliert wird: beim Schleimaal (*Myxine glutinosa*). Bei ihm führt jeder Anstieg des extrazellulären Volumens unmittelbar zu einer erhöhten renalen Flüssigkeitsausscheidung. In bezug auf das Guytonsche Modell wird daher die Arbeitshypothese vertreten, daß die Niere auch phylogenetisch ein reiner Volumenregulator ist und daß andere Mechanismen wie z.B. die Osmoregulation erst viel später erworben worden sind. Alle Variablen, von denen man bisher weiß, daß sie eine Rolle bei der Hypertoniegenese spielen, können zwar am Anfang einer pathogenetischen Kette stehen, sie greifen aber jeweils an diesem Basismechanismus an. Insofern könnte auch die essentielle Hypertonie als renal bedingt bezeichnet werden.

Diesen Ansatz vertritt auch Brod in seinem Beitrag, wonach bei allen Typen des menschlichen Hochdrucks eine Veränderung in der Anpassungsfähigkeit der Niere vorliegt. Es besteht offensichtlich ein der Volumenhomöostase dienender Rückkopplungsmechanismus zwischen der extrazellulären Flüssigkeit und dem Effektororgan der Volumenhomöostase, den Nieren. Der Blutdruck spielt dabei die Rolle eines Mediators zwischen diesen beiden Variablen, nämlich der extrazellulären Flüssigkeit und den Nieren. Er fördert die Druckdiurese samt der sich daraus ergebenden Natrium- und Wasserbilanz im Körper. Verhält sich das Effektororgan, die Niere, nicht anpassungsfähig, dann wird durch die positive Flüssigkeitsbilanz der Blutdruck solange ansteigen, bis er diesen „Block" in der Niere durchbricht. Der Flüssigkeitshaushalt gleicht sich wieder aus, d.h. die Flüssigkeitsmenge wird – nun allerdings bei einem erhöhten Blutdruckniveau –

zum Normwert zurückkehren. Eine Tendenz zum Hochdruck tritt demnach immer dann auf, wenn die renale Regulation nicht mehr ausreicht, um das Flüssigkeitsvolumen des Körpers in normalen Grenzen zu halten.

Nach dem heutigen Kenntnisstand ist der physiologische Angriffspunkt für psychische Faktoren – und hier handelt es sich zweifellos um eine jener „Nahtstellen" – in der Glomerularfiltration und deren Anpassungsfähigkeit an das extrazelluläre Flüssigkeitsvolumen zu sehen. Neben organpathologischen oder altersbedingten Veränderungen der Nierenfunktion kann auch eine renale Vasokonstriktion zu eben diesen Funktionsminderungen führen. Eine renale Vasokonstriktion ihrerseits läßt sich, wie die schon als klassisch zu bezeichnenden Untersuchungen von Brod und seinen Mitarbeitern gezeigt haben, durch sehr verschiedene Reizbedingungen hervorrufen: Kältereiz, mentale Belastung durch Kopfrechnen u.a.m. Eine sympathische Hyperaktivität scheint die zentralnervöse Komponente zu sein, die hierbei eine Rolle spielt. Doch durch sie werden nur die kurzfristigen renalen Vasokonstriktionen erklärt, nicht aber die prolongierten Funktionseinschränkungen; denn durch permanente oder gar chronifizierte Vasokonstriktion in der Niere läßt sich kein langanhaltender Hochdruck erzeugen. Dies spricht nach Meinung von Brod gegen all jene Konzepte der Hochdruckgenese, welche die neurogenen Komponenten in den Vordergrund rükken.

Gegenüber dieser gemeinsamen „Endstrecke" der Hochdruckgenese – nämlich der veränderten Glomerularfiltration – können zentralnervöse Faktoren nur die Rolle von Modulatoren spielen, denen wesentlich mehr Freiheitsgrade eigen sind und die sicherlich eine andere Funktion zu erfüllen haben als die Volumenhomöostase aufrechtzuerhalten.

Auf die Beteiligung zentralnervöser Faktoren bei der Hypertoniegenese geht Lamprecht in seinem Beitrag ein, der sich im wesentlichen auf tierexperimentelle Untersuchungen stützt. Es gibt keine tierexperimentelle Hochdruckform, die nicht durch zentralnervöse Manipulation zu beeinflussen wäre. Die aus solchen Experimenten gewonnenen Erfahrungen eignen sich daher sehr gut, um Modelle zu entwickeln, wie man sich den Einfluß zentralnervöser Mechanismen auf die Hochdruckgenese vorzustellen hat. Lamprecht hat in einer Serie sehr interessanter und aufschlußreicher Experimente den Einfluß der Dopamin-Beta-Hydroxylase auf das Blutdruckgeschehen bei Ratten, Katzen und Menschen untersucht. Dieses Enzym macht aus Dopamin den Neurotransmitter Noradrenalin und wird mit ihm zusammen durch einen exozytotischen Freisetzungsmechanismus in die Blutbahn abgegeben. Es fand sich ein fast paralleler Anstieg zwischen der Freisetzung dieses Enzyms und der Impulsrate des Splanchnikus-Nerven, wenn das Blutvolumen der Versuchstiere (Katzen) durch Exsanguination drastisch reduziert wurde. Andererseits ließ sich die Aktivität des peripheren sympathischen Nervensystems praktisch stillegen, wenn das Volumen expandiert wurde. Dies spricht für eine klare Kovariation von zentralnervösen Komponenten und Volumenveränderungen. An hypertensiven Ratten konnte Lamprecht zeigen, daß das sympathische Nervensystem wahrscheinlich nur in der Initialphase des Hochdrucks eine Rolle spielt und zwar als Adaptation an die Auslösung des Vasodepressor-Mechanismus. Danach allerdings scheinen andere Faktoren, die außerhalb des peripher sympathischen Nervensystems liegen, die Aufrechterhaltung des erhöhten Blutdrucks zu übernehmen. Daß diese protektive Funktion der Serum-Dopamin-Beta-Hydroxylase auch beim Menschen wirksam ist, dafür scheinen die Ergebnisse von Langzeit-Experimenten zu sprechen. Bei Probanden, deren Blutdruck sich in einem Beobachtungszeitraum von 5 Jahren nicht geändert hatte, blieben auch diese Enzym-Werte unverändert. Hatten sie dagegen abgenommen, war auch ein Blutdruckanstieg zu beobachten. Dies spricht wiederum für die Annahme, daß durch Dopamin-Beta-Hydroxylase das periphere sympathische Nervensystem kompensatorisch desaktiviert wird. Lamprecht versucht nun, seine empirischen Befunde in ein Modell der Streßbewältigung (Coping) zu integrieren, wie es von der tierexperimentellen Psychologie entwickelt worden ist. Es ist dies das Konzept der „erlernten Hilflosigkeit" von Seligman, welches mehrfach durch klinische Beobachtungen (z. B. von Engel und Schmale) bestätigt worden ist. Damit ist zweifellos ein erster wichtiger Schritt getan, beide Bereiche, den physiologischen und den Verhaltensbereich, zueinander in Beziehung zu setzen. Dieses Modell hat außerdem den Vorteil, daß aus ihm Hypothesen abgeleitet werden können, die verifizierbar bzw. falsifizierbar sind. Selbst wenn die in der Modell-Konzeption verwendeten Begriffe den Eindruck von bloßen Metaphern erwecken, darf man nicht übersehen, daß die Anordnung der Experimente selbst eine klare Operationalisierung dessen erlaubt, was mit diesen Begriffen gemeint ist.

Als Frage ist nun weiter zu verfolgen, wie man sich die Verbindung von psychischen Variablen und kardiovaskulären Reaktionen vorzustellen hat. Im folgenden geht es mehr um molare Konzepte und Modelle dieses Zusammenwirkens und weniger um die Aufklärung von Basismechanismen kardiovaskulärer Regulationen an sich. Ein sehr altes, aber gerade wegen seiner vielfachen Betätigung sehr tragfestes Konzept, ist das der hypothalamischen Abwehrreaktion. Brod hat in seinem Beitrag die hämodynamischen Veränderungen sehr genau und umfassend beschrieben, die während einer solchen Abwehrreaktion stattfinden. Dieses phylogenetisch relativ alte Reaktionsmuster dient offensichtlich der Gewebsversorgung bei Flucht- und Kampfreaktionen, ausgelöst durch bedrohliche äußere Reize. Unter evolutionstheoretischen Gesichtspunkten behandelt Schmidts Beitrag einleitend die Selektionsvor- und -nachteile der Kreislaufregulation beim Menschen. Morbiditäts- und Mortalitätsrisiko hängen, wie epidemiologische Studien gezeigt haben, von der Höhe des Blutdrucks ab. Das Risiko aber, einen Bluthochdruck zu entwickeln, nimmt seinerseits zu, je labiler und reagibler sich der Blutdruck – und hier vor allem der systolische Blutdruckwert – verhält. Daher ist es wichtig, die Blutdruckspitzen näher zu untersuchen, wie sie sich auf situative Auslöser hin ergeben. Neben charakteristischen tagesperiodischen Verläufen zeigen Hypertoniker kardiovaskulär stärkere und anhaltendere Reaktionen auf Umgebungseinflüsse, z. B. bestimmte belastende Aufgaben, als Normotoniker. Diese kardiovaskuläre Hyperreagibilität wird von einem stärkeren Einfluß funktioneller kardialer

Mechanismen bei den meist jüngeren Grenzwert-Hypertonikern bestimmt, nämlich durch Erhöhung der Herzfrequenz und des Herzminutenvolumens, während bei der sog. Widerstands-Hypertonie mit zunehmender Erhöhung des Blutdrucks die peripheren vaskulären Veränderungen (z. B. strukturelle Veränderungen an den Widerstandsgefäßen) überwiegen. Nicht nur im Verlauf der Hypertonieentwicklung ändert sich, wie auch schon Brod in seinem Beitrag sehr deutlich gezeigt hat, der Einfluß jener drucksteigernden Kreislaufparameter, ihre drucksteigernde Wirkung ist auch bei unterschiedlichen Belastungsarten verschieden stark. So konnte Schmidt zeigen, daß Blutdruckanstiege während eines Interviews im Vergleich zur Ergometerbelastung nur durch geringe Veränderungen des Herzminutenvolumens, dafür aber unter stärkerer Beteiligung des Gefäßwiderstandes hervorgerufen werden.

Wenn die oben genannte hypothalamische Abwehrreaktion samt den dazugehörigen kardiovaskulären Veränderungen ein das Überleben sicherndes Reaktionsmuster darstellt, drängt sich natürlich die Frage auf, ob es individuumspezifische Ausformungen dieser Art zu reagieren gibt. Neigen also bestimmte Personen mehr zu solchen Hyperreaktionen als andere? Wenn ja, worin besteht der Unterschied zwischen ihnen? Die prospektiven Studien zur Herzinfarktgenese haben bestimmte Verhaltensmuster entdeckt, die in gleicher Weise wie die bislang bekannten „klassischen" Faktoren ebenfalls als Risikofaktoren gelten können. Diese mit dem Begriff „Typ-A" gekennzeichneten koronargefährdenden Verhaltensweisen bestehen in sprech-motorischen und emotionalen Hyperreaktionen, die vor allem in sozialen Situationen ausgelöst werden.

Zwei Komponenten des Typ-A-Verhaltens scheinen sich als gute Prädiktoren für die Blutdruckreagibilität zu erweisen: das soziale Wettbewerbsstreben (Kompetition) und die Aggressivität. Eine gewisse Ähnlichkeit zu den Kampf-Flucht-Verhaltensweisen ist nicht zu verkennen. Es bleibt jedoch Aufgabe weiterer Forschungen herauszufinden, inwieweit diese Verhaltensweisen, deren Risikocharakter für die Koronarerkrankungen deutlich geworden ist, eine vergleichbare Rolle auch bei der Hypertonie-Genese spielen. Bislang fehlen noch „harte" Daten.

Von jeher war es Ziel der psychosomatischen Betrachtungsweise von Krankheiten, Persönlichkeitsmerkmale zu identifizieren, die mit einer bestimmten Erkrankung assoziiert sind. Auch für die Hypertonie existiert eine Fülle von Untersuchungen zu dieser Thematik. Zwei Beiträge behandeln diesen Bereich. Der Beitrag von Netter und Neuhäuser ist unter methodischen und forschungsstrategischen Gesichtspunkten von Bedeutung, da er die verschiedenen Forschungsansätze auf die ihnen zugrundeliegenden, mehr formalen Modellannahmen kritisch betrachtet. Im Unterschied dazu legt der Beitrag von Hodapp und Weyer den Schwerpunkt hauptsächlich auf inhaltliche Aspekte, nämlich auf jene Persönlichkeitsmerkmale und Umgebungsbedingungen, die mit dem Bluthochdruck in Zusammenhang stehen, besonders jene, die ihn als eine streßbedingte Erkrankung charakterisieren.

Netter und Neuhäuser gehen davon aus, daß es sich bei Entstehung und Aufrechterhaltung der essentiellen Hypertonie um einen äußerst heterogenen Erkrankungsprozeß handelt. Zu welchen Schlußfolgerungen man bei verschiedenen Untersuchungen kommt, hängt gewiß von der Meßmethodik, der Analysetechnik und nicht zuletzt auch vom Stadium des Erkrankungsprozesses ab. Auch spielt dabei eine Rolle, ob ausgelesene oder unausgelesene Stichproben von Hypertonikern untersucht werden. In jedem Fall aber werden Verbindungen hergestellt zwischen einzelnen Variablen oder ganzen Variablenbereichen, z.B. zwischen physiologischen und psychologischen. Die Modelle, nach denen solche Verbindungen geknüpft werden, tragen entscheidend dazu bei, welchen Aussagewert eine Untersuchung hat. Was bei Zugrundelegung des einen Modells stets zu widersprüchlichen Befunden führt, liefert bei Verwendung eines anderen Modells konsistente Ergebnisse. Begnügt man sich z.B. mit einfachen Mittelwertdifferenzen von Meßgrößen (physiologischen und/oder psychologischen) zwischen Hypertonikern und normotonen Kontrollpersonen, wird man stets zu sehr unterschiedlichen Resultaten kommen, selbst wenn Meßinstrumente und Untersuchungsplan gleich sind. Dasselbe gilt für korrelationsstatistische Analysen von Merkmalsverknüpfungen. Der Grund hierfür liegt in der hohen interindividuellen Varianz der klinischen Stichproben gegenüber Norm-Kollektiven. Zwei Wege können beschritten werden, um die Varianz psychophysiologischer Reaktionsmaße zu kontrollieren: zum einen die Ausschaltung der Varianzquellen durch verschiedene versuchsplanerische Strategien (z.B. matched pairs oder Bildung von homogenen Teilstichproben anhand von Strukturmerkmalen) und zum anderen die Prüfung der Einflußstärke bestimmter Varianzquellen selbst. Letzteres läßt sich auf verschiedene Weise erreichen. So kann z.B. die Untersuchung von signifikanten Korrelationsdifferenzen zwischen Hypertonikern und Gesunden Aufschluß darüber geben, ob bestimmte physiologische und psychologische Kovariationen, die bei Gesunden noch bestehen, bei bestimmten Teilstichproben von Hypertonikern entkoppelt sind (z.B. durch Sollwertvorstellungen, Änderungen der Rezeptorenempfindlichkeit, verminderte psychophysische Leistungsfähigkeit). Netter und Neuhäuser geben hierfür zwei aufschlußreiche Beispiele aus ihren Untersuchungen zum Zusammenhang von Adrenalin-Noradrenalinausschüttung, peripher-physiologischen Maßen und psychischen Variablen. Solche Untersuchungen dienen zweifellos der Hypothesenfindung. Kausal interpretierbare Merkmalsverknüpfungen lassen sich daraus nicht ableiten, jedoch kann dadurch die Methode der Hypothesengenerierung weiter verfeinert werden. Dies geschieht nach den Prinzipien mehrdimensionaler Typenfindung. Eine dieser Methoden ist die Konfigurationsfrequenzanalyse, d.h. die zufallskritische Betrachtung der Häufigkeit, mit der bestimmte Merkmalskonfigurationen in bestimmten Stichproben zu finden sind. Hierfür werden ebenfalls Beispiele geliefert, welche das Rationale und die forschungsstrategische Brauchbarkeit dieses Ansatzes verdeutlichen. Ein weiteres Vorgehen, um die Varianzquellen zu kontrollieren, besteht in der Verwendung dieser so gefundenen Typen und ihrer Validierung in Abhängigkeit von Reaktionsmaßen. Netter und Neuhäuser fanden, daß Untertypen der Katecholaminausschüttung (Adrenalin und Noradrenalin) sowohl mit aktuellen physiologischen Reaktionsmaßen als auch mit aktuellen und habituellen psychologischen Merkmalen verknüpft waren. So scheint der Zusammenhang zwischen erhöhtem Adrenalinspiegel und negativen Erlebnisreaktionen bei den untersuchten Personen (Hypertoniker und Normotoniker) nur dann sichtbar zu werden, wenn gleichzeitig der Noradrenalinspiegel niedrig ist. Ferner wurde untersucht, ob sich Personen, die sich in unterschiedlicher Weise mit ihrer Berufsbelastung auseinandersetzen, auch in ihren physiologischen Reaktionsmaßen unterscheiden. Eine solch mehrdimensionale Betrachtungsweise erlaubt, wie diese Beispiele verdeutlichen, eine nuanciertere Erfassung der Heterogenität des Zusammenspiels von psychologischen Merkmalen und physiologischen Reaktionsgrößen als der univariate Ansatz. Sie ist also eine notwendige Vorstufe, um dem Phänomen der psychophysiologischen Interaktion angemessene Hypothesen formulieren zu können, deren Überprüfung dann in entsprechenden Experimenten erfolgen muß.

Hodapp und Weyer greifen in ihrem Beitrag zur Streß-Hypothese der essentiellen Hypertonie nochmals all jene Untersuchungsansätze auf, die eine Beteiligung psychosozialer Belastungen am Hypertoniegeschehen postulieren, und betrachten deren Aussagewert hinsichtlich dieser Zielsetzung kritisch unter versuchsplanerischen und forschungsstrategischen Gesichtspunkten. Trotz der Vielfalt und einfallsreichen Realisierung von sog. Streß-Experimenten am Tier und am Menschen, ist bislang nichts so unklar und teilweise verworren geblieben wie das Streß-Konzept selbst. Die psychologische Streßforschung hat gezeigt, daß es nicht allein von den objektiven Belastungscharakteristiken abhängt, ob eine solche Belastung auch als Belastung oder gar als Streß erlebt wird. Intervenierende intrapsychische Prozesse spielen dabei wahrscheinlich eine größere Rolle als objektive Reizparameter (z. B. Intensität und Dauer der Belastung). Hierzu zählt vor allem die subjektive Bewertung der Situation als beeinträchtigend oder belastend. Diese Bewertung ihrerseits hängt davon ab, ob ein Individuum über Möglichkeiten verfügt, mit der belastenden Situation fertig zu werden oder nicht (= coping Prozesse). Was für den einen Drangsal, Mühe und Belastung bedeutet, kann für einen anderen eine stimulierende Herausforderung sein. Je nachdem werden auch die physiologischen Reaktionen sehr unterschiedlich ausfallen. Bezieht man diese wichtigen intervenierenden Variablen nicht mit ein in Untersuchungen des Zusammenhangs zwischen Belastungen und hypertonen Reaktionen, ist es nicht verwunderlich, daß man zu dem Schluß kommt, die Null-Hypothese aufrecht zu erhalten, d. h. daß keine Beziehung zwischen psychosozialen Belastungen und hypertonen Reaktionsweisen besteht. Hodapp und Weyer versuchen nun konsequent, die Modellansätze der psychologischen Streßforschung (hier vor allem das Streß-Modell von Lazarus) in der Hypertonieforschung zu realisieren. Sie erfüllen damit erstmals die immer wieder vorgebrachte Forderung, das subjektive Streß-Erleben als Person-Umwelt-Interaktion in die Analyse sog. Streßreaktionen mit einzubeziehen. Dazu entwickelten sie Fragebogen-Skalen zur Erfassung subjektiv wahrgenommener Belastungen in verschiedenen Lebensbereichen

(Berufsarbeit, Hausarbeit, Ehe, Kindererziehung etc.). Besondere Beachtung schenkten sie dabei, ähnlich wie im Ansatz von Netter und Neuhäuser, dem beruflichen Bereich, also den subjektiv empfundenen Belastungen und Unzufriedenheitsreaktionen am Arbeitsplatz. Es zeigte sich, daß essentielle Hypertoniker gehäuft angeben, unter einem belastenden Betriebsklima zu leiden. Dies stimmt mit den zahlreichen Beobachtungen überein, wonach soziale Reize das Kreislaufverhalten massiv beeinflussen können. Das Belastungserlebnis geht einher mit einer Stimmung, die am besten durch die Begriffe wie Müdigkeit, Abgespanntsein und Erschöpfung beschrieben wird. Unzufriedenheitserlebnisse sind dagegen eher mit aggressiver Mißstimmung gekoppelt. Zu Recht kann man also vermuten, daß essentielle Hypertoniker leicht in Situationen geraten, die zu einer psychischen und physischen Überforderung führen. Daß Belastungs- und Unzufriedenheitserlebnisse im beruflichen Bereich nur eine von vielen möglichen intervenierenden Variablen darstellen, ist unmittelbar einsichtig. Wenn sie jedoch, wie gezeigt wurde, mit dem Krankheitsprozeß in irgendeinem Zusammenhang stehen, wüßte man gerne, welcher Art dieser Zusammenhang ist. Mit Hilfe einer weiterführenden Technik, der sog. Pfadanalyse, versuchen die Autoren nun, sich kausalen Interpretationen anzunähern, also die Wirkungsketten genauer zu identifizieren. Es besteht offensichtlich keine direkte Beziehung von Persönlichkeitsmerkmalen (wie z. B. emotionaler Labilität) oder isoliert betrachteten Umgebungsbedingungen (z. B. hierarchischer Status am Arbeitsplatz) zum Blutdruckniveau. Diese entfalten erst dann eine nachweisbare Wirkung, wenn sie, wie das psychologische Streßmodell vorhersagt, über die intervenierenden Einflußgrößen des Belastungserlebnisses mit Blutdruckwerten gekoppelt werden. Arbeits- und Berufsbelastungen ihrerseits stehen allerdings direkt mit dem Blutdruckniveau in Beziehung.

Selbst wenn sich diese ersten Ansätze kausalanalytischer Betrachtungsweisen psychophysiologischer Wirkungsketten als brauchbares Forschungsinstrument erwiesen haben, ist die psychologische Hypertonieforschung noch weit davon entfernt, substantielle Beiträge zur Ätiologie oder Pathogenese des Krankheitsgeschehens zu liefern. Bestenfalls können ihre experimentellen Ergebnisse als Bausteine in präziser formulierte Modellvorstellungen zur Hypertonie-Entwicklung eingesetzt werden, wie Hodapp und Weyer zu Recht anmerken. Dies stimmt in gewissem Sinne optimistisch.

Weitaus weniger Optimismus scheint dagegen angebracht, wenn man betrachtet, welchen Beitrag psychologische Verfahren zur Behandlung der essentiellen Hypertonie leisten. Zwei abschließende Kapitel beschäftigen sich mit dieser Frage. Der Beitrag von Vaitl untersucht die blutdrucksenkenden Effekte von Entspannungsverfahren und das von Haag, Larbig und Birbaumer vorgestellte Forschungsprojekt befaßt sich mit dem möglichen Einsatz verschiedener verhaltenstherapeutischer Techniken in der Hochdruckbehandlung.

Entspannungsverfahren wie autogenes Training, meditationsverwandte Techniken, progressive Muskelrelaxation, Yoga-Praktiken und Biofeedback, sind zwar primär nicht als blutdrucksenkende Maßnahmen entwickelt worden, doch kann durch sie ein günstiger Einfluß auf den Bluthochdruck insofern erwartet werden, als sie insgesamt zu einer Reduktion der sympathikotonen Erregungsbereitschaft führen. Die in der Literatur berichteten empirischen Effekt-Kontrollstudien legen den Schluß nahe, daß Entspannungstechniken keine Alternative zur medikamentösen Therapie des Hochdrucks darstellen, höchstenfalls eine zusätzliche Maßnahme. Erprobt wurden diese Verfahren vorwiegend an Patienten mit Hochdruckformen des Schweregrades I und II (nach WHO-Kriterien). Biofeedback-Verfahren erwiesen sich aufgrund immanenter Zielsetzungen und Anwendungscharakteristiken als weniger wirksam als die anderen Formen der körperlichen Entspannung. Letztere erzeugen Blutdrucksenkungen, die größer sind bei bloßer Placebo-Behandlung. Ihre Erfolge sind um so besser, je höher die Blutdruckwerte zu Beginn der Behandlung liegen. Dieser Zusammenhang ist allerdings nur für die Schweregrade I und II des Hochdrucks nachgewiesen. Unklar ist bislang noch, wodurch diese Effekte zustande kommen. Als brauchbares und relativ effizientes Vorgehen erwies sich eine Kombination aus verschiedenen Maßnahmen: Aufklärung der Patienten, verschiedene Entspannungsverfahren sowie Einbau der körperlichen Entspannung in den Alltag. Dadurch läßt sich der Blutdruck über einen langen Zeitraum mit relativ einfachen Mitteln unter Kontrolle bringen und die Einnahme von blutdrucksenkenden Medikamenten reduzieren. Ob sich dieses Vorgehen bewährt, d. h. in Replikationsstudien zu ähnlichen positiven Resultaten führt, ist noch offen.

Der Heterogenität des Krankheitsgeschehens trägt der verhaltenstherapeutische Ansatz, wie er von Haag, Larbig und Birbaumer vorgestellt wird, Rechnung, indem sie verschiedene „Behandlungspakete" für Patienten mit unterschiedlicher psychischer Problematik entwickelten. In einer Diagnostikphase werden die Schwerpunkte der Störung auf drei Ebenen identifiziert, der physiologischen, der verhaltensmäßig-motorischen und der kognitiven Ebene. Die Therapieformen, die kombiniert werden, umfassen Methoden zur Diskrimination und Kontrolle reizbedingter psychophysiologischer Erregungsverläufe (= Biofeedback-Techniken), zur Verbesserung sozialer Fertigkeiten (sog. social skill training) und Steigerung der emotionalen Ausdrucksfähigkeit. Gemessen wird der Effekt dieser Maßnahmen anhand langfristiger Veränderungen des Blutdrucks. An drei Fallbeispielen wird dieses Vorgehen verdeutlicht und erste Ergebnisse mitgeteilt.

Es ist gewiß noch zu früh, um mit einiger Sicherheit sagen zu können, welcher Weg der psychologischen Behandlung von Hochdruckpatienten sich in Zukunft als fruchtbar erweist und intensiv weiter verfolgt werden sollte. Alle bisher bekannten Behandlungsmethoden sind in sich sinnvoll, da sie unter ganz bestimmten Zielsetzungen entwickelt und in ihrer Effizienz bestätigt worden sind. Noch fehlen Studien, die an größeren Kollektiven nach dem Schema des Doppel-Blindversuchs depressorische Effekte feststellen konnten. Außerdem mag es einen Kliniker verwundern, daß sehr komplexe psychologische Behandlungsmethoden für sehr verschiedene Problembereiche von Hochdruckpatienten ersonnen worden sind, eine so entscheidende therapeutische Variable wie die Restriktion der Salzzufuhr bisher aber noch wenig Interesse fand.

Dies mag ein Beispiel dafür sein, wie dringend notwendig der interdisziplinäre Erfahrungsaustausch ist, um das mittlerweile gesammelte Wissen über Ätiologie, Pathogenese und Behandlungsmöglichkeit der essentiellen Hypertonie voll zugunsten der Hochdruck-Patienten ausschöpfen zu können. Daß dieser Dialog möglich und fruchtbar ist, dafür geben die nachfolgenden Beiträge einen ersten Hinweis.

Literatur

1. Weiner, H.: Psychobiology of essential hypertension. Elsevier, New York, Oxford, Amsterdam 1979

Druck und Hochdruck –
Interpretationsspiele und Mosaiktheorien
in der Hypertonieforschung
Ein Diskussionsanstoß

M. Pflanz

Die Dampfmaschinen-Hypothese der essentiellen Hypertonie ist noch nicht passée. Noch immer müssen biedere Dampfloks oder Dampfmaschinen als Reklamen für Antihypertonika oder in Hochdruck-Filmen ihren Dienst tun, obwohl bald nur noch die ältere Generation in nostalgischer Anwandlung derartige Symbolismen verstehen wird.

Der Mensch sucht auch heute noch, wie es der Urmensch schon tat, nach symbolischen Krankheitserklärungen, um Sicherheit zu gewinnen im Umgang mit jenem Ungewissen, das Krankheit nun einmal bedeutet. Die Hypertonie stellt jedoch im Rahmen der Krankheiten einen Sonderfall dar, da sie selbst keine spezifischen Beschwerden hervorruft und somit als bestimmbare Krankheit erst durch den Einsatz des Meßinstrumentes manifest werden kann. Hypertonie ist daher erst eine Krankheit der Neuzeit. Jedoch sind die Folgen des hohen Blutdrucks schon lange bekannt, vor allem der Schlaganfall und ganz besonders die Massenblutung in das Gehirn. Obwohl die Blutdruckmessung und damit die Krankheit Hypertonie erst weniger als 100 Jahre alt ist, war doch die Pulsbetastung schon vorher längst bekannt und dadurch auch das Phänomen des hohen Druckes.

Im Rahmen der „sozialen Konstruktion der Realität" [1] spielen Symbole eine hervorragende Rolle. Ein für jedes Zeitalter und jede Gesellschaft begrenztes Repertoire an Symbolen entscheidet in erheblichem Maße über die Wahrnehmungen und ihre interpretative Einordnung in die Wirklichkeit. Während derartige Vorgänge bei der Entwicklung pathogenetischer Vorstellungen der Volksmedizin schon lange bekannt waren und wiederholt beschrieben wurden – oft mit einer spöttischen Note versehen – ist doch derselbe Symbolismus in der wissenschaftlichen Krankheitsinterpretation lange unerkannt geblieben. Erst in neuerer Zeit wird wieder darauf hingewiesen, daß ätiologische, pathogenetische und nosologische Vorstellungen der wissenschaftlichen und der Volksmedizin nicht so weit auseinanderliegen, weil sie auf gemeinsame gesellschaftliche Vorstellungen zurückgreifen [2].

Während heute im Zeitalter immer differenzierterer Krankheitsvorstellungen symbolische Interpretationen zugunsten schematischer Vereinfachungen zurücktreten, sind tiefenpsychologische Richtungen sowie die Daseinsanalyse bekannt dafür, daß sie ohne symbolische Interpretationen nicht auskommen. Es soll hier nicht auf die Berechtigung von Symboldeutungen im Bereich der Trauminterpretation oder der Deutung neurotischer und hysterischer Symptome eingegangen werden. In Frage steht hier ausschließlich die Berechtigung der Symboldeutung im Bereich von Krankheiten, die – ohne genaue Abgrenzung – als „psychosomatische Krankheiten" bezeichnet werden.

Viele symbolische Interpretationen lehnen sich an eine Volksmeinung an oder gehen von einer reinen Organbetrachtung aus. Beispielsweise wird beim Ulcus die „Oralität" im engeren und weiteren Sinne zur Klärung herangezogen, obwohl pathogenetisch das Ulcus mit der Nahrungsaufnahme und -verwertung nur wenig zu tun hat. Adipositas wird mit oralen Triebwünschen in Verbindung gebracht, obwohl es höchst fraglich ist, ob die vermehrte Nahrungszufuhr ätiologisch oder pathogenetisch eine wesentliche Rolle beim Zustandekommen der Adipositas spielt. Es gibt beim Diabetes psychosomatische Erklärungen, die bei der Überzuckerung symbolisch ansetzen, und bei der rheumatoiden Arthritis solche, die die primär oder sekundär beteiligten Muskelspannungen und Fehlstellungen symbolisch in den Vordergrund stellen und dabei die vielen serologischen Befunde gänzlich außer acht lassen.

Dies sind nur Beispiele, die von vielen Autoren der psychosomatischen Establishment-Literatur ausführlich behandelt werden, aber nicht die als exzentrisch angesehenen Hypothesen, wie etwa die von Groddeck [3][1] oder die inzwischen verlassene, vor wenigen Jahrzehnten besonders in Deutschland weit verbreitete Lehre vom „Organdialekt".

Massermann [4] hat diese Richtung, die aus Europa auch in die USA importiert worden war, in seiner Studie zur Psychosomatik des eingewachsenen Zehennagels gründlich parodiert.

Die essentielle Hypertonie forderte und fordert immer noch Vertreter der psychosomatischen Medizin heraus, den erhöhten Blutdruck symbolisch gleichzusetzen mit dem Druck, unter dem ein Mensch steht. Vorläufig soll hier von der „Dampfmaschinentheorie" der Hypertonie gesprochen werden, deren Wurzel soziologisch in dem Symbolgehalt der Dampfmaschine und der Dampflokomotive für das industrielle Zeitalter gesucht werden kann. Diese Deutung läßt sich damit belegen, daß man jahrzehntelang glaubte, daß es bei Völkern, die das Dampfmaschinenzeitalter noch nicht erreicht haben, keine essentielle Hypertonie gibt. Noch heute solle in der Bundesrepublik laut Gegenstandskatalog [5] der Medizinstudent wissen, „daß ein Blutdruckanstieg mit zunehmendem Alter nur in Kulturen mit sich rasch ändernder Sozialstruktur vorkommt".

Die Druck-Hypothese der essentiellen Hypertonie wird freilich meist in versteckter Form vorgetragen. In der unverblümtesten Form findet sie sich jedoch in der Daseinsanalyse. Vor allem in den Arbeiten von Medard Boss [6, 7]. Die Quintessenz seiner Deutung ist der folgende Satz: „Ausschlaggebend für die Entstehung einer essentiellen Hypertonie ist mithin immer der

---

1 „... es scheint sogar, daß das organische Symptom sehr viel deutlicher, leichter verständlich redet, jedenfalls aber weit dringender seine Ansichten und Mahnungen kundgibt. Der Herzfehler pflegt von Liebe und ihren Verdrängungen, von Liebesschuld zu erzählen, das Magenleiden berichtet von dem Tiefsten der Seele, denn den Sitz der Seele hat das ES in den Bauch verlegt, der Gebärmutterkrebs spricht von Sünden wider Mutterpflicht und von bereuter Wollust, die Syphilis von allzustrenger Geschlechsmoral des ES" [3].

existentielle Grundzug eines übermäßigen Gespanntseins oder Unter-Druck-Seins" [6, S. 139f]. Oder an anderer Stelle: „Nach allen bisherigen Untersuchungen, die dem Menschenwesen adäquat waren und Anspruch auf Gründlichkeit erheben dürfen, gründet die essentielle Hypertonie stets in einer dauernden, übermäßigen Einengung des freien und gelösten Verfügenkönnens über den vollen Reichtum aller menschlichen Bezugsmöglichkeiten den Dingen und Mitmenschen der Umwelt gegenüber auf ein ständiges Gespanntsein und Unter-Druck-Stehen" [7, S. 30].

Die Deutung der unter anderem von Medard Boss vorgetragenen Auffassung als „Dampfmaschinenhypothese" ist keine bösartige Simplifizierung, sondern wird von Boss selbst nahegelegt. So spricht er von Menschen, „die ihren expansiven, vitalen und gefühlsmäßigen Lebensmöglichkeiten innerhalb eines ihnen von Kind an auf geprägten, allzu starren und verengten Charakterpanzers keinen zureichenden Spielraum gönnen, sie in sich selbst zurückstauen und sich selbst auf diese Weise gleichsam zu einem Überdruck-Dampftopf machen. Es ist denn auch alles andere als bloßer Zufall, daß die Träume dieser Menschen so oft von überhitzten Dampfmaschinen handeln, aus deren Ritzen der Dampf zischt und die nahende Explosion anzeigt" [7, S. 22]. Man ist darauf gespannt, wovon „diese Menschen" in einem Zeitalter ohne Dampfmaschinen träumen werden!

Diese Auffassungen von Boss sind nicht ganz unabhängig von seinem methodischen Ansatz. Eine „daseinsgemäße Betrachtungsweise" ist für ihn der rechte Zugangsweg. Der Fragebogen wird als völlig inadäquat abgelehnt, das von Menschen inszenierte Experiment als unnatürlicher Eingriff ist eine „wissenschaftlich unzulässige Unvollständigkeit". Anders ist es bei epidemiologischen Betrachtungen der „unmittelbar gegebenen vollen Wirklichkeit eines hypertoniekranken Menschen", von denen mehrere Beispiele gegeben werden. Die größere Häufigkeit der Hypertonie in den schwarzen Bevölkerungsteilen der USA wird auf folgende Weise interpretiert: „Aus dem weiten, zeitlosen Urwald stammend, mußte ihre ganze Existenz im ungewohnten Gehetze und Gedränge der amerikanischen Zivilisation in um so stärkerem Maße unter Druck geraten [6, S. 137] ... (Es) ist die Hochspannung der westlichen Zivilisation, die die Weltbezüge der Neger bestimmt, wenn sie aus ihrem afrikanischen Leben mit den weitgehend unbeschränkten vitalen Expansionsmöglichkeiten herausgerissen werden und sich in dem engen Maschenwerk der Großstadt verfangen" [6, S. 139].

Diese und viele andere von Boss zitierte Beispiele und Interpretationen demonstrieren eher eine soziale Konstruktion der Realität aufgrund einer kulturspezifischen Voreingenommenheit, die Boss gerade nicht als Außenseiter charakterisiert, sondern als jemanden, der klarer ausspricht, was allgemeines Gedankengut abendländischer Intellektueller ist. Wir finden, allerdings weniger ausgeprägt, dasselbe habituelle Weltbild auch bei anderen Autoren, auch solchen, die auf besser belegte Beispiele zurückgreifen.

Aus der Dampfmaschinen-Hypothese der essentiellen Hypertonie ergeben sich zwangsläufig bestimmte therapeutische Schlußfolgerungen: Der Dampfdruck muß verringert werden durch Öffnen von Ventilen oder durch Fortfall einengender Mechanismen. Verringerung der „Dampfproduktion" wird nicht als probates therapeutisches Mittel angesehen, allgemein vielleicht sogar für unmöglich gehalten. In Parenthese sei bemerkt, daß weder Dampftopf noch Dampfmaschine als geschlossene Systeme funktionieren können, wenn man sie in einer Weise behandelte wie die unter Druck stehenden Patienten. Das Gleichnis ist also nur für eine gewisse Strecke von heuristischem und therapeutischem Nutzen. Man darf es nicht zu Tode reiten.

Die Dampfdruck-Hypothese wird in einer subtilen Form auch heute noch von vielen Vertretern einer psychosomatischen Medizin verwendet. Es soll hier nicht das ausgedehnte Schrifttum zitiert werden, das sich mit den Worten des Gegenstandskataloges 3 in einem Satz zusammenfassen läßt: „Der Student soll wissen, daß häufig eine Aggressionshemmung bei gesteigerter Aggressivität besteht, die beide wahrscheinlich bereits in der Kindheit durch Umgang mit autoritären Bezugspersonen erworben wurden" [5, S. 119].

Es geht also darum, daß Impulse der Aggressivität und der Feindseligkeit, begleitet von Wut und Ärger, unterdrückt werden und somit zu einem erhöhten Druckniveau des Blutdruckes führen.

Nicht weit entfernt von dieser Vorstellung ist die Hypothese, welche in der essentiellen Hypertonie eine habituelle Verfestigung des psychosomatischen Verhaltensmusters der physiologischen Bereitstellung für Kampf oder Flucht sieht, die unter unseren heutigen zivilisatorischen Bedingungen leerläuft, da es nicht mehr zu einer lokomotorischen Abreaktion durch Kampf oder Flucht kommt. Die Lokomotive wird also angeheizt, der Dampf kann aber nicht, wie unter natürlichen Bedingungen, eine sinnvolle Fortbewegung der Maschine in Gang setzen. Es kommt somit zu einer ständig erhöhten Dampfspannung.

Allerdings sind sich fast alle Autoren darin einig, daß erst eine Reihe komplizierter physiologischer Mechanismen im Endokrinium, in der Gefäßwand oder im Hypothalamus dafür verantwortlich sind, daß wiederholte kurzdauernde Blutdrucksteigerungen zur Dauer-Hypertonie führen. Jedoch besteht Uneinigkeit darin, ob die zu akuter Blutdrucksteigerung führenden Situationen identisch sind mit jenen, die eine Dauer-Hypertonie aufrechterhalten.

Weiner [8] scheint der einzige Autor zu sein, der zwar die in der Literatur niedergelegten Beobachtungen ernst nimmt, aber eine Reihe alternativer Hypothesen anbietet. So sagt er an einer Stelle: „It may very well be true that inhibited hostility and anger in response to frustration, external danger, and violence may, in some instances, be a necessary condition in the predisposed individual; but it is also possible that this anger does not directly lead to raised blood pressure, but rather leads to changes in diet or in the carrying out of the doctor's instructions once the illness is established, which either further promote hypertension or affect the course of the disease" [8, S. 122].

Dagegen scheint er einer modifizierten Dampfdruck-Hypothese bei der Interpretation der Bedeutung sozialer Umweltfaktoren für die Hypertonie anzuhängen. Mit nur wenigen Ausnahmen gehen die Sozialepidemiologen von einer Vorstellung normalen gesellschaftlichen Funktionierens aus, die ihre Herkunft aus der Agrarsoziologie nicht verleugnen kann. Viele städtische Lebensformen sind ihr suspekt und werden als soziale Desorganisation oder soziale Pathologie denunziert. Agrargesellschaften, vor allem in unentwickelten Kulturen, werden als Maßstab benutzt für gesellschaftliches Zusammenleben schlechthin. Es ist bestimmt kein Zufall, daß viele der epidemiologischen Untersuchungen an Kulturen ohne Altersanstieg des Blutdrucks aus der Blütezeit der ‚social disorganization theory' stammen. Während diese Auffassung in der Soziologie langsam überwunden wird, ist sie in der Sozialepidemiologie noch fest verankert. Nicht viel anders als in der klinischen Psychosomatik finden auch Sozialepidemiologen meist, was ihren Hypothesen entspricht, oder besser was ihrer vorgefaßten Meinung am besten entgegenkommt. Auch sie lassen sich durch Alternativhypothesen oder andere Erklärungsversuche nicht beirren. Klassische Beispiele sind die Beobachtungen an den wenigen primitiven Völkern, bei denen der Blutdruck der jüngeren und der älteren Erwachsenen gleich hoch ist und bei denen keine Hypertonie auftritt. Diese Völker und die an ihnen gemachten Beobachtungen müssen nun für viele Hypothesen herhalten: Streßmangel, Fehlen von Lärm, Fehlen von Adipositas, salzarme Kost, eiweißreiche Ernährung in ihren Schutzfunktionen vor hohem Blutdruck lassen sich an ihnen „belegen". Auffallend ist übrigens, daß – außer in Hungerzeiten – kaum Beobachtungen über Bevölkerungsgruppen publiziert wurden, bei denen zwar der Blutdruck alterskonstant bleibt, aber die nicht als „primitiv" bezeichnet werden können. Zu den wenigen Ausnahmen gehören die Anhänger einer Naturreligion in Ghana sowie eine Gruppe von Bergwerksarbeitern in der Nähe von Isfahan, Iran, die vom Verfasser untersucht wurden.

Auch die sozialepidemiologischen Hypothesen benutzen meist Vorstellungen, die vieles mit der Dampfmaschinen-Hypothese der Hypertonie gemeinsam haben. Diesen Vorstellungen entsprechend wird aber nicht der Druck auf das Individuum ausgeübt, welches keine Möglichkeiten des Druckablassens hat, sondern der Druck erstreckt sich auf die Bevölkerung bzw. eine Bevölkerungsgruppe, die sich des Druckes nicht erwehren kann und innerhalb deren solche Personen an Hypertonie erkranken, die eine Art Indikator des Überdruckes sind, analog zu den weißen Dampfwolken, die den hohen Druck anzeigen, unter denen das System Dampfmaschine steht. Auch hier mögen einige Beispiele genügen. Weiner zählt als soziale Umweltfaktoren, die zur Hypertonie bei genetisch prädisponierten Individuen führen können, auf: „Social injustice, dislocation and disruption, physical danger, violence, marital discord, separation, and poverty promote high blood pressure, fear, and rage" [8, S. 183].

In einer höchst einseitigen Literaturauswahl haben Henry und Cassell [9] mehrere epidemiologische Blutdruck-Studien zusammengestellt, die nach Ansicht der Autoren darauf hinweisen, daß wiederholte Erregung der Abwehr-Alarmreaktion erfolgt, wenn früher sozial sanktionierte Verhaltensmuster, insbesondere jene, an die sich der Organismus in der kritischen frühen Lernperiode angepaßt hat, nicht länger benutzt werden können, um normale Verhaltensbedürfnisse zum Ausdruck zu bringen. Der Unterschied zwischen Völkern hinsichtlich ihres Blutdruckanstieges mit zunehmendem Alter hänge nicht vom Vorhandensein eines hohen Standes der Technik oder sozialer Differenziertheit ab, sondern scheine damit verbunden zu sein, ob die Sozietät oder Gruppe eine etablierte Tradition von sozialen Strukturen hat, die während der Lebenszeit der älteren Menschen keine neuen Anforderungen mit sich bringen. Henry und Stephens [10] haben diesen Gedanken vertieft in ihrem Buch „Stress, health, and the social environment: A sociobiologic approach to medicine". Was der Mensch auch in seinem Leben darstelle, wenn er nur in einer stabilen Gesellschaft lebt und durch die kulturelle Herkunft wohl ausgerüstet ist dafür, mit der gewohnten Welt umzugehen, dann zeige er keinen Blutdruckanstieg mit dem Alter. Ähnlich wie bei den psychosomatischen Hypothesen wird also nicht einseitig das Erzeugen von Druck als Mitursache der Hypertonie postuliert, sondern das Gleichgewicht zwischen Druck und Entlastung, zwischen Schädigung und Schutz.

Aus den widersprüchlichen sozialepidemiologischen Studien möchte von Eiff [11] den Schluß ziehen, daß derartige Untersuchungen keinen besonderen Erkenntniswert haben. Dieser Schluß ist aber vielleicht etwas voreilig. Nicht die Untersuchungen sind unergiebig oder widersprüchlich, sondern allein die Tatsache ist unbefriedigend, daß viele Untersuchungen nicht der eigenen vorgefaßten Meinung entsprechen. Unsere Interpretationen sind ebenso wenig differenziert wie die durch von Eiff zurecht kritisierte Erhebungstechnik vieler derartiger Studien. Wie sehr wir die Realität mit eigenen Augen zu sehen wünschen, zeigt sich an den unterschiedlichen Interpretationen, die ein und dieselben Resultate erfahren. Man müßte einmal vor der Publikation sozialepidemiologischer Ergebnisse einen größeren Kreis von Experten befragen, bei welchen der untersuchten Untergruppen eine überdurchschnittliche Hypertoniehäufigkeit zu erwarten ist!

Wenn die Dampfmaschinen-Hypothese in ihren offenen und versteckten Formen als Ausdruck kultureller, zeitgebundener Auffassungen bezeichnet wurde, so muß man weiter fragen, ob es andere Vorstellungen gibt, die zur Erklärung der Hypertonie verwendet wurden und bei denen der Zeitbezug vielleicht weniger offenkundig ist. Während in der deutschen Sprache nur das Wort „Blutdruck" einen symbolischen Sinngehalt besitzt, so ist dies im Englischen anders. Dort ergibt die Wortassoziation tension-hypertension einen ähnlichen Sinn wie im Deutschen „Druck" und „Hochdruck". Yankauer [12] hat kürzlich verschiedene zeitgebundene Theorien der Hypertonie diskutiert – zeitgebunden auf dem Hintergrund der zeitlosen Gedanken über die Beziehungen zwischen Körper und Seele. Yankauer zitiert John Brown, der alle Krankheiten auf Überreizung oder Unterstimulation zurückführte und somit einer der Väter der Spannungstheorie ist. Eine Spannungstheorie der Hypertension bedarf zur Erklärung also nur eines Faktors, nämlich dessen, was die Spannung hervorruft, und nicht wie die Dampfdruck-Theorie zweier Faktoren. So führt auch die Spannungstheorie der essentiellen Hypertonie zu anderen therapeutischen Konsequenzen als die Dampfmaschinen-Hypothese. Spannung drängt nach Entspannung, so daß alle möglichen alten und neuen Entspannungsmethoden bis hin zur transzendentalen Meditation zur Unterstützung der Hochdrucktherapie oder sogar als alleinige Behandlungsform benutzt werden [12].

Ausdruck unseres technischen Zeitalters ist eine Hypothese, welche in der Hypertonie eine Krankheit des Reglersystems sieht [13]. Zunächst nur vorübergehende Blutdrucksteigerungen (z. B. Situationshypertonie) könnten durch Wiederholung allmählich die Reizschwelle der Barorezeptoren nach oben verschieben. Nach dieser Hypothese ist beim Hochdruck das Blutdruckregelsystem nicht mehr in der Lage, den pathologisch erhöhten Druck bei sonst normal verlaufenden Regelfunktionen zu senken. Diese Hypothese soll hier nicht im einzelnen diskutiert werden, auch nicht die Annahmen, die ihr zugrunde liegen und die sich unterscheiden von jenen Annahmen, die man bei technischen Regelsystemen macht. Sie soll aber ebenfalls als Beispiel dafür dienen, daß zeitgebundene technische oder mystische Vorstellungen unseren Hypothesenvorrat speisen, der uns zu vorgefaßten Meinungen führt, welche die Realität der Beobachtungen verändern können. Keine der bisher besprochenen Hypothesen ist der direkten Beobachtung zugänglich, keine ist eindeutig verifizierbar oder falsifizierbar.

Eine empirische Kritik an allen psychosomatischen Hypothesen zur Entstehung der essentiellen Hypertonie geht von der Beobachtung des engen Zusammenhanges zwischen Adipositas und Hypertonie aus. Obwohl die Korrelationen zwischen Körpergewicht und Blutdruckhöhe den Wert 0.30 nur selten übersteigen, d. h. sich nur 9% der Varianz der Blutdruckhöhe mit dem Gewichtsfaktor erklären lassen, ist doch in einer durchschnittlich übergewichtigen Bevölkerung wie der unseren das zuschreibbare Risiko (population attributable risk) 0.30, was bedeutet, daß bei Fehlen der Adipositas die Prävalenz der Hypertonie um etwwa ⅓ geringer wäre als beim gegenwärtigen Gewichtszustand der Bevölkerung. In weniger überernährten Gesellschaften ist dieses zuschreibbare Risiko höher; dort wären mehr als die Hälfte aller Hypertonien nicht entstanden ohne die Adipositas. Adipositas ist epidemiologisch und klinisch nicht der einzige bekannte Einflußfaktor auf die Hypertonie, aber sie ist die wichtigste, mindestens zahlenmäßig dominierende Begleiterscheinung der Hypertonie. Unbekannt sind die pathophysiologischen Ketten, so daß wir nicht einmal genau angeben können, ob Adipositas in vielen Fällen die Ursache der Hypertonie ist, Hypertonie die Ursache der Adipositas oder beides abhängig von einem dritten Faktor wie der Ernährung, der motorischen Aktivität oder der Konstitution. In jedem Fall wäre aber zu erwarten, daß sich in psychosomatischen Untersuchungen die Persönlichkeitsmerkmale, die Konflikte, die auslösenden Faktoren oder die psychophysiologischen Reaktionen bei Hypertonie und bei Adipositas weitgehend überlappen bzw. bei einem großen Teil der Patienten identisch sind. Oder man könnte zumindest erwarten, daß sich wesentliche Unterschiede zwischen normalgewichtigen und adipösen Hypertonikern zeigen. Alle diese Erwartungen haben sich jedoch nicht erfüllt. Dies lag vermutlich weniger daran, daß sich adipöse Hypertoniker sowohl von adipösen Normotonikern als auch nicht-adipösen Hochdruckkranken unterscheiden, als daß die Forscher so sehr von ihren Hypothesen fasziniert sind, daß sie beim Hypertoniker unmöglich typische Züge oder Konflikte des Fettsüchtigen finden konnten, obwohl im Durchschnitt etwa ⅔ aller Hypertoniker fettsüchtig oder zumindest übergewichtig sind.

Die symbolträchtigen zeit- und kulturgebundenen Hypothesen zum Hypertonie-Geschehen unterscheiden sich so erheblich von den entsprechenden Hypothesen der Adipositasentstehung, daß ein ganz offenkundiger Zusammenhang zwischen beiden Zuständen fast völlig übersehen wurde, außer von der Mehrzahl der Sozialepidemiologen, die davor warnen, soziale Faktoren der Hypertonie zu diskutieren, ohne unterschiedliche Häufigkeit der Adipositas in einzelnen Sozialgruppen berücksichtigt zu haben [14].

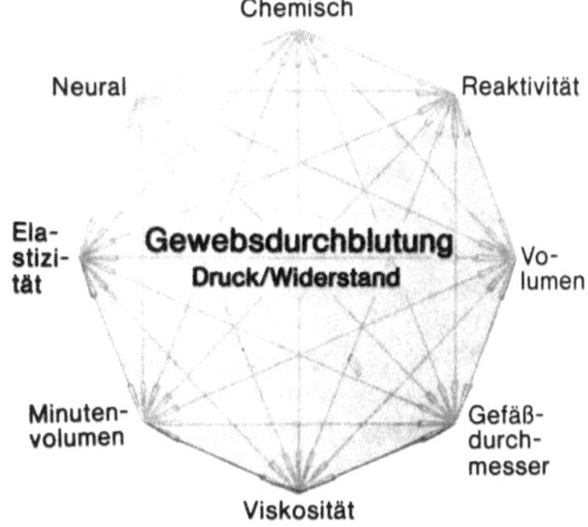

Abb. 1. Darstellung des Zusammenwirkens von verschiedenen Faktoren, die den Blutdruck kontrollieren, nach den Postulaten der Mosaik-Theorie (modifiziert nach Bock 1975 [16], mit freundlicher Genehmigung des Herausgebers)

Die essentielle Hypertonie ist ätiologisch und pathogenetisch nicht nach Modellen zu erfassen, die dem Dampfmaschinenzeitalter oder dem Computerzeitalter entstammen, sondern nur in beharrlicher Zusammenfügung aller soliden Beobachtungen, die aus sehr verschiedenen Forschungsrichtungen stammen. Ein hervorragendes Beispiel für eine derartige Denkweise ist das Buch von Weiner [8], welches sich davor hütet, die essentielle Hypertonie auf einen einzelnen ätiologischen Faktor zurückzuführen oder mit einer einzigen pathogenetischen Kette zu erklären. Weiner steht damit in der Tradition der Mosaiktheorie von Page [15] (s. Abb. 1). Page geht davon aus, daß es sehr viele verschiedene Mechanismen gibt, mit denen der Blutdruck aufrechterhalten und kontrolliert wird. Im Zentrum des Geschehens stehen für Page Gewebsperfusion und das Gleichgewicht von Druck und Widerstand. Irgendwo spielen hier alle jene Faktoren hinein, die wir als ätiologisch-kausal bezeichnen können, von denen wir wissen, daß sie von Bedeutung sind, von denen wir aber nicht mit Sicherheit behaupten können, daß sie allein oder in Kombination mit anderen zu den „Ursachen" der Hypertonie zählen.

Die Mosaiktheorie hat heuristischen Wert, indem sie jeden Absolutheitsanspruch aufgibt und abwehrt und indem sie außerdem ermöglicht, daß alle Befunde wenigstens theoretisch eingeordnet werden können. Wenn man jedoch das Schema betrachtet, kann man beim besten Willen kein Mosaik entdecken (Duden: Mosaik = Bildwerk aus bunten Steinchen, Einlegearbeit, auch übertragen gebraucht). Ohne die Idee einer vorgegebenen Struktur, läßt sich ein Mosaik nicht konstruieren oder nach dem Vorbild der Wirklichkeit rekonstruieren. Mosaiktheorie kann dann auch aufgefaßt werden als Resignation oder als eine subtilere Art von vorgefaßter Meinung, eben als das vor dem inneren Auge des Künstlers entwickelte Bild, in welchem sich die Mosaiksteinchen einzufügen haben. Geht man davon aus, dann ist auch die Mosaiktheorie kein Ausweg aus den Fesseln zeit- und kulturgebundener vorgefaßter Meinungen, ob wir sie als Theorie, Hypothese, Paradigma oder Ansatz bezeichnen mögen. Es gibt vorerst kein Entrinnen. Was wir aber tun können und sollen ist die ständige Reflektion unserer Vorstellungen und Hypothesen nach dem Vorbild der reflexiven Soziologie. Dann werden wir uns der Relativität unserer Vorstellungen besser bewußt.

Literatur

1. Berger, P. L., Luckmann, T.: The social construction of reality. Anchor, New York 1967
2. Pflanz, M., Keupp, H.: A sociological perspective on concepts of disease. Int. Soc. Sci. J., 1977, *29*, 386
3. Groddeck, G.: Psychosomatische Forschung als Erforschung des Es. Psyche, 1951, *4*, 481
4. Masserman, J. H.: Faith and delusion in psychotherapy: Ur-defenses of man. Amer. J. Psychiat., 1953, *110*, 324
5. Institut für Medizinische und Pharmazeutische Prüfungsfragen: Gegenstandskatalog für den Zweiten Abschnitt der Ärztlichen Prüfung. Mainz 1974
6. Boss, M.: Einführung in die psychosomatische Medizin. Huber, Bern, Stuttgart 1954
7. Boss, M.: Kleine und große Psychotherapie der essentiellen Hypertonie. Acta psychosomatica (Geigy), 1959, Nr. 3
8. Weiner, H.: Psychobiology and human disease. Elsevier, New York, Oxford, Amsterdam 1977
9. Henry, J. P., Cassel, J. C.: Psychosocial factors in essential hypertension. Amer. J. Epid., 1969, *90*, 171
10. Henry, J. P., Stephens, P. M.: Stress, health, and the social environment: A sociobiologic approach to medicine. Springer, New York, Heidelberg, Berlin 1977
11. Eiff, A. W. von: Essentielle Hypertonie und Streß. Euromed, 1978, *18*, 253
12. Yankauer, A.: Tension and hypertension. Amer. J. Publ. Health, 1977, *67*, 914
13. Bräutigam, W., Christian, P.: Psychosomatische Medizin. Thieme, Stuttgart 1975
14. Ostfeld, A. M., d'Atri, D. A.: Rapid sociocultural change and high blood pressure. Advanc. Psychosom. Med., 1977, *9*, 20
15. Page, I. H., McCubbin, J. W., Corcoran, A. C.: A guide to the theory of arterial hypertension. Perspect. Biol. Med., 1958, *1*, 307
16. Bock, K. D.: Hochdruck. Ein Leitfaden für die Praxis. Thieme, Stuttgart 1975, 2. Aufl.

Hochdruck und renale Volumenregulation
Untersuchungen an *Myxine glutinosa* (Schleimaal)

H. Stolte und K. H. Neumann

Nach Guyton ist eine gestörte Volumenregulation des Organismus der grundlegende Mechanismus bei der Entstehung einer essentiellen Hypertonie. Wegen der Volumenregulation durch die Nieren könnte es sogar gerechtfertigt erscheinen, auch bei der essentiellen oder primären Hypertonie von einer renalen Genese zu sprechen. Entsprechend der Mosaiktheorie der Hochdruckentstehung führte Guyton eine Systemanalyse durch, in die alle bekannten physiologischen Variablen einbezogen wurden, die pathogenetisch wirksam sein könnten, wie z.B. die Druckrezeptoren oder das Renin-Angiotensin-System. Aus dieser Systemanalyse ließ sich als einzige Variable mit einem sogenannten „infinite gain" die renale Volumenregulation ableiten [1, 2, siehe auch den Beitrag von Brod in diesem Band].

Um der Komplexität dieser Modellvorstellungen aus dem Wege zu gehen, wurde hier ein grundsätzlich anderer Zugang zu diesem Problem gewählt. Geht man in der Phylogenese zurück (vgl. Abb. 1), dann findet sich hier als frühes Wirbeltier der Schleimaal, *Myxine glutinosa*. Dieser Vertebrat reguliert sein extrazelluläres Flüssigkeitsvolumen über die Nieren ohne

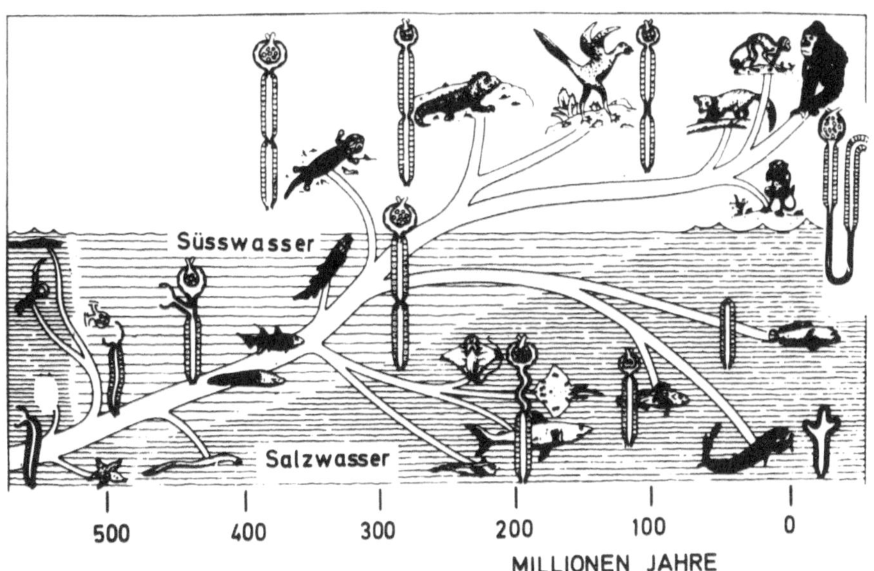

Abb. 1. Evolutionäre Entwicklung des Nephronapparates (nach Smith, aus [9])

Einbeziehung nervaler oder hormoneller Faktoren. Ebenso scheint die Fähigkeit zur Vasokonstriktion zu fehlen [3]. Osmolalität und Na-Konzentration von extrazellulärer Flüssigkeit und umgebendem Seewasser sind praktisch identisch, da eine Osmoregulation ebenso fehlt wie ein aktives Transportsystem des Nierentubulusepithels für Natrium und Flüssigkeit (Abb. 2) [4, 5, 6]. Die Natur scheint uns hier also ein Modell an die Hand gegeben zu haben, in dem viele der bei höheren Tieren wichtigen Variablen, die einen Einfluß auf den Blutdruck haben, noch nicht entwickelt sind.

Da Chapman und Mitarbeiter [3] in ihren Untersuchungen zeigen konnten, daß der Schleimaal auf eine Expansion des extrazellulären Raumes sehr empfindlich mit einem Blutdruckanstieg reagiert (Abb. 3) wurde die renale Antwort auf eine Erhöhung des arteriolären Perfusionsdruckes untersucht. Dazu wurden mit speziellen Mikrotechniken einzelne Glome-

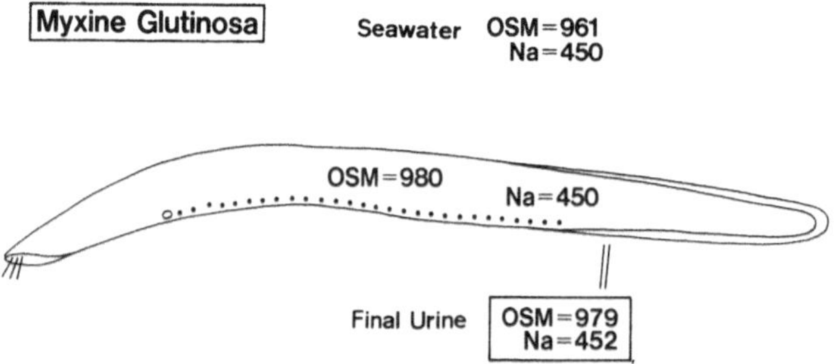

Abb. 2. Osmolalität und Natriumkonzentrat der extrazellulären Flüssigkeit und des Urins von *Myxine glutinosa* und umgebendem Seewasser (aus Stolte et al. [5, 6])

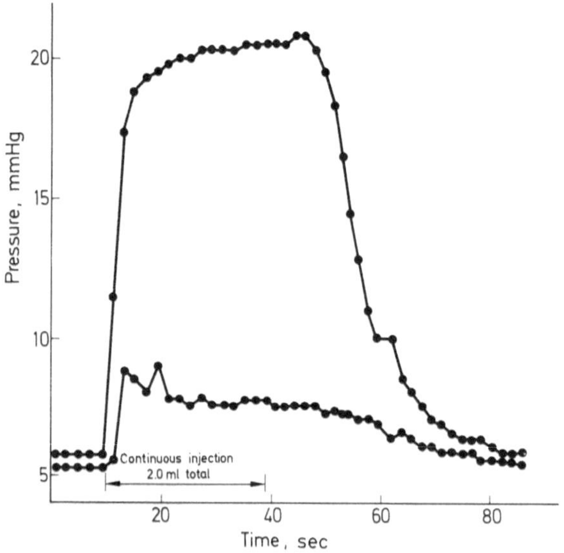

Abb. 3. Arterieller und zentralvenöser Blutdruck von *Myxine glutinosa* nach Volumenexpansion (nach Chapman et al. [3])

ruli der aus etwa 30 parallel geschalteten Glomeruli bestehenden Niere perfundiert, wobei der Primärharn über kurze Tubulussegmente in Sammelrohre (= Urnierengänge) übertritt, die sich wiederum in die Kloake entleeren [5, 7, 8].

Die Versuche wurden an etwa 100 g schweren Tieren durchgeführt, welche nach dem Fang an der nordamerikanischen Atlantikküste (Maine) in fließendem Seewasser gehalten wurden.

Unter Narkose (Nembutal 100 mg/kg Körpergewicht) wurden die Kiemen oral mit oxygeniertem Seewasser durchströmt und die Nieren durch einen Flankenschnitt freigelegt. Die hydrostatischen Drucke in der Aorta und der Kardinalvene wurden über Punktionsnadeln über eine Wassersäule gemessen. Einzelne Glomeruli wurden durch Katheterisierung der afferenten Arteriolen über aortale Segmentarterien mikroperfundiert. Das glomeruläre Filtrat wurde vollständig über den retrograd kanülierten Urnierengang gesammelt. Als Perfusionsflüssigkeit diente eine Elektrolytlösung, die in ihrer Zusammensetzung dem Plasma entsprach und zur Messung der Volumenresorption radioaktives Inulin enthielt (14 C-Inulin).

In Abb. 4 sind die Ergebnisse der Perfusionsversuche dargestellt. Die unterschiedlichen Perfusionsdrucke auf der Abszisse sind gegen die Einzelnephronfiltratsraten auf der Ordinate aufgetragen. Wie man sieht, reagiert das System gegenüber Druckveränderungen im physiologischen Bereich von 5–10 cm H_2O sehr empfindlich mit einem Anstieg der glomerulären Filtrationsrate. Eine weitere Erhöhung des Perfusionsdruckes führt jedoch nur noch zu einem mäßigen Anstieg der Filtrationsrate. Dieses Phänomen

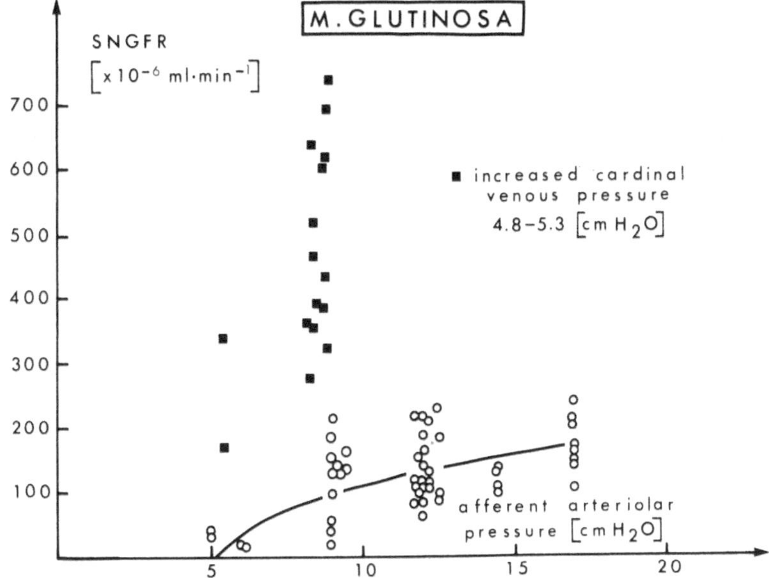

Abb. 4. Abhängigkeit von glomerulärer Filtrationsrate von arteriolärem und zentralvenösem Druck in *Myxine glutinosa* (aus Stolte et al. [5, 6])

könnte etwa durch präglomeruläre Autoregulationsmechanismen verursacht sein. Noch deutlicher als auf die Erhöhung des arteriellen Druckes antwortet die Schleimaal-Niere auf eine Venendruckerhöhung mit einem Anstieg der Filtrationsrate (geschlossene Quadrate, Abb. 4). Da eine Volumenresorption in den Nierentubuli bei *Myxine glutinosa* fehlt, entspricht die Flußrate des Endharns der glomerulären Filtrationsrate. Aus unseren Ergebnissen ist daher der Schluß möglich, daß jede Zunahme des extrazellulären Volumens (und damit auch des intravasalen Volumens bzw. des zentralvenösen Druckes oder des arteriellen Blutdruckes) unmittelbar zu einer erhöhten renalen Flüssigkeitsausscheidung führt.

Uns scheint dies Modell das bisher eindeutigste Beispiel einer rein renalen Druck-Volumen-Regulation zu sein, weil andere zusätzliche Faktoren wie etwa eine hormonelle Regulation keine Rolle spielen. In Anspielung auf Guytons Theorie stellen wir daher die Arbeitshypothese auf, daß die Niere phylogenetisch die entscheidende Rolle für die Volumenregulation und damit auch für die Druckregulation spielt. Andere Regulationsmechanismen wie etwa die Osmoregulation wurden erst auf höheren Stufen der Phylogenese entwickelt. Eine Störung der renalen Regulation des Körpervolumens scheint letzten Endes der zugrundeliegende Basismechanismus für die vielen pathogenetischen Faktoren zu sein, die zur Entwicklung eines primären Bluthochdruckes beitragen.

Literatur

1. Guyton, A. C., Coleman, T. G., Granger, H. J.: Circulation: Overall regulation. Ann. Rev. Physiol., 1972, *34*, 13
2. Guyton, A. C., Coleman, T. G., Cowley, A. W., Manning, R. I., Norman, R. A., Ferguson, J. D.: A system analysis approach to understanding long-range arterial blood pressure control and hypertension. Circ. Res., 1974, *35*, 159
3. Chapman, C. B., Jensen, D., Wildenthal, K.: On circulatory control mechanism in the pacific hagfish. Cir. Res., 1963, *12*, 427
4. Raguse-Degener, G., Pietschmann, M., Walvig, F., Stolte, H.: Excretory systems in the hagfish, Myxine glutinosa. Contrib. to Nephr. 1980, *19*, 1
5. Stolte H., Eisenbach, G. M.: Single nephron filtration rate in the hagfish, Myxine glutinosa. Bull. MDIBL, 1973, *13*, 120
6. Stolte, H., Schmidt-Nielsen, B.: Comparative aspects of fluid and electrolyte regulation by the cyclostome, elasmobranch and lizard kidney. "Osmotic and volume regulation". Alfred Benzon Symposion XI., Munksgaard, Copenhagen 1978, 209
7. Fänge, R.: Structure and function of the excretory organs of myxinoids. In: Brodal, A., Fänge, R.: The biology of myxine. Universitetsforlaget, Oslo 1963
8. Müller, J.: Untersuchungen über die Eingeweide der Fische. Schluß der vergleichenden Anatomie der Myxinoiden. Abhandl. d. Königl. Akad. d. Wiss. z. Berlin, 1843, 109
9. Deetjen, P., Boylan, J. W., Kramer, K.: Niere und Wasserhaushalt, Physiologie des Menschen. Band 7, Urban & Schwarzenberg, München 1976

Emotionelle pressorische Reaktionen und etablierter Hochdruck beim Menschen

J. Brod

Der Blutdruck des Menschen schwankt ständig im Laufe des Tages und der Nacht, je nach den Anforderungen an Blut und Sauerstoff in verschiedenen Körperteilen. Außerordentlich starke Blutdruckveränderungen sind deshalb die Regel bei schwerer Muskelarbeit wie auch bei einem emotionellen Streß, welcher als eine Vorbereitung zu einer maximalen Muskelleistung im Dienste der Abwehr des Organismus vor einer potentiellen oder wirklichen Gefahr betrachtet werden kann.

Hämodynamische Grundlage der emotionellen pressorischen Reaktionen

Bereits Hines [1] zeigte, daß Leute, die auf einen standardisierten schmerzhaften Kälte-Reiz mit einem übermäßigen Blutdruckanstieg reagieren, häufig Kandidaten für einen späteren Hochdruck sind. Anhand von Ballistokardiographie-Daten nahmen Wolf und Wolff [2] an, daß manche Personen auf einen solchen schmerzhaften Reiz oder auf emotionellen Streß mit einem Anstieg des Herzzeitvolumens, andere mit einer mehr oder weniger generalisierten Vasokonstriktion reagieren und ihr Blutdruck durch diese Mechanismen gesteigert wird. Sie sprachen von „cardiac output"-Reaktoren und von „resistance"-Reaktoren und betrachteten die letzteren als durch einen späteren permanenten Hochdruck speziell bedroht.

Zwischen diesen zwei Reaktionstypen besteht jedoch, wie wir einige Jahre später festgestellt haben [3], kein prinzipieller Unterschied, denn bei beiden ziehen sich die Gefäße im Bereich der Nieren, im Splanchnikusgebiet und in der Haut zusammen, während sich die Gefäße in den Extremitätenmuskeln erweitern (Abb. 1 und 2). Der totale periphere Gefäßwiderstand (TPR) fällt, steigt oder bleibt dabei unverändert, jenachdem, ob die muskuläre Vasodilatation oder die viszerale Vasokonstriktion die Oberhand haben oder ob sie vollkommen ausgeglichen sind. Dies folgt aus Abb. 3. Dort zeigt sich, daß bei einigen der in der linken Säule registrierten Versuchspersonen der TPR bei der pressorischen Reaktion unverändert blieb, das Herzzeitvolumen (HZV) jedoch auch bei ihnen zunahm. Dies beweist, daß der Anstieg des HZV nicht etwa eine reflektorische Folge der Verminderung des TPR ist, sondern ein integraler Bestandteil der normalen

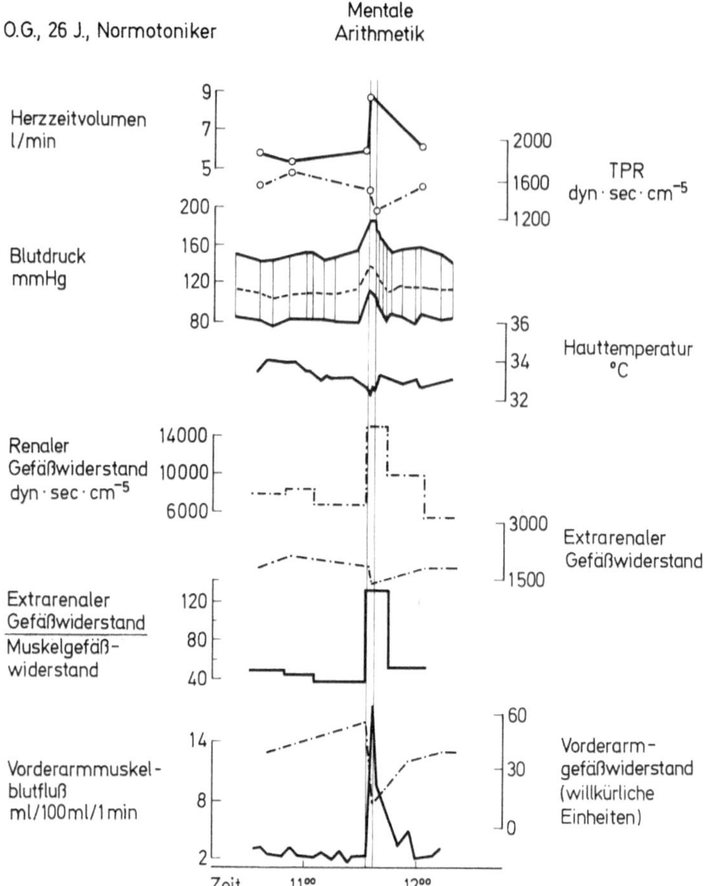

Abb. 1. Hämodynamische Reaktion auf einen emotionellen Streß (mentale Arithmetik). Der Blutdruckanstieg um 25 mm Hg systolisch und diastolisch war durch einen Anstieg des Herzzeitvolumens verursacht, während der totale periphere Gefäßwiderstand leicht abgenommen hat. Dies war durch einen starken Abfall des Gefäßwiderstandes in den Unterarmmuskeln bedingt, was zu einem siebenfachen Anstieg des Unterarmmuskel-Blutflusses führte. Auf der anderen Seite stieg der regionale Gefäßwiderstand in den Nieren, in der Haut (Abfall der Hauttemperatur bei einem Anstieg des Perfusionsdruckes) und in der Splanchnikus-Region an. Diese bildet mit dem Muskelgebiet den größten Anteil des extrarenalen Gefäßwiderstandes. Hätten sich die Gefäße in diesen beiden Regionen gleichmäßig während des emotionellen Stresses verhalten, hätte sich das Verhältnis des extrarenalen Gefäßwiderstandes zu dem Muskelgefäßwiderstand nicht verändert; sein Anstieg bedeutet, daß sich in der Splanchnikus-Region die Gefäße zusammengezogen haben. (Aus: Brod, J.: Brit. Heart J., 1963, 25, 227; mit freundlicher Genehmigung der Herausgeber)

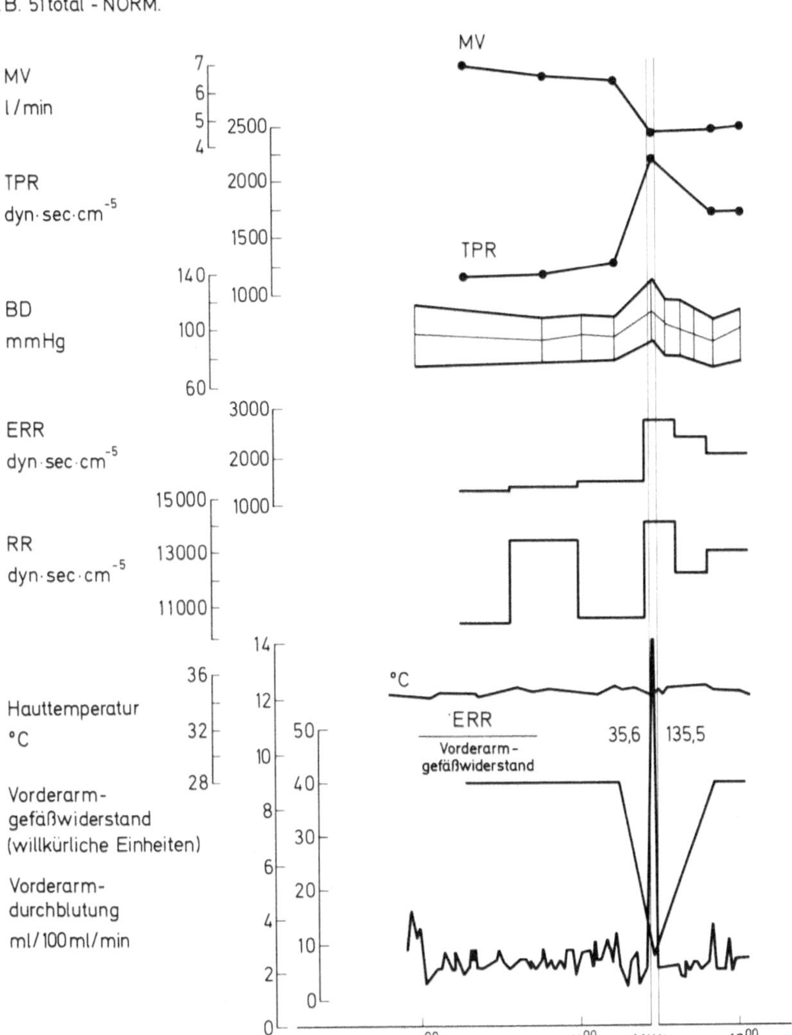

Abb. 2. Hämodynamische Reaktion auf einen schmerzhaften Kältereiz. Der Blutdruckanstieg wird in diesem Falle, im Gegensatz zu Abb. 1, durch einen Anstieg des totalen peripheren Gefäßwiderstandes bei einem Abfall des Herzzeitvolumens bedingt. In den untersuchten Gefäßgebieten kam es jedoch qualitativ zu denselben Reaktionen wie in Abb. 1. (Aus: Brod, J.: Brit. Heart J., 1963, *25*, 227; mit freundlicher Genehmigung des Herausgebers)

Detaillierte hämodynamische Veränderungen
nach pressorischen Reizen
Muskelarbeit
Herzminten-volumen
100 %
60
+ 20
0
- 20
Totaler perpherer Gefäßwiderstand
140 %
100
60
+ 20
0
- 40
Renaler Gefäßwiderstand
160 %
p<0,001
p<0,001
p<0,05
120
60
40
0
Extrarenaler Gefäßwiderstand
60 %
p<0,001
p<0,001
p<0,05
+ 20
0
- 20
- 60
Extrarenaler Gefäßwiderstand
Vorderarm-gefäßwiderstand
120 %
80
+ 20
0
- 20
- 40
p<0,02
p<0,01
p<0,10
Hautgefäß-widerstand
Vorderarmmuskel-gefäßwiderstand
100 %
p<0,001
p<0,01
p<0,3
60
+ 40
0
- 40
- 80
Gehirngefäß-widerstand
40 %
0
- 40
Koronarer Gefäßwiderstand
% N
+ 40
0
- 20
N
Mentale Arithmetik
Kalte

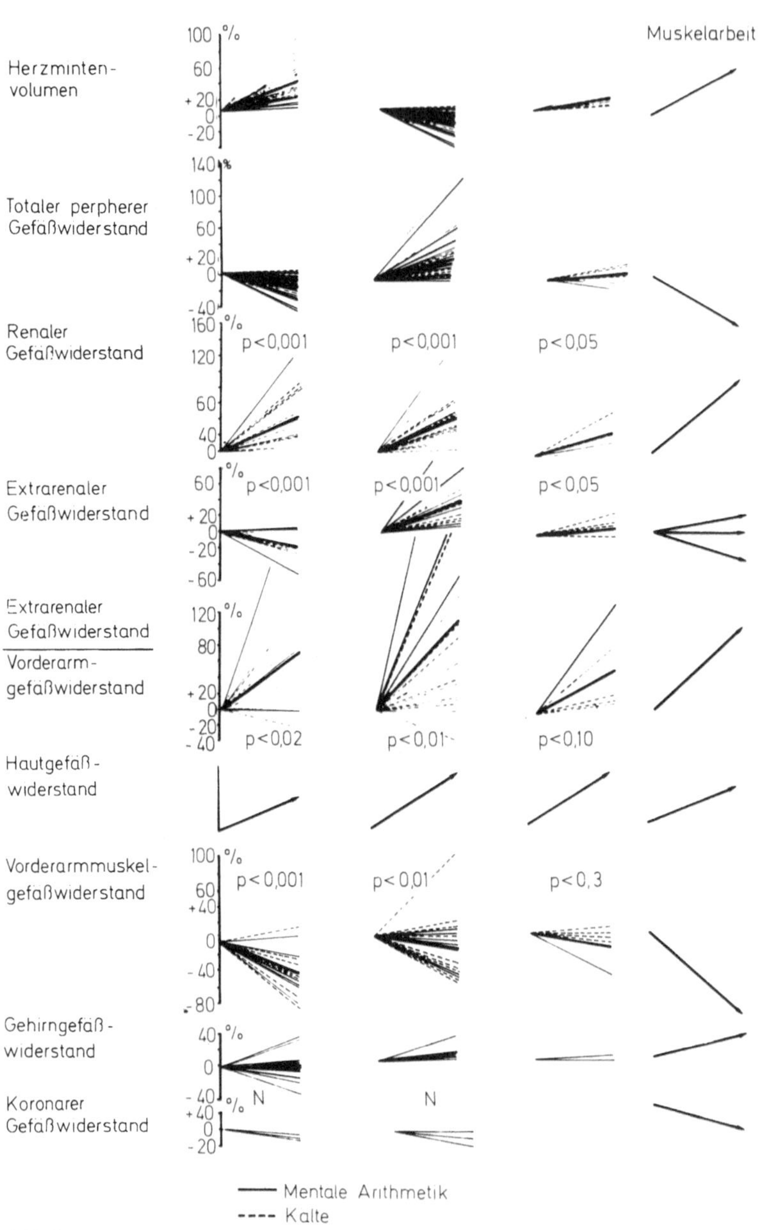

Abb. 3

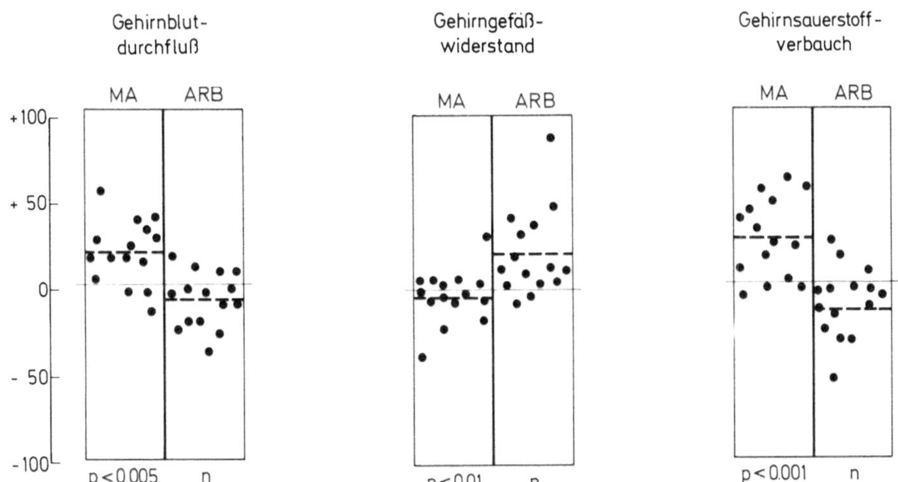

Abb. 4. Veränderungen des Gehirnblutdurchflusses und des Gehirngefäßwiderstandes bei mentaler Arithmetik (MA) und bei Muskelarbeit (AR). Bei emotionellem Streß ändert sich der Gefäßwiderstand im Gehirn entweder nicht oder fällt bei einer kleinen Anzahl der Patienten leicht ab, wodurch die Durchblutung des Gehirns beim Anstieg des Blutdruckes zunimmt. Bei Muskelarbeit kommt es dagegen bei unverändertem Blutdruckfluß zu einem Anstieg des Gefäßwiderstandes im Gehirn. Der Sauerstoffverbrauch nimmt dort bei mentaler Arithmetik zu, bleibt jedoch unverändert bei Muskelarbeit. (Aus: Brod et al.: Internat. Club on Art. Hypert. Exp. Sci. France, Paris, 1966, *1*, 427; mit freundlicher Genehmigung der Herausgeber)

Abb. 3. Zusammenfassung der Gefäßreaktionen auf einen emotionellen oder schmerzhaften pressorischen Reiz bei allen Probanden. Die einzelnen Untersuchungen wurden nach den Veränderungen der allgemeinen Hämodynamik in 3 Säulen eingeteilt: In der linken Säule steigt der Blutdruck durch einen Anstieg des Herzzeitvolumens, wobei der totale periphere Gefäßwiderstand entweder unverändert bleibt oder abfällt. In der 2. Säule ist der Blutdruckanstieg durch Veränderung des totalen peripheren Gefäßwiderstandes bei einem Abfall des Herzzeitvolumens bedingt. Die 3. Säule stellt die wenigen Fälle dar, bei denen der Blutdruckanstieg durch einen Anstieg des Herzzeitvolumens und des totalen peripheren Gefäßwiderstandes zustande kam. Trotz diesem verschiedenartigen Verhalten der Allgemeinhämodynamik bleiben die Veränderungen der regionalen Gefäßwiderstände indentisch. Der renale Gefäßwiderstand und der Indikator der splanchnischen Gefäßresistenz (extrarenaler/Vorderarmgefäßwiderstand) und die Gefäßresistenz in der Haut steigen stets an. Dagegen fällt der Gefäßwiderstand in den Muskeln ab. Je nach dem Verhältnis der Vasodilatation und der Vasokonstriktion ändert sich dann der periphere Gefäßwiderstand, wobei in denjenigen Fällen, bei denen der periphere Gefäßwiderstand unverändert bleibt oder abfällt, das Herzzeitvolumen ansteigt; es steigt auch dann an, wenn der totale periphere Gefäßwiderstand um 10–15% zunimmt. Bei einem größeren Anstieg des totalen peripheren Gefäßwiderstandes fällt jedoch das Herzzeitvolumen offensichtlich reflektorisch ab. Die einzelnen Gefäßreaktionen der Gehirngefäße sind statistisch nicht signifikant. Im Myokard dagegen kommt es immer zu einem Abfall des Gefäßwiderstandes. Die Veränderungen sind analog zu denen bei schwerer Muskelarbeit, die durch Pfeile in der 4. Säule markiert sind. (Aus: Brod, J.: Brit. Heart J., 1963, *25*, 227; mit freundlicher Genehmigung des Herausgebers)

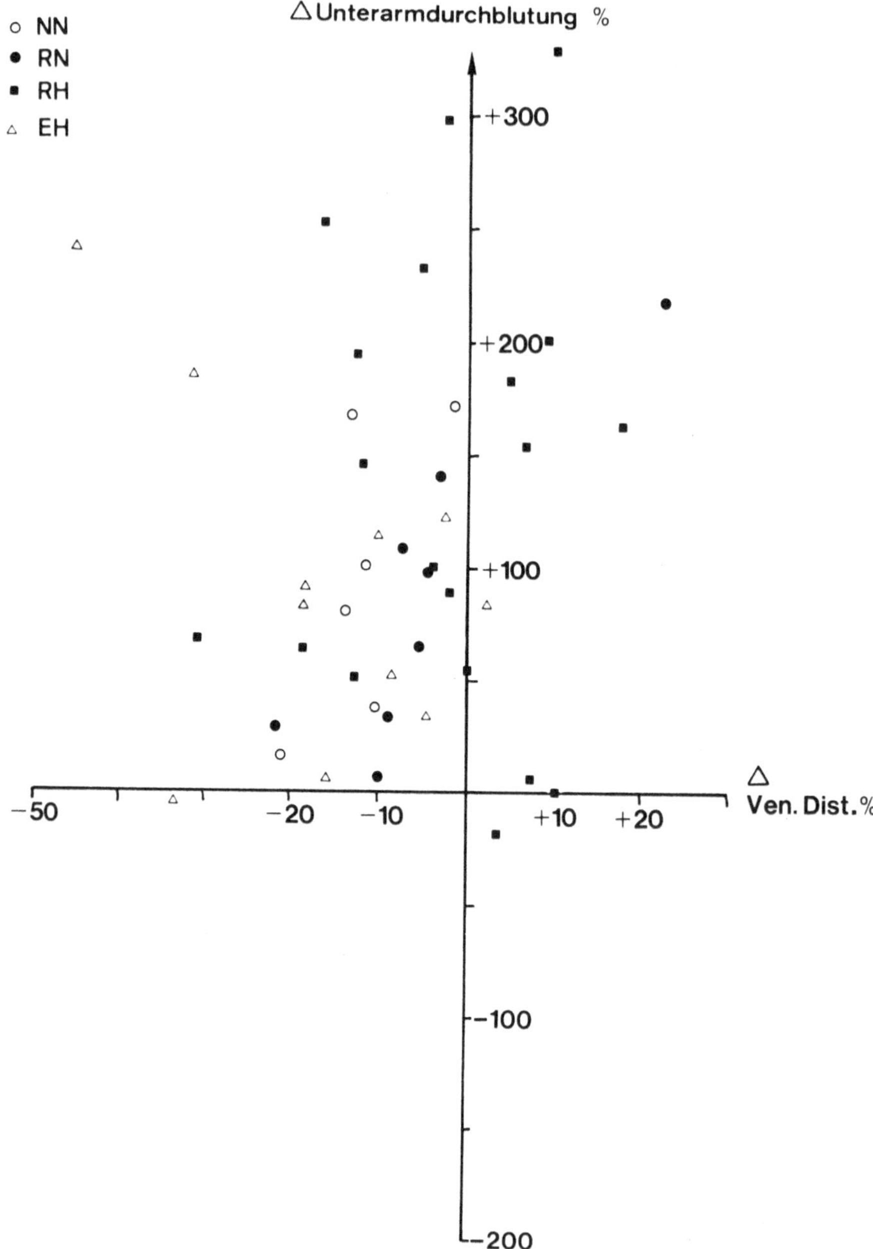

Abb. 5. Veränderungen der venösen Distensibilität und der Unterarmdurchblutung bei einem akuten emotionellen Streß (mentale Arithmetik). Während die Unterarmdurchblutung bis zu 300% ansteigt, bleibt die venöse Distensibilität entweder unverändert oder fällt um 10–20% ganz konsistent ab. NN = normale Normotoniker; RN = renale Normotoniker; Rh = renale Hypertoniker; EH = essentielle Hypertoniker. (Aus: Brod, J., et al.: Klin. Wschr., 1979, *57*, 555; mit freundlicher Genehmigung des Herausgebers)

emotionellen pressorischen Reaktion. Ein Anstieg des HZV wurde auch bei einigen pressorischen Reaktionen gefunden, bei denen durch das Überwiegen der vasokonstriktorischen viszeralen Komponente der TPR leicht zunahm. Nur dort, wo bei starken Stimuli diese Zunahme 20% des Ausgangswertes überstieg, fiel das HZV – wahrscheinlich reflektorisch – ab. Diese pressorische Kreislaufreaktion besteht also üblicherweise aus einem Anstieg des HZV und seiner Umverteilung von den Nieren, dem splanchnischen Gebiet und der Haut zu den Skelettmuskeln. Auch dem Herzmuskel wird durch eine Verminderung des Widerstandes der Koronargefäße mehr Blut zugeführt [4], während die Durchblutung des Gehirns nur passiv (durch den Druckanstieg) zunimmt [5] (Abb. 4). Auf der venösen Seite kommt es während eines emotionellen Stresses zu einer Verminderung der Distensibilität (compliance), zumindest im Unterarm-Bereich, den wir besonders untersucht haben [6] (Abb. 5).

Alle diese regionalen Kreislaufveränderungen während eines akuten emotionellen Stresses sind identisch mit denen einer mittelschweren bis schweren Muskelarbeit (Abb. 4), mit Ausnahme sowohl der Haut, wo bei der Wärmeakkumulation die Thermoregulation die Vasokonstriktion durchbricht, als auch des Gehirns, wo möglicherweise die Veränderungen des Blut-pH oder des pCO_2 eine ausschlaggebende Rolle spielen.

Mechanismus der emotionellen pressorischen Reaktion

Bei der Muskelarbeit hat die Vasodilatation die Aufgabe, den erhöhten metabolischen Bedarf in den Muskeln zu decken. Dies geht aus Sauerstoffverbrauch, arterio-venöser Sauerstoffdifferenz und Glukoseverbrauch in den Muskeln hervor [7] (Abb. 6). Bei der Muskelhyperämie, welche durch einen emotionellen Streß ausgelöst wird, fehlen hingegen diese Zeichen eines erhöhten Stoffwechsels bei der Mehrzahl der untersuchten Personen völlig oder sind nur schwach ausgeprägt, so daß die arteriovenöse Sauerstoffdifferenz abfällt. Während im arbeitenden Muskel die Akkumulation von Kalium [8] und von anderen Metaboliten für die Eröffnung der Kapillaren und den Anstieg der Muskeldurchblutung verantwortlich sind, kann die Frage nach dem Mechanismus der emotionellen Muskelhyperämie nicht mit einem entsprechenden metabolischen Vorgang geklärt werden.

Versuche mit der Clearance eines radioaktiven Indikators Kr^{131} (Krypton), welcher in die Unterarmmuskeln injiziert wurde, zeigten eindeutig einen steilen Anstieg der Clearance im Laufe der Muskelarbeit und keine Änderung ähnlichen Grades während einer emotionellen Hyperämie [9] (Abb. 7). Diese Ergebnisse zeigen eindeutig, daß bei einer Hyperämie der Arbeitsmuskulatur das zusätzliche Blut durch die sich eröffnende Kapillaren fließt, wohingegen bei der emotionellen Hyperämie die Fläche der Kapillaren unverändert bleibt und das Extrablut, welches den Muskeln zufließt, lediglich die bereits vorher vorhandenen Strombahnen benutzt bzw. durch funktionelle a-v Anastomosen das Kapillarbett umgeht. Dies wurde

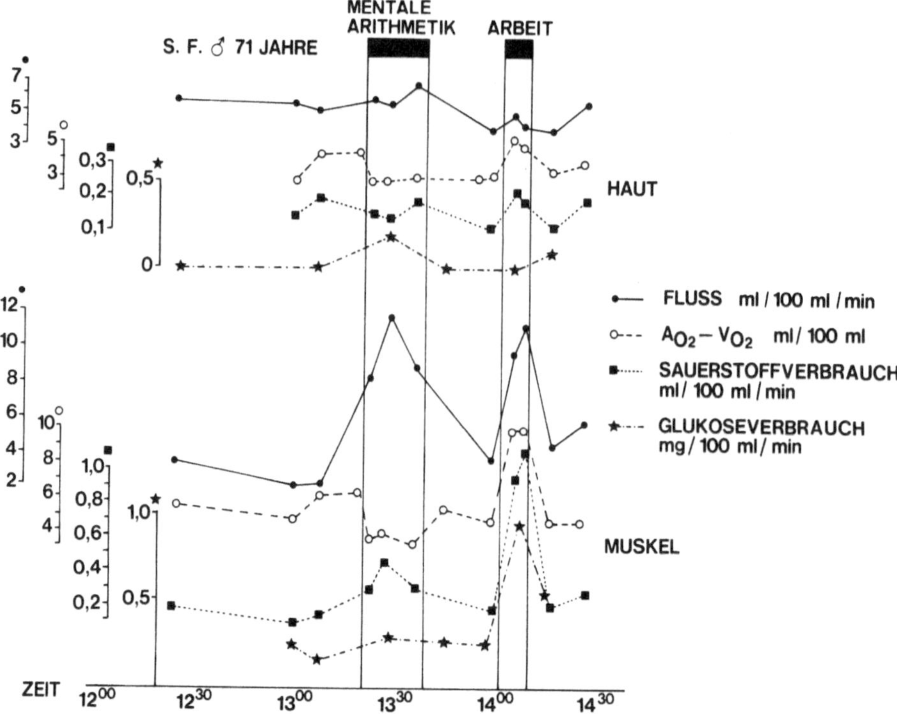

Abb. 6. Veränderungen des Sauerstoffverbrauchs und des Glukoseverbrauchs in der Unterarmhaut und in den Muskeln bei einer Unterarmhyperämie, bedingt durch einen akuten emotionellen Streß (mentale Arithmetik) oder durch aktive Arbeit der Unterarmmuskeln. Die Veränderungen in der Haut sind statistisch nicht signifikant, während beide Stimuli einen Anstieg der Unterarmmuskeldurchblutung etwa im selben Ausmaß bewirkt haben. Dabei kam es zu einem Anstieg des Sauerstoffverbrauches bei der Muskelarbeit, während sich beim emotionellen Streß der Sauerstoffverbrauch im Muskel nur minimal und der Glukoseverbrauch überhaupt nicht änderte. Bei der erhöhten Durchblutung fiel dadurch die arteriovenöse Sauerstoffdifferenz ab. (Aus: Brod, J. et al.: Clin. Sci., 1963, *25*, 1; mit freundlicher Genehmigung des Herausgebers)

auch durch den Kapillarfiltrationskoeffizienten bestätigt. Dieser gibt an, wieviel Gewebsflüssigkeit aus den Kapillaren pro Zeiteinheit abfiltriert wird; er ist zur Kapillaroberfläche proportional. Abb. 8 zeigt, daß dieser Koeffizient im Laufe der Muskelhyperämie bei aktiver Arbeit regelmäßig ansteigt, während er bei der emotionellen Muskelhyperämie ähnlichen Ausmaßes unverändert bleibt [9].

Das Zeitintervall zwischen emotionellem Stimulus und Beginn der Muskelhyperämie variiert zwischen 1 bis 3 s und 35 s (Abb. 9). Während das kurze Intervall einen Reflex vermuten läßt, sprechen die langen Intervalle für die Beteiligung humoraler Faktoren, die auf dem Blutwege zu den Muskeln transportiert werden. Ganz analoge Veränderungen in der Unterarm-Hämodynamik wie beim akuten emotionellen Streß – Anstieg der Durchblutung ohne Änderung des Kapillarfiltrationskoeffizienten – kann man

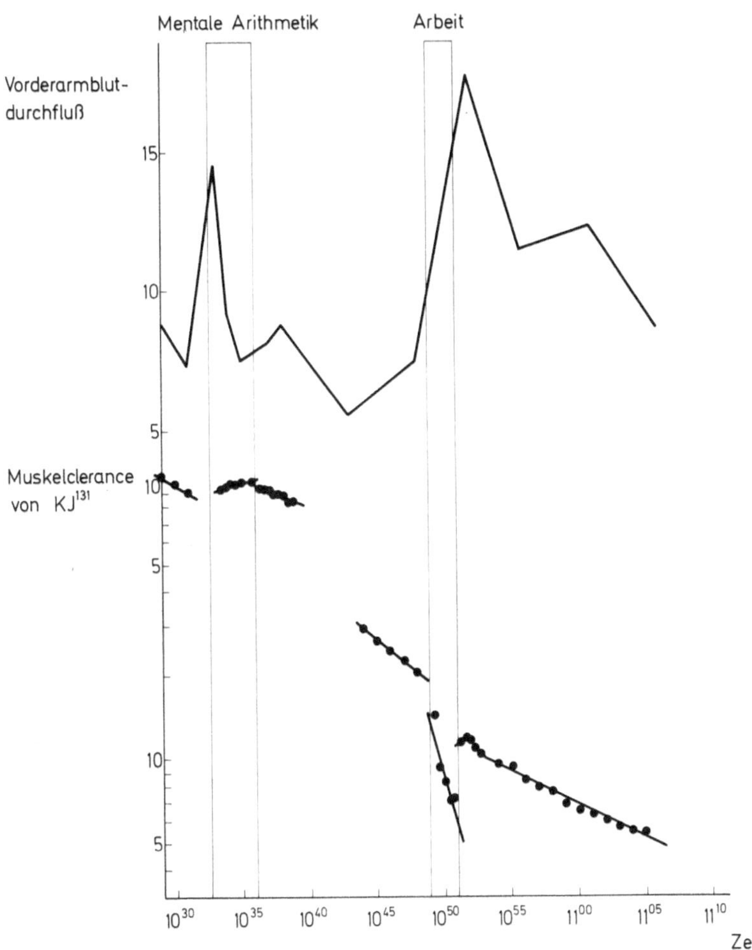

Abb. 7. Aufnahme des radioaktiven KI^{131} aus dem Unterarmmuskel während der Unterarmhyperämie, bedingt entweder durch mentale Arithmetik oder durch eine Arbeit der Unterarmmuskeln. Die Aufnahme (clearance) des KI^{131} hat sich bei mentaler Arithmetik nicht verändert, während sie bei der Muskelarbeit steil anstieg. Dies deutet auf eine Eröffnung des Kapil-
larbettes in den Muskeln bei der Muskelarbeit hin. Bei mentaler Arithmetik dagegen blieb die
Kapillaroberfläche unverändert. (Aus: Brod, J. et al.: Clin. Sci., 1963, 25, 1; mit freundlicher
Genehmigung des Herausgebers)

durch die Injektion von Acetylcholin, Adrenalin und Isopropyl-Noradrena-
lin in die Arteria brachialis provozieren [9] (Abb. 10). Die emotionelle Vasodilatation wird durch Anästhesie des Ganglion stellatum, durch intravenös
verabreichtes Atropin und hier vor allem durch Atropin, welches in die Arteria brachialis injiziert wurde [7] (Abb. 11), aber auch durch eine intravenöse Injektion eines Beta-Blockers [10] abgeschwächt. Wird aber Atropin
und ein Beta-Blocker in Kombination intravenös injiziert, verschwindet die
emotionelle Unterarmhyperämie vollkommen [11]. Man muß also einen
cholinergen und einen beta-adrenergen Mechanismus der emotionellen

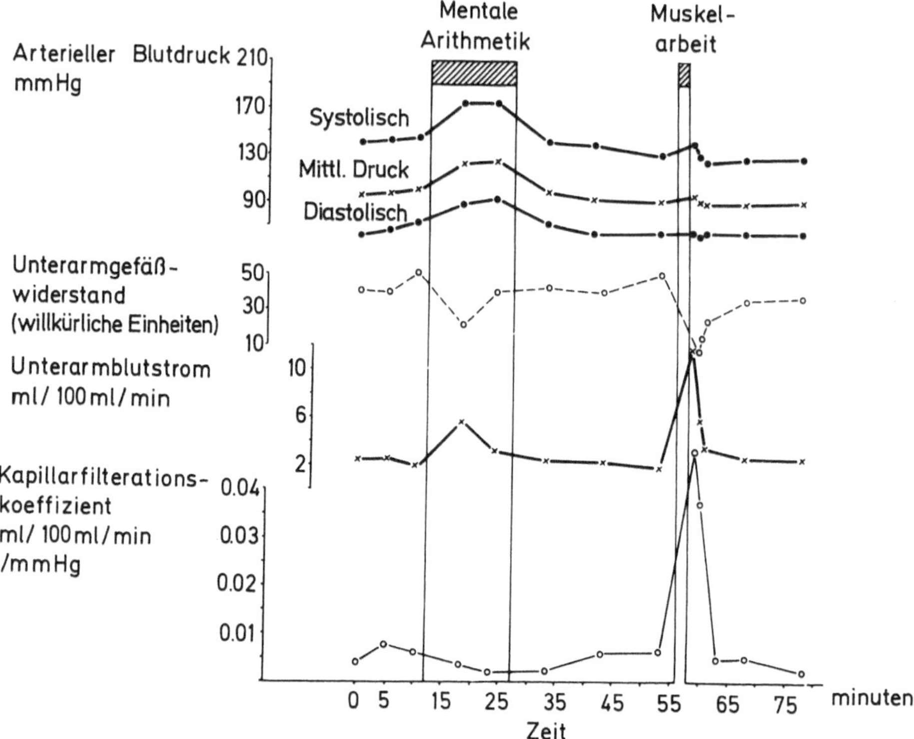

Abb. 8. Veränderungen der Unterarmhämodynamik und des Kapillarfiltrationskoeffizienten bei einer pressorischen Reaktion, bedingt durch mentale Arithmetik oder durch Arbeit der Unterarmmuskeln. Der Kapillarfiltrationskoeffizient, der von der Oberfläche der Kapillaren der untersuchten Region abhängig ist, hat sich bei dem emotionellen Streß überhaupt nicht verändert, während er bei der Muskelarbeit stark angestiegen ist. (Aus: Brod, J. et al.: Am. Heart J., 1966, *72*, 771; mit freundlicher Genehmigung des Herausgebers.)

Abb. 9. Latenzzeit der emotionellen Muskelhyperämien. Es sind hier die extremen Reaktionen wiedergegeben. Im oberen Teil tritt die Muskelhyperämie unmittelbar nach Beginn des emotionellen Stimulus auf, während im unteren Teil die Hyperämie erst nach einer Latenzzeit von etwa 35 s eingetreten ist. (Aus: Brod, J.: Haemodynamic changes of the body during severe muscular exercise and preparation for exercise under physiological and pathological conditions. Proc. 5th Congr. Czechoslov. Physiol. Soc., 1961, 217; mit freundlicher Genehmigung des Herausgebers)

Abb. 10. Zusammenfassung der Reaktionen auf eine Injektion von Adrenalin, Acetylcholin oder Isopropylnoradrenalin in die Arteria brachialis. Alle drei Substanzen haben zu einem Abfall des Widerstandes im Unterarm geführt bei gleichzeitigem Anstieg des Unterarmblutstromes, wobei sich der Kapillarkoeffizient nicht verändert hat. (Aus: Brod, J. et al.: Internat. Clut on Art. Hypert; Exp. Sci. France, Paris, 1966, *1*, 443)

Unmittelbare Reaktion
Mathematik
5,4   5,7   6,9   6,8   6,5   6,7
3,0   2,8   2,7   2,9   3,3
10''

Verspätete Reaktion
2,8   2,8   2,8   2,8   2,6   2,3   3,9   6,0   5,5
10''

Abb. 9

Unterarmblutvolumen (ml/100 ml/min)   TPR (willkürliche Einheiten)
Blutdruck (mmHg)
KFK
%
Adrenalin
Acetylcholin
Isopropyl-
noradrenalin
100
60
20
%
220
Systole
180
Mittel
140
Diastole
100
%
300
200
100
0
%
300
100
KFK = (ml/100 ml/min/mmHg)

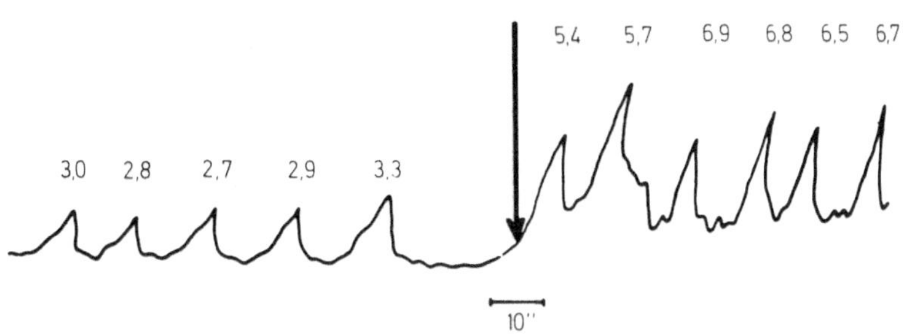

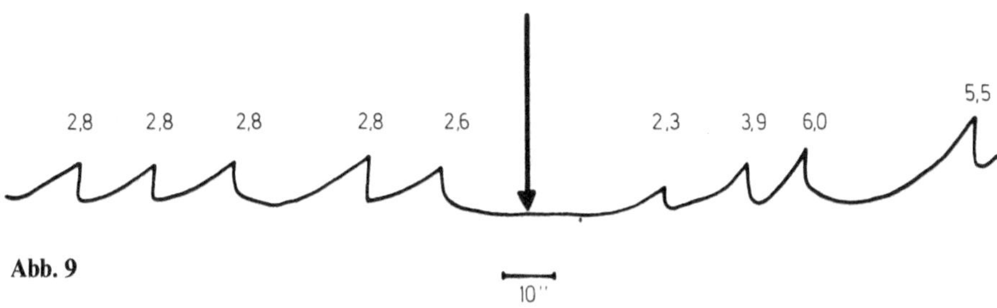

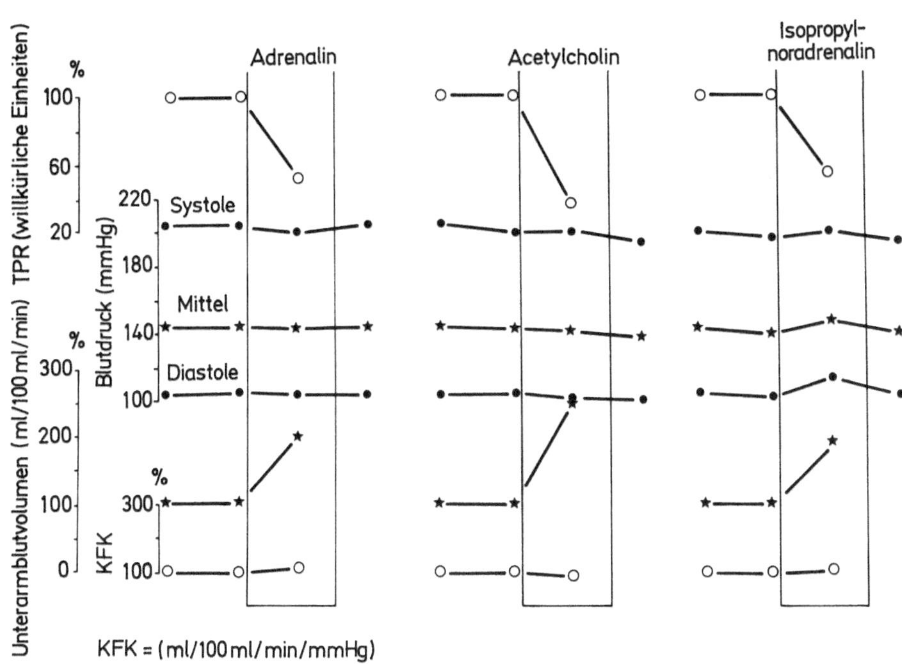

Abb. 10

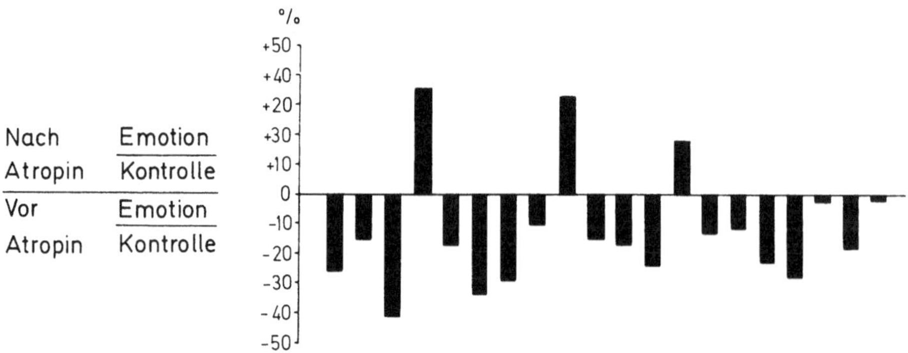

Abb. 11. Veränderung der emotionellen Hyperämie des Unterarms nach einer Injektion von Atropin in die Arteria brachialis des untersuchten Unterarms. Mit 3 Ausnahmen nahm bei Atropin-Gabe der Umfang der emotionellen Hyperämie wesentlich ab

Muskelhyperämie annehmen. Die Verminderung der emotionellen Hyperämie durch die Anästhesie des Ganglion stellatum macht es wahrscheinlich, daß die efferente reflektorische Bahn zu den Muskelgefäßen in den sympathischen Nerven verläuft, wobei die Unterdrückung der Hyperämie durch Atropin für die vermittelnde Rolle der cholinergen sympathischen Fasern spricht, deren Präsenz in den Skelettmuskeln, wenigstens bei manchen Säugetierarten, von Bülbring und Burn [12] nachgewiesen wurde.

Der vasokonstriktorische Impuls während einer emotionellen pressorischen Reaktion zu den renalen (und wahrscheinlich auch zu den splanchnischen Gefäßen) verläuft in den alpha-adrenergen Nervenbahnen. Dies geht auch aus Abb. 12 hervor, wo die emotionell bedingte renale Vasokonstriktion durch eine alpha-adrenerge Blockade mit Dibenamin zum Verschwinden gebracht werden konnte [13]. Ähnliche Veränderungen der emotionellen renalen Vasokonstriktion wurden von Wolf und seinen Mitarbeitern [14] durch eine thorako-lumbale Sympathektomie erreicht.

Abwehrreaktion

In seinem berühmten Buch „The wisdom of the body" definiert Cannon [15] Furcht und Wut als Vorbereitung zur Aktion; Furcht ist assoziiert mit dem Instinkt zur Flucht, Wut und Aggression dagegen mit dem Instinkt anzugreifen. Er sagt wörtlich: „Dies sind die fundamentalen Emotionen und Instinkte, welche aus der Erfahrung von einer Unmenge von Generationen im Kampf um die Existenz resultieren und welche ihren Wert in diesem Kampf erwiesen haben." Die physiologischen Veränderungen, die dabei entstehen, werden wenige Zeilen weiter in folgender Weise beschrieben: „Die Atmung vertieft sich, das Herz schlägt rascher, der arterielle Druck steigt an, das Blut wird vom Magen und Darm zum Herzen, zum Zentralnervensystem und zu den Muskeln umgelenkt, die Vorgänge im Verdau-

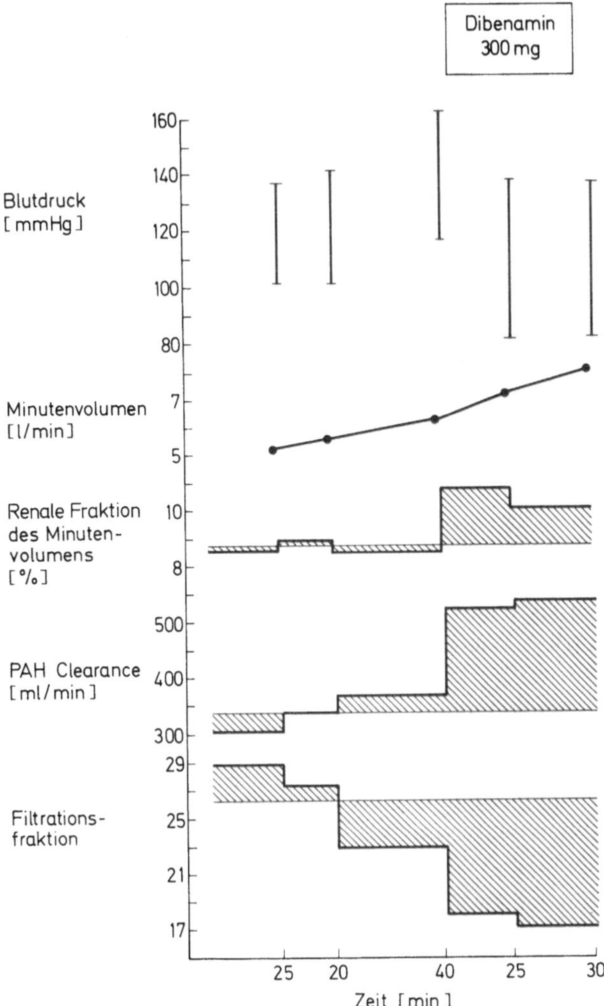

Abb. 12. Einfluß der alpha-sympathischen Blockade durch intravenöse Injektion von Dibenamin auf eine emotionell-bedingt renale Vasokonstriktion. Die erniedrigte PAH-Clearance
und renale Fraktion normalisierte sich während der Dibenamininfusion. Die hohe Filtrationsfraktion fiel in den Normbereichen ab. Ebenso normalisierte sich der emotionell bedingte
Blutdruckanstieg. (Aus: Brod, J.: The Kidney. Butterworth, London, 1973; mit freundlicher
Genehmigung des Herausgebers)

ungstrakt kommen zum Stillstand, Zucker wird von seinen Reserven in der
Leber freigesetzt, die Milz zieht sich zusammen und entleert ihren Gehalt
an konzentrierten roten Blutkörperchen und Adrenalin wird vom Nebennierenmark sezerniert. Der Schlüssel zu diesen wundervollen Umände-
rungen im Körper findet man, wenn man sie mit den natürlichen Begleiter-
scheinungen von Furcht und Wut in Zusammenhang bringt – mit der
Flucht, um einer Gefahr zu entgehen, und dem Angriff, um dominant zu
sein. Welche Aktion es auch sei, es resultiert ein Kampf auf Leben und

Tod. Die genannten emotionellen Reaktionen können als Bereitstellungen zum Kampf angesehen werden."

Durch elektrische Stimulation der motorischen Areale der Gehirnrinde von narkotisierten Katzen gelang es Green und Hoff [16], eine splanchnische Vasokonstriktion und eine Vasodilatation in der Skelettmuskulatur hervorzurufen. Dieselbe hämodynamische Reaktion konnten Eliasson u. Mitarb. [17, 18] ebenfalls an narkotisierten Katzen und Hunden durch eine elektrische Reizung einer zwischen Sympathikus-Bereich und Corpora mammilaria lokalisierten hypothalamischen Region auslösen. Die Vasodilatation in den Muskeln konnte man durch Atropinisierung der Versuchstiere teilweise wieder zum Verschwinden bringen; sie wurde also zumindest zum Teil durch cholinerge Fasern vermittelt. Bei wachen Katzen, denen in der erwähnten hypothalamischen Zone [19] chronisch Elektroden implantiert waren, konnte dann während einer schwachen elektrischen Reizung gleichzeitig mit der geschilderten hämodynamischen Reaktion ein eigentümliches Verhalten beobachtet werden: Die Tiere spitzten die Ohren und drehten den Kopf in verschiedene Richtungen, als ob sie nach einer Gefahr fahndeten. Dies war identisch mit dem Verhalten von Tieren, wenn ein ungewohnter Stimulus – das Zischen von Gas, Schritte, Rauschen von Wasser usw. – in einem ruhigen Laboratorium auftrat. Dies hat Pavlov [20] als die „Was-ist-das-Reaktion" oder als den Orientierungsreflex bezeichnet. Wurde die Intensität des elektrischen Stromes gesteigert, kam es bei den Versuchstieren zu einer typischen Wutreaktion, die einer somatischen Vorbereitung zum Kampf entspricht. Jedoch bereits während der Vorstufe dazu (Orientierungsreflex), steigt der Blutdruck an [21] und das Herzzeitvolumen wird, wie erwähnt, von der Niere und dem splanchnischen Gebiet zu den Skelettmuskeln verschoben. Es ist also offensichtlich, daß bei jedem Signal einer potentiellen Gefahr zusammen mit dem Orientierungsreflex eine hämodynamische Reaktion von der oben beschriebenen hypothalamischen Region ausgelöst wird, durch welche den Skelettmuskeln (und dem Myokard) eine höhere Fraktion des Herzzeitvolumens zugeteilt wird. Neue Kapillaren in den Muskeln werden noch nicht geöffnet, das Extra-Blut fließt durch irgendwelche präferierten arteriovenösen Bahnen und umgeht die Kapillaren; es ist jedoch zur Stelle, um die Kapillaren sofort maximal

Abb. 13a u. b. Veränderungen der renalen Hämodynamik bei einem Kältestimulus von 2 min Dauer bei einem normotensiven gesunden Menschen (a) und bei einem Normotoniker mit einer schweren familiären Hochdruckbelastung (b). Es ist klar, daß die pressorische Reaktion bei dem gesunden Normotoniker in etwa 7–8 min vollkommen abgeklungen ist, während der Blutdruckanstieg bei dem Normotoniker mit familiärer Belastung höher war und die Rückkehr zu den Kontrollwerten erst nach mehr als 20 min eintrat. Die renale Vasokonstriktion dieses Normotonikers dauerte 20 min und war die längste von allen Beobachtungen, die wir an Normotonikern gemacht haben. Die Fingertemperatur fiel ebenfalls bei dem Kältestimulus nur vorübergehend ab. Hingegen war die Vasokonstriktion im Finger bei dem hochdruckbelasteten Patienten sehr protrahiert, die renale Vasokonstriktion war bereits angedeutet, als der Eimer mit dem Eis-Wasser in das Laboratorium gebracht wurde. Die Vasokonstriktion hielt noch ½ Std (bis zum Ende der Untersuchung) an. (Aus: Brod, J.: The Kidney. Butterworths, London, 1973; mit freundlicher Genehmigung des Herausgebers)

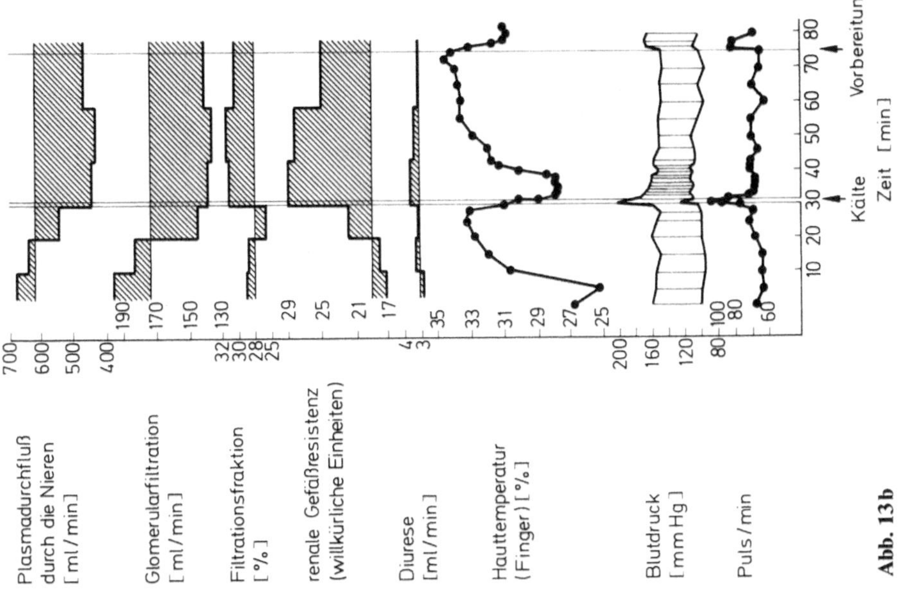

Abb. 13b

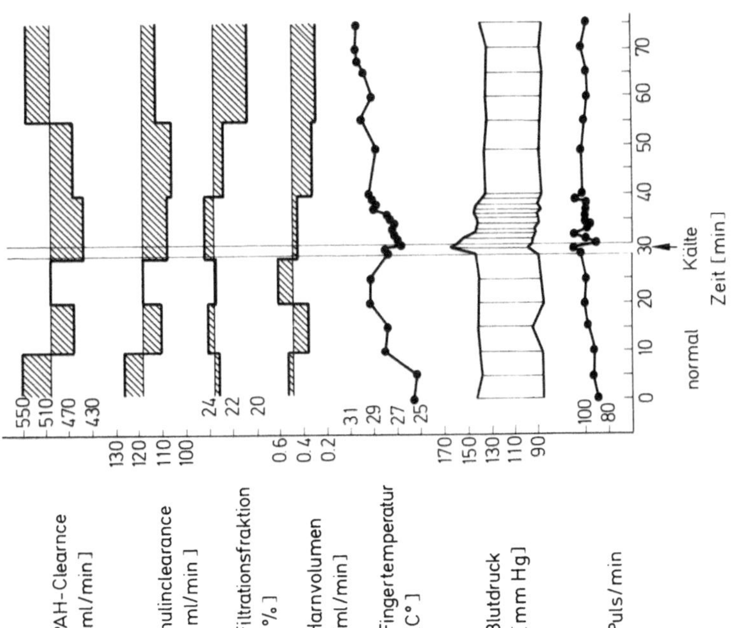

Abb. 13a

zu durchströmen, sollte das warnende Signal eine reelle Gefährdung des Organismus bedeuten. Diese Reaktion steht also im Dienst der optimalen Mobilisierung der Muskelmasse zur Abwehr der Gefahr. Sie wird daher als *Abwehrreaktion* bezeichnet.

Es ist offensichtlich, daß die emotionelle hämodynamische Reaktion der Menschen in allen bekannten Einzelheiten mit der Abwehrreaktion identisch ist. Nur sind die Gefahren, welche den heutigen zivilisierten Menschen bedrohen, völlig anderer Art als bei seinen nicht zivilisierten Vorfahren. Abwehr und Flucht oder Kampf sind sinnlos und werden durch gesellschaftliche Schranken unterdrückt. Die 100 bis 120 Generationen zivilisierten Lebens reichen jedoch nicht aus, um eine während der langen Phylogenese so stark eingeprägte Reaktion zum Erlöschen zu bringen.

Die durch die Abwehrreaktion bedingten Blutdruckanstiege kommen also beim Menschen unter den üblichen Lebensbedingungen mehrmals im Laufe eines Tages zustande. Falls nicht durch eine kräftige Muskelaktion gefolgt, wie bei den Tieren oder unter den primitiven Lebensbedingungen unzivilisierter Menschen, verschwinden sie innerhalb von Sekunden oder wenigen Minuten, nachdem der Anlaß, der sie provoziert hat, ebenfalls verschwunden ist. Bei Menschen jedoch, welche aus mit Hochdruck belasteten Familien stammen oder welche bereits zeitweise zu erhöhten Blutdruckwerten neigen, kommt es nach den verschiedenen emotionellen Reizen (z. B. schmerzhaftem Kälte-Reiz, anstrengender geistiger Tätigkeit [Kopfrechnen], streßvollem Gespräch, aufregendem Film; dies sind „Stressoren", welche am häufigsten im Laboratorium benutzt werden) zu einem protrahierten Blutdruckanstieg mit einer verlängerten Vasokonstriktion in verschiedenen Körperregionen [22, 23] (Abb. 13b).

So findet man bei diesen Personen im Fingerplethysmogramm nach Kopfrechenaufgaben oder einem 2 min dauernden Kälte-Reiz eine Vasokonstriktion, welche sich erst nach 30 min allmählich und ohne eine reaktive Hyperämie zurückbildet.

Ähnliches findet man in der Niere. Bei gesunden Normotonikern aus normotensiven Familien kommt es während eines Kälte-Reizes oder streßhaften Gesprächs zu einer Vasokonstriktion mit einem nur leichten Abfall der Glomerularfiltration und einem Anstieg der Filtrationsfraktion, welche den Stimulus nur um 10–20 min überdauern (die 10 min langen Clearance-Perioden machen eine präzise Abgrenzung unmöglich) und üblicherweise von einer reaktiven Hyperämie abgelöst werden (Abb. 13a). Bei initialen Hochdruckkranken wie auch bei normotensiven Personen aus Hochdruck-Familien ist die renale Vasokonstriktion wesentlich intensiver und überdauert die Periode der Reaktionsauslösung üblicherweise um mehr als 30 min [22] (Abb. 13b). Die intensivere viszerale Vasokonstriktion ist offensichtlich der Grund für den stärkeren Blutdruckanstieg dieser Personen, die bereits Hines [1] als Hyperreaktoren bezeichnete und – allerdings nur teilweise zu Recht – für prädestiniert hielt, später einen permanenten Hochdruck zu entwickeln. Das Persistieren dieser Reaktionen, welches auf eine Fehlsteuerung der beim Menschen obsoleten Abwehrreaktion hinweist, kann jedoch bereits zu einem schwankenden Blutdruckprofil führen, das

über längere Perioden im Laufe des Tages angehoben bleibt, um während
der nächtlichen Ruhe auf völlig normale Werte abzufallen. Dieser „labile"
Hochdruck, bei dem „erhöhte" und „normale" Werte (als Grenzwert werden nach den Empfehlungen der WHO 145/95 mm Hg unter Ruhebedingungen angegeben) aufeinander folgen, ist das, was heute häufig als „borderline"-Hypertonie bezeichnet wird und was früher, hauptsächlich in den
USA, als „neurogenic hypertension" bagatellisiert wurde. Große Statistiken
[1, 20, 24, 25, 26] zeigen jedoch, daß bei Personen, die so protrahiert auf
emotionelle Situationen reagieren und denen eine Anpassung oder Habituation [27, 28] an eine bestimmte Situation schwer fällt, 10 Jahre später einen
permanenten Hochdruck mit all seinen Folgen viel häufiger entwickeln als
Personen mit einer normalen Reaktion.

Es ist also wahrscheinlich, daß die Folgen dieser protrahierten renalen
Vasokonstriktion den Schlüssel für das Verständnis des Übergangs von einer „borderline" zur etablierten essentiellen Hypertonie, hauptsächlich bei
jüngeren Personen, darstellen.

Folgen einer protrahierten renalen Vasokonstriktion

Ein Abfall der Glomerularfiltration kann auf zweierlei Weise entstehen:
1) durch Wegfall eines Teils der Nephronen, z.B. durch eine einseitige
Nephrektomie; 2) durch eine Verminderung der Filtrationsmenge pro
Nephron durch eine Drosselung der Blutzufuhr zur Niere, durch eine Einengung der Nierenarterie, durch eine präglomeruläre Vasokonstriktion (der
Vasa afferentia) oder durch eine organische Erkrankung der Nierenknäuel-
chen mit Obliteration eines Teiles der glomerulären Oberfläche. Die Folgen
beider Prozesse sind grundsätzlich verschieden, wie aus der Abb. 14 deutlich wird. Im ersten Falle, nach der Exstirpation einer Niere, wird natürlich
zuerst die Glomerularfiltration auf die Hälfte reduziert, jedoch bei unveränderter (oder sogar durch Kompensationshypertrophie gesteigerter) Filtratmenge in den einzelnen Nephronen. Bleibt der Stoffwechsel unverändert und dadurch auch die tägliche Produktion an Harnstoff und anderen
stickstoffhaltigen Metaboliten, muß ihr Plasmaspiegel auf das Zweifache
ansteigen, um das gleiche glomeruläre Angebot und dadurch das Gleichgewicht zwischen Produktion und Ausscheidung wieder zu erreichen. Durch
die erhöhte Konzentration der osmotisch wirksamen Stoffe in der Tubulus-
flüssigkeit kommt es zu einer osmotischen Diurese. Durch sie wird einer
Wasser- und Natriumretention vorgebeugt (die Plasmanatriumkonzentra-
tion wird durch die Halbierung der Nephronenzahl kaum beeinflußt, da
nur etwa 0,5–1% des filtrierten Natriums ausgeschieden wird).

Im zweiten Fall, also bei einem Abfall der Glomerularfiltration in den
einzelnen Nephronen, wird natürlich gleichfalls der Plasma-Harnstoffspie-
gel ansteigen. Da jedoch die Filtratmenge pro Nephron in dem Maße reduziert ist, wie der Spiegel der harnpflichtigen Kataboliten angestiegen ist,
bleibt ihr Angebot an die Tubuli unverändert. Da es also keinen Anlaß zu

GLOM. FILTRATION VERMINDERT AUF 50% DURCH:	PLASMA-GEHALT AN OSMOT. SUBST.	GFR / NEPHRON	$P_{Na\cdot}$	FILTRIERT. $Na\cdot$ PER NEPHRON	FILTRIERTE OSMOT. SUBST. PER NEPHRON	$U_{Na\cdot}V$
1 50% ABNAHME DER GFR / NEPHRON (VASOKONSTRIKTION, GLOM. PATHOLOGIE)	2 × ↑	↓ ½ NORM.	NORM.	↓ ½	NORM.	↓
2 VERLUST VON 50% NEPHRONEN (NICHT KOMPENSIERT)	2 × ↑	NORM. (ODER ↑)	NORM.	NORM. (ODER ↑)	2 × ↑	↑

Abb. 14. Zwei Typen von Reaktionen auf einen 50%igen Abfall der Glomerularfiltration: In der oberen Linie fiel die Glomerularfiltration durch eine partielle Zerstörung der glomerulären Oberfläche in den meisten Nephronen ab. Im zweiten Fall wurde die Glomerularfiltration durch eine einseitige Nephrektomie gesenkt, wobei die andere Niere vollkommen intakt war. Zu einer Natriumretention kam es nur im ersten Fall. $P_{Na\cdot}$ = plasmatisches Natrium; $U_{Na\cdot}V$ = im Urin ausgeschiedenes Natrium

einer osmotischen Diurese gibt und außerdem durch die reduzierte Glomerularfiltration auch weniger Natrium filtriert werden muß, wird dieses zusammen mit Wasser im Organismus retiniert. Während also der erste Typ der Einschränkung der Glomerularfiltration keinen Anlaß zur Natriumretention bietet, ist der zweite Typ mit einer positiven Natrium- und Wasserbilanz verknüpft.

Volumenhomöostase und Folgen ihrer Störung

Unter normalen Umständen verkraftet eine gesunde Niere ein bis um das Siebenfache gesteigertes Flüssigkeitsangebot, wie aus der „Nierenfunktionskurve" von Guyton [29] ersichtlich (Abb. 15). Dies ist auch der Fall bei einer reduzierten Niere, jedoch ist dabei die Funktionskurve nach rechts verschoben, d.h. die Flüssigkeitsausscheidung und Volumenhomöostase erfolgen auf normale Weise, wenn der Blutdruck angestiegen ist. Die Volumenhomöostase ist durch einen Rückkoppelungsmechanismus gewährleistet, dessen einzelne Glieder aus der Abb. 16 ersichtlich sind. Eine akute positive Flüssigkeitsbilanz im Organismus kann zum Teil eine erhöhte Ausscheidung von Wasser und Natrium lediglich durch die Hämodilation und möglicherweise auch durch die Mobilisierung eines hypothetischen natriuretischen Hormones [30] zustande bringen. Ein viel grundlegenderer Mechanismus, welcher in langen Zyklen arbeitet und die Flüssigkeitsbilanz in engen Grenzen hält, beginnt mit einem Anstieg des Blutvolumens. Dadurch wird die Anspannung des Kapazitätssystems (Venen) größer, der mittlere Systemdruck (d.i. der Druck, der sich im ganzen Kreislaufsystem bei einem akuten Herzstillstand einstellen würde und sowohl vom Gefäßtonus, hauptsächlich auf der venösen Seite, als auch vom Blutvolumen abhängig ist) steigt an und der Druck, unter dem das Blut zum Herzen zurückkehrt, nimmt zu. Dies steigert im Sinne des Frank-Starling'schen Gesetzes das Herzzeitvolumen und, falls sich die Arteriolen diesem nicht anpassen, erhöht sich der Blutdruck. Die Nieren werden unter einem erhöhten Druck perfundiert und dies führt wie Selkurt u. Mitarb. [31] gezeigt haben, zu einer erhöhten Diurese und Natriurese (Druckdiurese), welche die Wasser- und Natriumbilanz des Organismus restituiert bzw. sie auf die andere Seite verlagert. Der ganze Kreis verläuft dann mit einem umgekehrten Vorzeichen. Hier wird deutlich, daß in diesem von Guyton [29] durch physiologische Experimente und mit Hilfe eines Computers nachgeahmten Rückkoppelungsmechanismus der *Blutdruck den Mediator der Information*

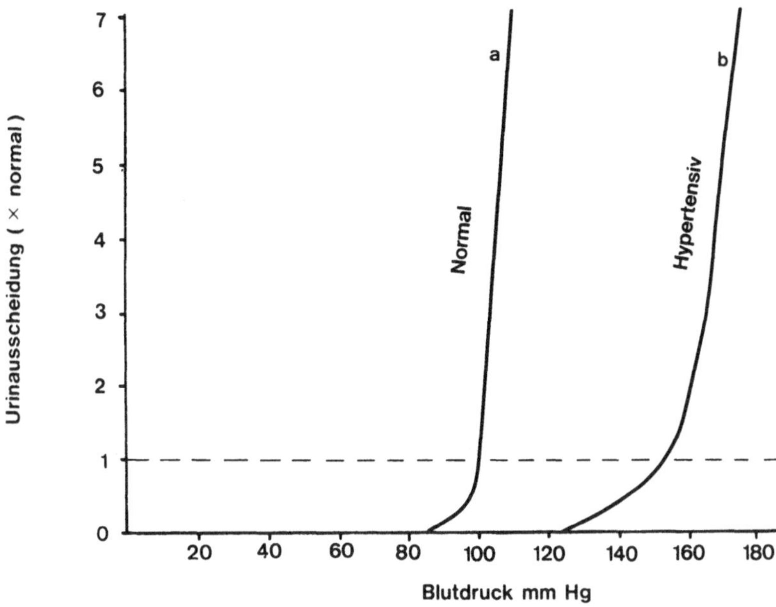

Abb. 15. Renale Funktionskurve nach Guyton; a) bei normotensiven Personen und b) bei hypertensiven Patienten. Es ist offensichtlich, daß sich die Funktionskurve bei einer abnormalen Niere nach rechts verschiebt. (Aus: Coleman, T. G. et al.: Proc. 5th Internat. Congr. Nephrol., Mexico 1972, Karger, Basel, 1974; mit freundlicher Genehmigung des Autors und des Herausgebers)

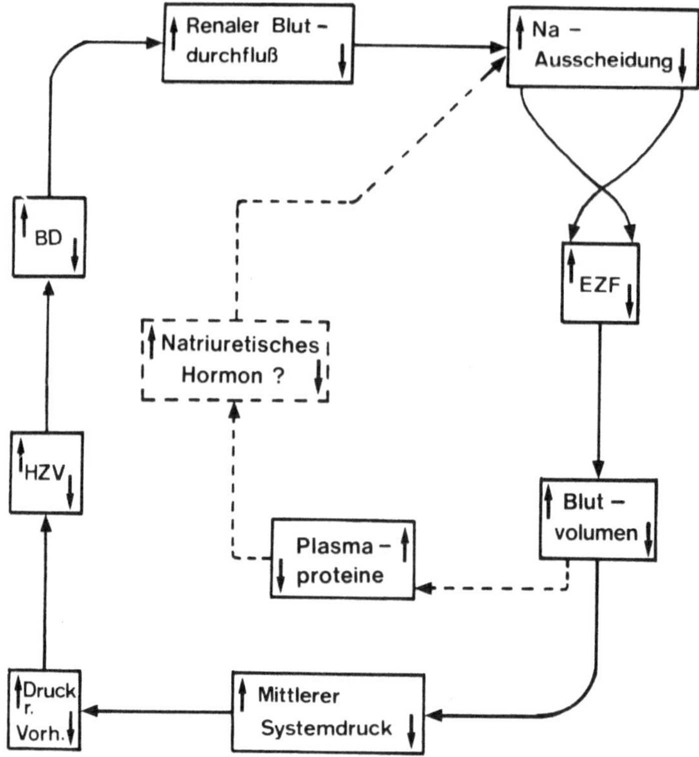

Abb. 16. Volumenhomöostatischer Rückkoppelungsmechanismus. Zur Erläuterung s. Text

zwischen dem Volumen und dem Organ der Volumenhomöostase, d. i. der Niere spielt.

Um effektiv arbeiten zu können, muß das Effektororgan der Volumen-homöostase anpassungsfähig sein. Wenn dem nicht so ist, also die Nieren-tätigkeit in dieser Hinsicht in ihrer Funktion eingeschränkt ist, wird durch eine positive Flüssigkeitsbilanz der Blutdruck solange nach oben gedrängt, bis er diesen „Block" in der Nierentätigkeit durchbricht. Dadurch wird sich der Flüssigkeitshaushalt ausgleichen und durch den erhöhten Blutdruck die Flüssigkeitsmenge im Organismus auf das Normalniveau zurückregeln, al-lerdings mit dem Unterschied, daß jetzt die Volumenhomöostase bei einem höheren Blutdruckniveau abläuft. Dies geht aus der rechten Funktions-kurve von Abb. 15 hervor. Bei einer fortschreitenden Nierenerkrankung muß bei jedem weiteren Abfall der Nierenleistung der Blutdruck weiter an-steigen, um die Volumenhomöostase zu bewältigen. Schließlich kann je-doch die Reduktion der Nierentätigkeit soweit fortschreiten, daß nicht ein-mal durch eine maximale Blutdrucksteigerung ein normaler Flüssigkeits-haushalt gewährleistet wird. Dies ist der Fall bei hypertensiven Nierenkranken, deren Blutdruck nur mittels der Hämodialyse mit Ultrafiltration oder mittels der Hämofiltration gesenkt werden kann.

Abb. 17 gibt die Entwicklung des experimentellen Hochdrucks bei einem Hund wieder, dessen eine Niere entfernt und bei dem von der anderen Niere der obere und untere Pol reseziert wurde. Wie man sieht, hat dies den Blutdruck nur wenig beeinflußt. Wird jedoch die Natriumzufuhr um das 2½fache gesteigert, entwickelt der Hund sehr rasch einen permanenten Hochdruck. Dieser wird zuerst hämodynamisch durch einen Anstieg des Herzzeitvolumens, welches parallel zum Blutvolumen ansteigt, bedingt. Allmählich normalisiert sich das erhöhte Blutvolumen wie auch das Herzzeitvolumen; der Hochdruck persistiert jedoch. Offenbar steigt durch einen weiteren, noch zu diskutierenden Mechanismus der totale periphere Gefäßwiderstand, welcher nun seinerseits den Hochdruck aufrechterhält. Alle hämodynamsichen Messungen, welche erst in dieser späten Phase, etwa 2 Wochen nach Beginn der hohen Natriumzufuhr bei eingeschränkter Nieren-

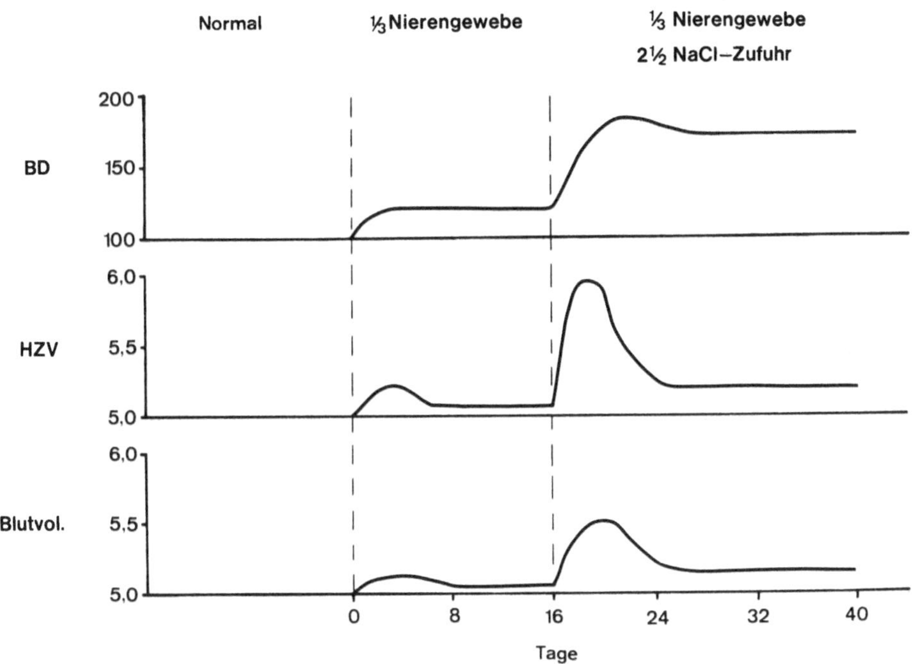

Abb. 17. Entwicklung eines experimentellen Hochdrucks beim Hund, dem ⅔ des Nierengewebes entfernt wurde und dem am 16. Tage nach der Operation die NaCl-Zufuhr um das 2 ½fache gesteigert wurde. Die Entfernung des Nierengewebes allein beeinflußt den Blutdruck nur sehr geringfügig. Wenn jedoch bei dieser Einschränkung der Nierenmasse die Natriumzufuhr angehoben wurde, stieg der Blutdruck binnen 2 Tagen, wobei zuerst dieser Anstieg durch ein erhöhtes Herzzeitvolumen bei einem angehobenen Volumen des zirkulären Blutes bedingt wurde. Nach 8 Tagen jedoch fiel das Herzzeitvolumen sowie das Blutvolumen auf den Ausgangswert ab. Der erhöhte Blutdruck wurde in diesem Stadium durch einen erhöhten peripheren Gefäßwiderstand bedingt. (Aus: Coleman, T. G., Guyton, A. C.: Clinic. Res., 1969, *25*, 153; mit freundlicher Genehmigung der Autoren und des Herausgebers)

tätigkeit durchgeführt würden, hätten die initialen Änderungen – das hohe Blut- und Herzzeitvolumen – übersehen. Diese sind, in der Terminologie von Coleman und Guyton [32] gesprochen, „transiente Variablen".

Eben jene Unmöglichkeit, diese „transienten Variablen" beim etablierten essentiellen Hochdruck zu finden, war es, welche der Übertragung dieses experimentellen Modells auf die menschliche Pathophysiologie des Hochdrucks im Wege stand. Das hohe Herzzeitvolumen bei juvenilen Hypertonikern, deren Beziehung zur essentiellen Hypertonie bis dahin unklar war, wurde von Widimsky et al. [33] beschrieben. Wir fanden dieselbe hämodynamische Grundlage im Stadium I (nach Definition der WHO) bei zweifelsfrei essentiellen Hypertonikern [34], ein Befund der später in einer Reihe anderer Laboratorien bestätigt wurde [35–40]. Das Blutvolumen ist beim essentiellen Hochdruck dagegen entweder unverändert oder sogar vermindert [41].

Hochdruck bei chronischen parenchymatösen Nierenkrankheiten

Die noch fehlenden Glieder der pathogenetischen Kette wurden durch das Studium der Nierenkranken gefunden. Bright [42] zeigte in seiner bahnbrechenden Arbeit, daß 44% seiner Nierenkranken einen hypertrophierten oder dilatierten linken Ventrikel hatten, ohne jegliche valvuläre Pathologie. Fünfzig Jahre später, als die Entdeckung der Sphygmomanometrie es ermöglichte, den arteriellen Druck beim Menschen unblutig zu bestimmen, fand man als Erklärung dafür den erhöhten Blutdruck. Dieser tritt bei etwa 60% aller chronischen Nierenkranken auf. Außerdem steigt die Frequenz der Hypertonie bei den zwei häufigsten Nierenkrankheiten – der chronischen Glomerulonephritis und der Pyelonephritis – mit der Schwere und Dauer der Nierenerkrankung an [43].

Seit der Entdeckung von Tigerstedt und Bermann [44], daß ein wäßriger oder alkoholischer Extrakt aus der Niere gegenüber Extrakten aus allen anderen Organen den Blutdruck experimenteller Tiere anhebt, sowie der Entdeckung des durch sein Einwirken auf plasmatisches Alpha-2-Globulin Angiotensinogen entstandene pressorische Oktapeptid Angiotensin II [45, 46], dachte man das Rätsel des renalen Hochdrucks gelöst zu haben: die Niere, deren Blutstrom gedrosselt ist, produziert mehr Renin; die daraus resultierende Hyperangiotensinämie zieht die Gefäße zusammen, hebt also den totalen peripheren Gefäßwiderstand an, woraus dann ein Hochdruck resultiert. Man dachte auch Beweise für diese Hypothese zu haben, nachdem Del Greco u. Mitarb. [47] hohe Plasma-Reninaktivitäten und Catt u. Mitarb. [48] hohe Plasma-Angiotensinkonzentrationen im Blute von weit fortgeschrittenen Nierenkranken, welche zum großen Teil urämisch waren, gefunden hatten. Auf der anderen Seite war bei einem Großteil hypertensiver Nierenkranker mit nicht näher definierter Nierenfunktion, welche Brown

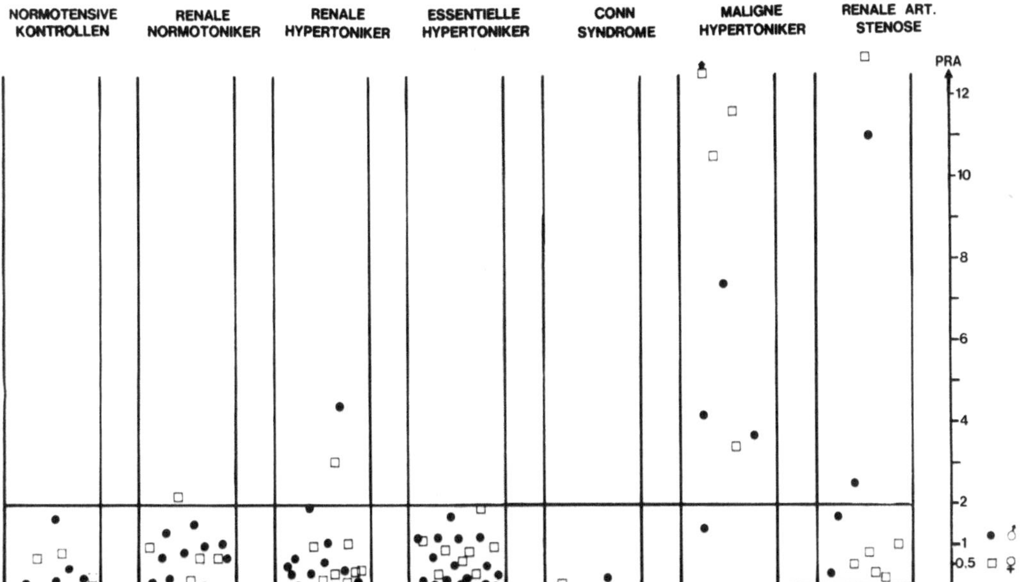

Abb. 18. Plasma-Reninaktivitäten bei normotensiven gesunden Leuten, bei renalen normotensiven Patienten und bei Patienten mit verschiedenen Formen von Hochdruck. Die horizontale Linie bei 2 ng/ml/Std gibt die obere Grenze des normalen Wertes der Plasmareninaktivität an. Wie ersichtlich, haben nur 2 Patienten mit einer renalen Krankheit und Hochdruck erhöhte Plasma-Reninaktivitäten. Die einzigen konsistent hohen Plasma-Reninaktibitäten fanden wir bei malignen Hypertonikern. (Aus: Brod, J.: Hypertension and renal parenchymal disease: Mechanisms and management. In: Onesti and Brest (eds.): Hypertension: Mechanisms, diagnosis and treatment, 1978; mit freundlicher Genehmigung des Herausgebers)

u. Mitarb. [49] untersucht haben, die Plasma-Reninaktivität im Normbereich. Praktisch alle von Massani et al. [50] untersuchten hypertensiven chronischen Glomerulonephritiker und Pyelonephritiker (gleichfalls ohne Angaben über ihre Nierenfunktion) hatten Plasma-Angiotensin-Konzentrationen im gleichen Bereich wie die normotensiven Kontroll-Personen. Bei unseren hypertensiven chronischen Nierenkranken, im Altersbereich von 20–50 Jahren, mit einer nur schwach bis mäßig eingeschränkten Glomerularfiltration (bei allen Patienten über 50 ml/min) befanden sich fast alle Plasma-Reninaktivitäten ebenfalls im Normbereich (Abb. 18).

Auch war es bei 10 von diesen Patienten unmöglich, durch intravenöse Infusion des Angiotensinantagonisten Saralasin, welches die Angiotensinrezeptoren in den Gefäßen besetzt, den Blutdruck zu senken oder gar die Hämodynamik auf der arterillen oder venösen Seite zu beeinflussen. Der einzige Kranke, bei dem nach Saralasin der Blutdruck um etwa 30 mm Hg systolisch und diastolisch abfiel, jedoch bei weitem nicht bis auf das Normalniveau, hatte den schwersten Hochdruck von allen und außerdem eine erhöhte Plasma-Reninaktivität [51] (Abb. 19 und 20).

Im Anfangsstadium des Hochdrucks bei chronischen parenchymatösen Nierenleiden fehlt auch jegliche Evidenz für eine Vasokonstriktion. Hier ist

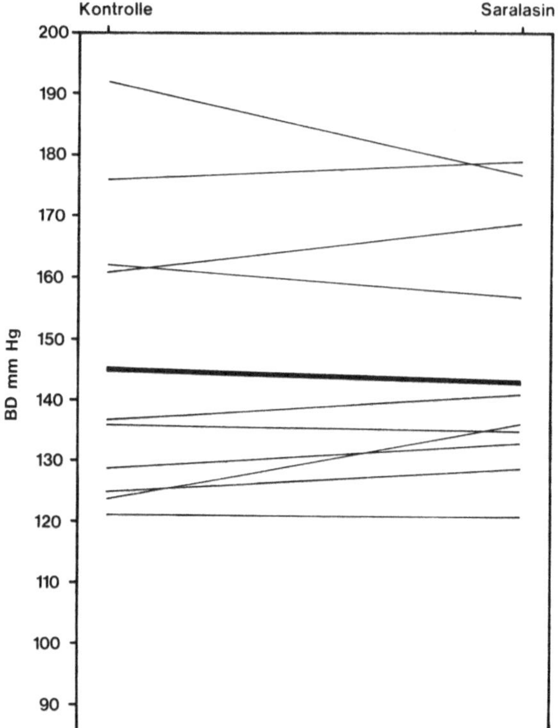

Abb. 19. Einfluß einer einstündigen intravenösen Saralasin-Infusion auf den mittleren Blutdruck bei Patienten mit chronischer nicht-urämischer Nierenerkrankung. Es zeigt sich, daß nur bei einem einzigen Patienten der Blutdruck mäßig gesunken ist. Es handelt sich hier um den Patienten mit den höchsten Blutdruckwerten und einen von zwei Nierenkranken (vgl. auch Abb. 18), welche erhöhte Plasma-Reninaktivitäten zeigten. (Aus: Brod, J. et al.: Nephron, 1980, *25*, 167; mit freundlicher Genehmigung des Herausgebers)

der Blutdruck durch einen Anstieg des Herzzeitvolumens erhöht, während der totale periphere Gefäßwiderstand und ebenso auch der von uns untersuchte Gefäßwiderstand im Unterarm im normotensiven Bereich liegt [52]. Aus Abb. 21 und 22 geht hervor, daß das hohe Herzzeitvolumen (ausgedrückt als Herzindex = Herzzeitvolumen/m² Körperoberfläche) nicht nur bei den bereits hypertensiven Nierenkranken, sondern auch bei einem Drittel noch normotensiver Nierenpatienten hoch war. Diese Patienten haben einen normalen Blutdruck, da sich ihr peripheres arterielles Bett dem erhöhten Herzzeitvolumen völlig angepaßt hat, wie aus dem Absinken des totalen peripheren Gefäßwiderstandes auf 75% sowie des Unterarm-Gefäßwiderstandes auf 56% der normotensiven Kontrollwerte mit einer dadurch verursachten Hyperperfusion der Unterarmmuskeln deutlich wird. Der Grund für das hohe Herzzeitvolumen liegt offensichtlich in dem Anstieg

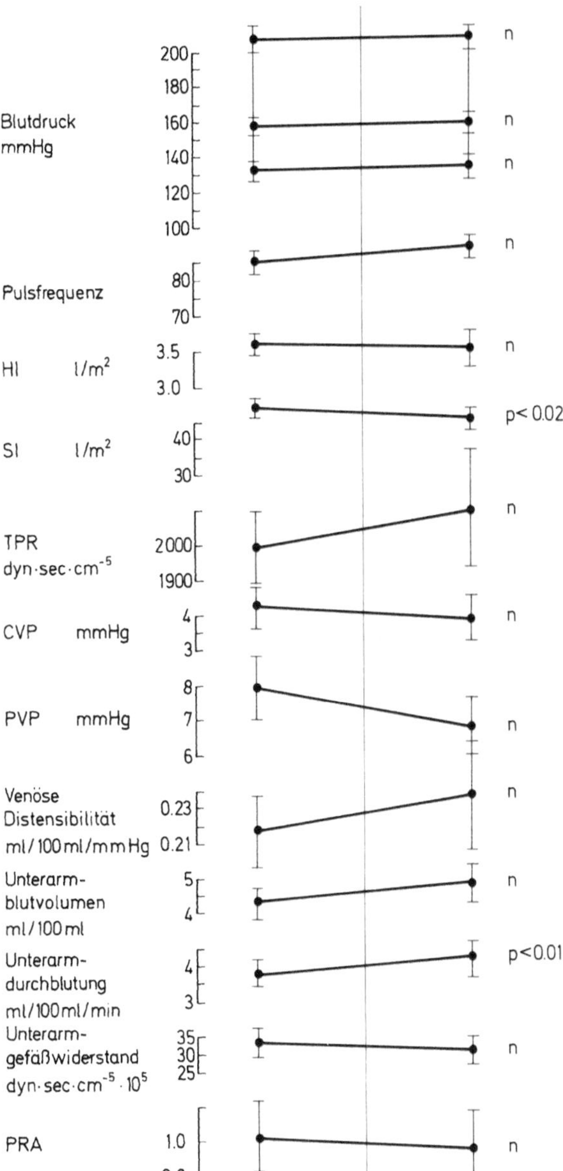

Abb. 20. Einfluß einer gesteigerten intravenösen Saralasininfusion auf Blutdruck und verschiedene hämodynamische Parameter. Mit Ausnahme eines geringgradigen Anstiegs der Unterarmdurchblutung und einer leichten Abnahme des Schlagvolumens fanden wir keine statistisch-signifikanten Veränderungen der einzelnen untersuchten hämodynamischen Parameter. (Aus: Brod, J. et al.: Nephron, 1980, *25*, 167; mit freundlicher Genehmigung des Herausgebers)

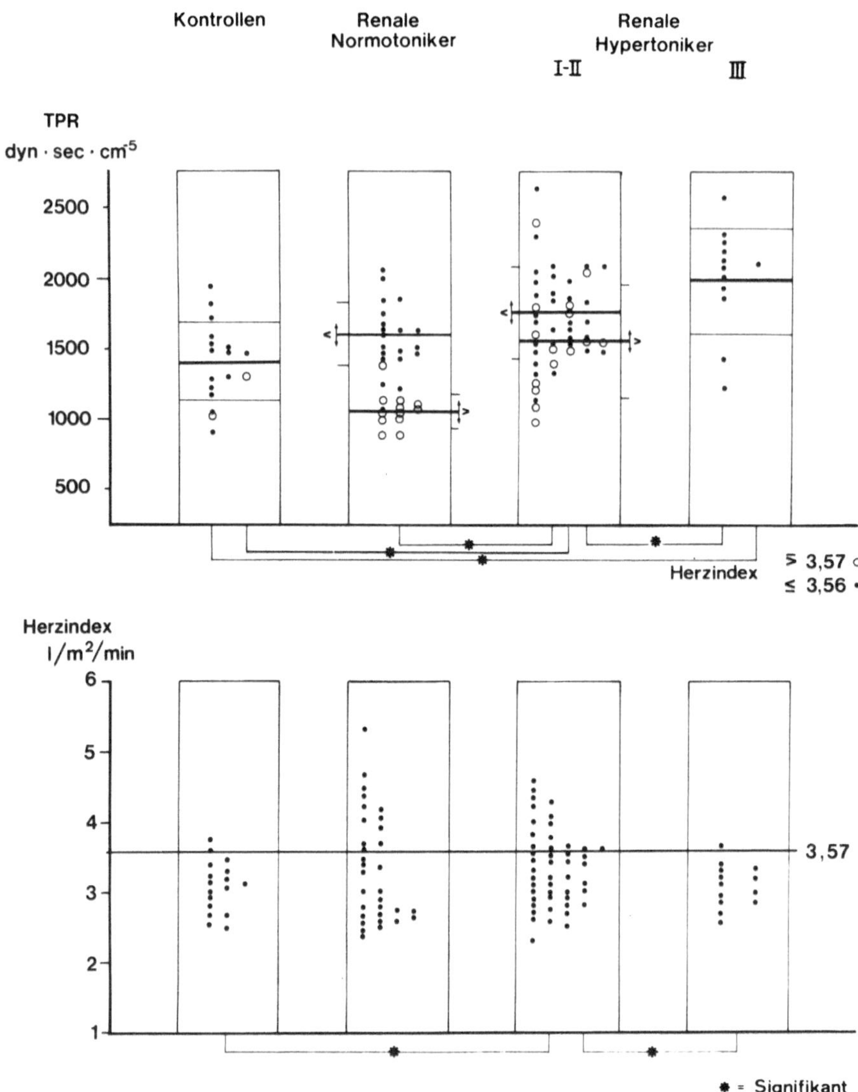

Abb. 21. Herzindices und totale periphere Gefäßwiderstände bei 17 gesunden Kontrollpatienten, 32 Patienten mit chronischer nicht-urämischer Nierenerkrankung und normalem Blutdruck, 47 Patienten mit chronischer nicht-urämischer Nierenerkrankung und einem Hochdruck im Stadium I–II sowie 13 Patienten mit chronischer Nierenerkrankung und einem Hochdruck im Stadium III. Die horizontale Linie im unteren Teil der Abbildung zeigt einen Herzindex von 3,57 l/min/m² K. O. Dies ist der Mittelwert $+2\tau$ der Kontrollgruppe unter welchem 95% aller Herzindexe der Kontrollgruppe liegen. Es ist offensichtlich, daß die hyperkinetischen Herzzeitvolumina lediglich bei renalen normotonen Patienten und bei den initialen renalen Hypertonikern gefunden wurden. In der Abbildung des totalen peripheren Gefäßwiderstandes gibt die horizontale dicke Linie die Mittelwerte der „hyperkinetischen" Patienten wieder (Standard-Fehler an der re. Seite). Bei den Kontrollen und den renalen Hypertonikern (Stadium III) geben die horizontalen Linien den Mittelwert und die Grenzen des Standard-Fehlers wieder

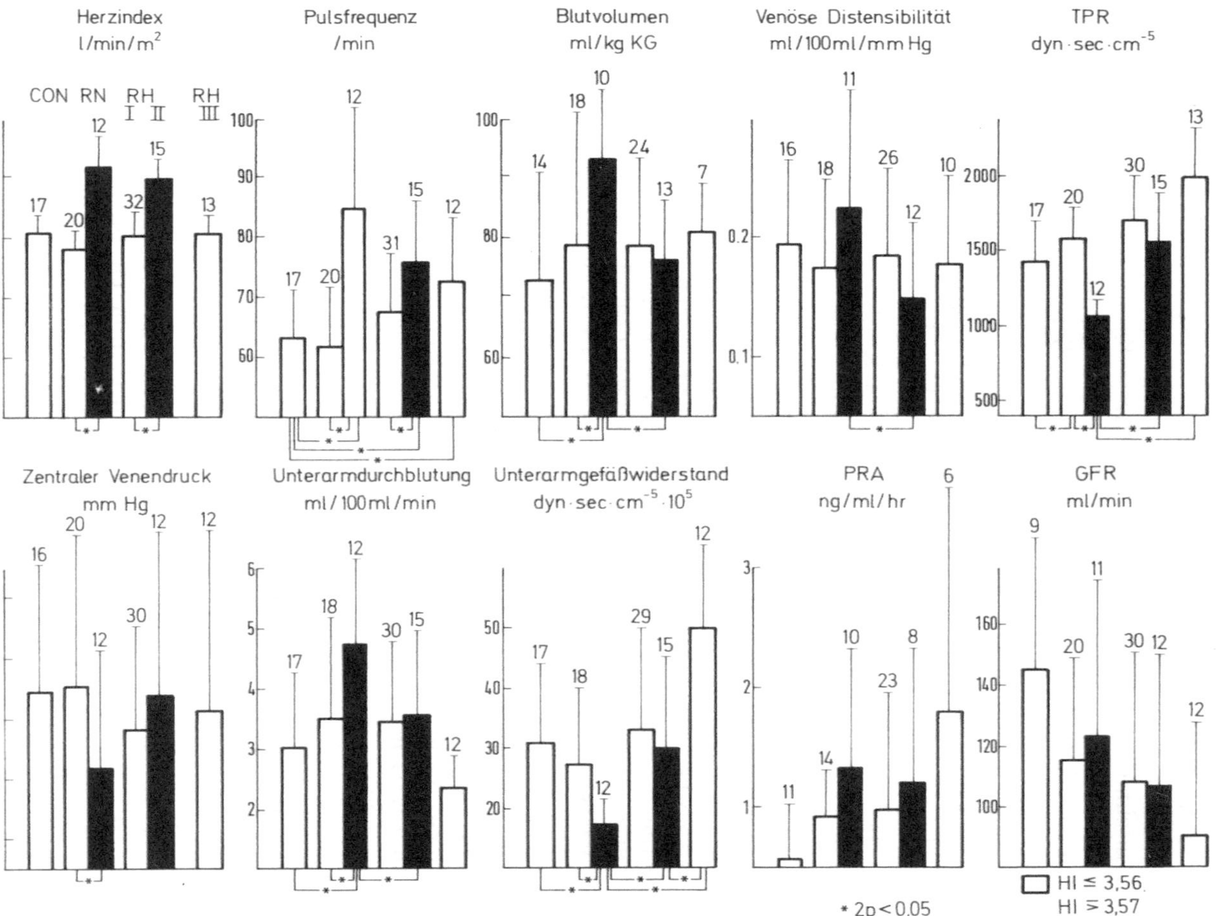

Abb. 22. Die Veränderungen der einzelnen hämodynamischen Parameter bei Kontrollpatienten (CON), renalen Normotensiven (RN), renalen Hypertensiven (RH I–II und RH III). Die dunklen Säulen zeigen die Patienten mit einem hyperkinetischen Kreislauf, welche nur bei den renalen Normotensiven (RN) und den initialen renalen Hypertensiven (RH I–II) gefunden wurden. Einzelheiten s. Text

der Blutmenge von den normalen 73 zu 94 ml/kg Körpergewicht, welcher durch die Einschränkung der renalen Volumenhomöostase bedingt ist (die durchschnittliche Glomerularfiltration dieser Kranken ist auf etwa ⅔ des Normalen eingeschränkt). Trotz des vergrößerten Blutvolumens bleibt der zentrale venöse Druck unbeeinflußt, offensichtlich Folge eines dem vergrößerten venösen Rückstrom angepaßten Herzzeitvolumens wie auch einer leicht angestiegenen venösen Compliance (= venöse Distensibilität).

Der Blutdruck beginnt zu steigen, wenn diese arterielle und venöse Anpassung an das erhöhte Herzzeitvolumen und die vergrößerte Blutmenge aufgehoben wird. Dies ist ersichtlich aus der Rückkehr des totalen peripheren und Unterarm-Gefäßwiderstandes zum Kontrollniveau. Zur gleichen Zeit normalisiert sich, wahrscheinlich als Folge der Druckdiurese, das Blutvolumen. Das Kapazitätsbett paßt sich ihm an, wie aus dem Abfall der venösen Distensibilität hervorgeht. Erst in der weiteren Entwicklung des renalen Hochdrucks hin zum Stadium III (nach Definition der WHO) steigt der totale periphere und Unterarm-Gefäßwiderstand über den normotensiven Kontrollwert, das ursprünglich hohe Herzzeitvolumen fällt ab, wie im Tierexperiment gezeigt wurde (vgl. Abb. 17), und die Unterarm-Hyperperfusion wird ebenfalls aufgehoben. Obwohl der Grund für diesen späteren, sekundären Anstieg des totalen peripheren Gefäßwiderstandes zumindest teilweise im erhöhten Plasma-Angiotensinspiegel zu suchen ist, wie aus den zitierten Saralasin-Versuchen und aus dem Anstieg der Plasma-Reninaktivität bis zum hypertensiven Bereich bei renalen Hypertonikern im Stadium III folgt, bleibt die anfängliche Adaptation des Gefäßsystems an das erhöhte Herzzeitvolumen und seine spätere Aufhebung (bei Entwicklung des Hochdrucks) noch zu erklären. Das erstere Phänomen hat seinen Grund wahrscheinlich in dem bekannten Reflex, der von den Niederdruck-Rezeptoren im Herzen und den großen Venen ausgeht und eine muskuläre Vasodilatation verursacht [53]. Die Aufhebung dieser vaskulären Adaptation (wobei noch keine Evidenz für einen *erhöhten* Tonus vorliegt!) ist wahrscheinlich Folge einer Gewebs- oder Ganzkörperautoregulation [54] oder einer myogenen Reaktion der Gefäße auf Hyperperfusion [55, 56]. Obwohl, wie aus Abb. 22 hervorgeht, eine Tendenz zum Anstieg der Plasma-Reninaktivität registriert wurde, streuen die Werte zu stark, um signifikant zu sein. Außerdem war der Abfall des totalen peripheren und Unterarm-Gefäßwiderstandes bei den renalen Normotonikern mit einem hohen Herzzeitvolumen von einem Anstieg der Plasma-Reninaktivität begleitet, umgekehrt sahen wir auch einen Anstieg der Gefäßwiderstände bei unveränderter Plasma-Reninaktivität sich entwickeln. Es ist sogar fraglich, welch große Rolle das Angiotensin beim Anstieg der Gefäßwiderstände im Stadium III des renalen Hochdrucks spielt. Nicht nur, daß das Saralasin den Hochdruck und den peripheren Widerstand – wenn überhaupt – nur teilweise senkt, ebenso wenig fand Folkow [57] auch beim essentiellen Hochdruck durch das Studium des Unterarmblutstroms unter Basalbedingungen und unter maximaler Vasodilatation irgendeine Evidenz für eine Vasokonstriktion, sondern lediglich für eine Verdickung der Gefäßwand. Diese hält er für die Folge einer Hyperplasie der glatten Gefäßmuskulatur, welche durch

die oben erwähnte Autoregulation bzw. durch den myogenen Bayliss-Effekt
zu sehr in Anspruch genommen worden ist. Ob dies auch für die renale Hypertonie zutrifft, ist im Augenblick Gegenstand von Untersuchungen in unserem Laboratorium. Die mögliche Rolle, die das Renin-Angiotensin-System dabei spielt, sollte man eher im Zusammenhang mit Aldosteron bei der Unterstützung der positiven Salz- und Wasserbilanz bei Fällen einer nur milden Reduktion der Glomerularfiltration suchen. Diese Frage ist jedoch noch offen.

Der Abfall des Herzzeitvolumens ist möglicherweise eine reflektorische Folge des Anstieges des totalen peripheren Gefäßwiderstandes, hängt jedoch auch mit größter Wahrscheinlichkeit mit der Normalisierung des Blutvolumens und dem venösen Rückstrom zum Herzen zusammen.

Können diese Ergebnisse und diese Konzeption des Hochdrucks auch für andere Hochdruckarten und für den essentiellen Hochdruck ausschlaggebend sein?

Eine verminderte renale volumenhomöostatische Anpassungsfähigkeit ist eigentlich bei allen Typen des menschlichen und des experimentellen Hochdrucks gegeben, wie aus der Tabelle 2 folgt. Außer bei der Hypertonie infolge einer renalen parenchymatösen Erkrankung ist der Grund dafür bei der renovaskulären (Tabelle 2) und der Goldblatt'schen experimentellen Hypertonie wie auch beim Conn-Syndrom leicht ersichtlich und braucht nicht weiter diskutiert zu werden. Daß eine Hyperadrenalinämie aufgrund eines Phäochromocytoms zu einer langfristigen renalen Vasokonstriktion führen

Tabelle 1. Hämodynamische Größen bei einem jungen Patienten mit renovaskulärem Hochdruck im Stadium I–II

E. W. B., ♂, 32 Jahre
Dg.: Renovaskuläre Hypertonie (II)

Blutdruck	165/98 mm Hg
Mittlerer Blutdruck	121 mm Hg
Puls	51/min
HZV	12,5 l/min
Herzindex	5,8 l/min/m²
Schlagvolumen	244 ml
Schlagindex	110 ml/m²
TPR	753 dyn · sec · cm^{-5}
Zentraler Venendruck	4,2 mm Hg
Peripherer Venendruck	9 mm Hg
Blutvolumen im Unterarm	9,3 ml/100 ml
Venöse Distensibilität	0,43 ml/100/mm Hg
Unterarmblutfluß	6,31 ml/100 ml/min
Unterarmgefäßwiderstand	15,1 dyn · sec · cm^{-5}

kann und die volumenhomöostatische Effizienz der Nieren dadurch einge-
schränkt werden könnte, wurde bereits im Zusammenhang mit der protra-
hierten renalen Vasokonstriktion der gestörten Abwehrreaktion diskutiert.
In ihrer hämodynamischen Umstellung verläuft diese Reaktion in allen
Einzelheiten analog zur Hämodynamik im Frühstadium der essentiellen
Hypertonie, hauptsächlich bei jugendlichen Personen (Typ A) [58, 59, 4]
(Abb. 23). Die Mechanismen, durch welche diese beim Menschen obsolete
Reaktion zustande kommen könnte, wird in anderen Beiträgen dieses Ban-

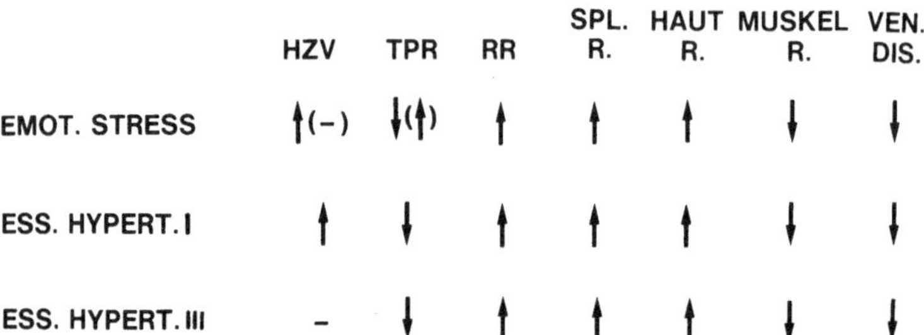

Abb. 23. Vergleich der Hämodynamik beim emotionellen Streß von essentiellen Hypertonikern im Stadium I und Stadium III. Es ist offensichtlich, daß zwischen dem emotionellen Streß
und der essentiellen Hypertonie im Stadium I eine vollkommene Übereinstimmung besteht

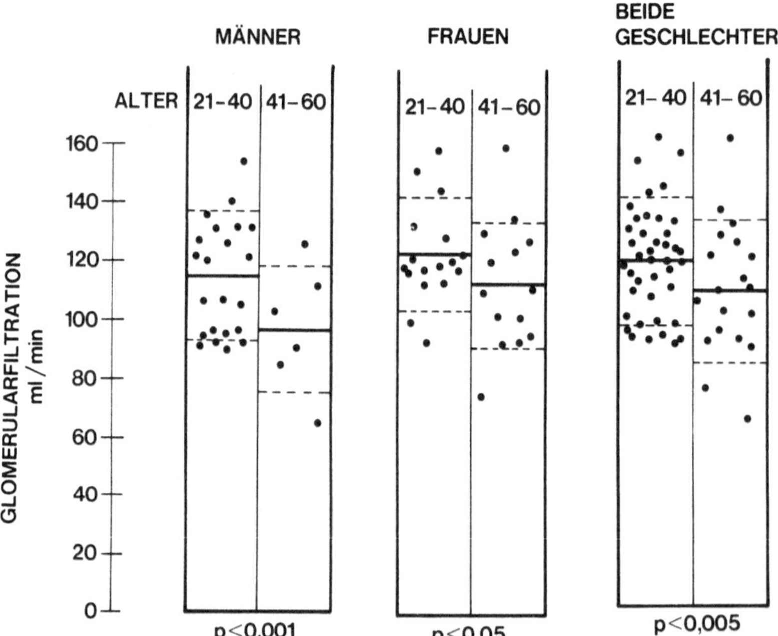

Abb. 24. Die Glomerularfiltration bei Gesunden unter 40 Jahren und über 40 Jahre. (Aus:
Brod, J.: The Kidney. Butterworths, London, 1973; mit freundlicher Genehmigung des Herausgebers)

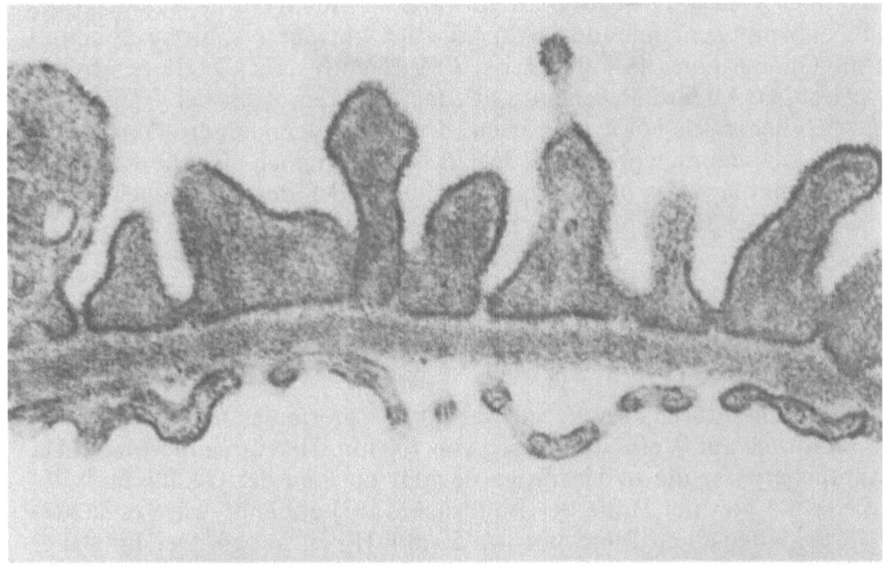

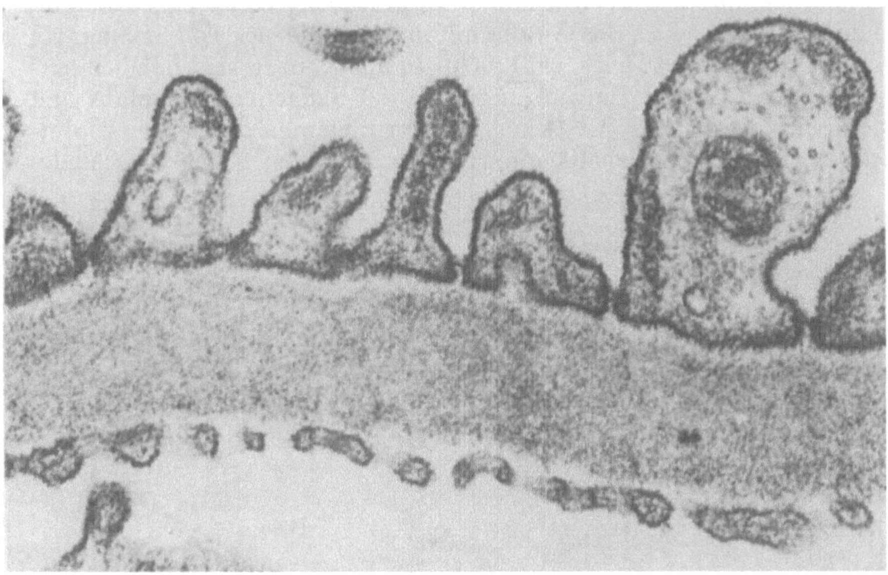

Abb. 25. Die Glomerularwand von Ratten im Alter von 6 Monaten (oberes Bild) und 2½ Jahren (unters Bild). Die Verdickung der Basalmembran ist offensichtlich. (Entnommen: J. Panzer, unveröffentl. Dissertation)

des diskutiert. Hier sei nur erwähnt, daß dies möglicherweise nicht die Grundlage in allen Fällen eines essentiellen Hochdrucks ist. Berglund et al. [50] haben bereits darauf hingewiesen, daß Zeichen einer sympathischen Hyperaktivität nicht bei allen Patienten mit derselben Diagnose zu finden sind. Außerdem konnten Sever et al. [70] zeigen, daß die Tendenz zur Erhöhung der Plasma-Katecholamine nur bei den jüngeren Hypertonikern, nicht jedoch vom 5. Dezenium an aufwärts zu finden ist. Es ist jedoch bekannt, daß mit zunehmendem Alter die Anzahl der Nephrone abnimmt und die Glomerularfiltration z. B. bei 80jährigen bis auf die Hälfte absinkt [61] (Abb. 24). Außerdem scheint mit zunehmendem Alter bei Tieren, und wahrscheinlich auch beim Menschen, die Dicke der glomerulären Basalmembran zuzunehmen [62] (Abb. 25). Es ist jedoch noch nicht bewiesen, ob dies die Grundlage des noch hypothetischen Typ B des essentiellen Hochdrucks ist. Dieses Problem wird z. Z. noch erforscht.

Biologische Bedeutung eines „normalen" Blutdruckes

Hier stellt sich natürlich die Frage, warum der „normale" mittlere menschliche Blutdruck auf Werte im Bereich von 100 mm Hg einreguliert wird. Da bekanntlicherweise die Lebensprognose vom Zustand der Gefäße und dieser wiederum von der Höhe des Blutdruckes [63] abhängt, wäre es sicherlich vorteilhafter einen Blutdruck um 50 mm Hg zu haben. Der Einwand, der Blutdruck müßte so hoch sein, um das Blut in vertikaler Lage zum Gehirn zu befördern, wozu die Giraffe mit ihrem Blutdruck von 350 mm Hg immer als Beweis zitiert wird, trifft nicht zu; aus Abb. 26 geht nämlich hervor, daß in der ganzen Entwicklungsreihe der Säugetiere von Maus und Ratte über Katze, Hund, Menschen bis zum Elefanten die mittleren Blutdruckwerte im Bereich von 100 mm Hg trotz der bis zu 10^4mal verschiede-

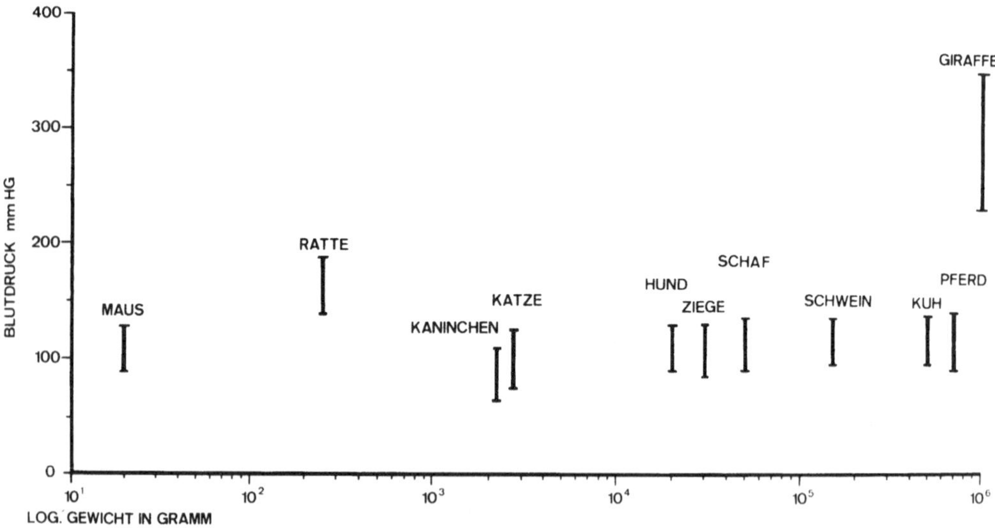

Abb. 26. Mittlere Blutdruckwerte bei verschiedenen Säugetierarten. Trotz des großen Unterschiedes im Gewicht und der Höhe des Kopfes oberhalb des Herzens bewegen sich die Blutdruckwerte bei annähernd allen untersuchten Säugetierarten um 100 mm Hg. Die Giraffe ist mit ihrem hohen Blutdruck offensichtlich eine Ausnahme

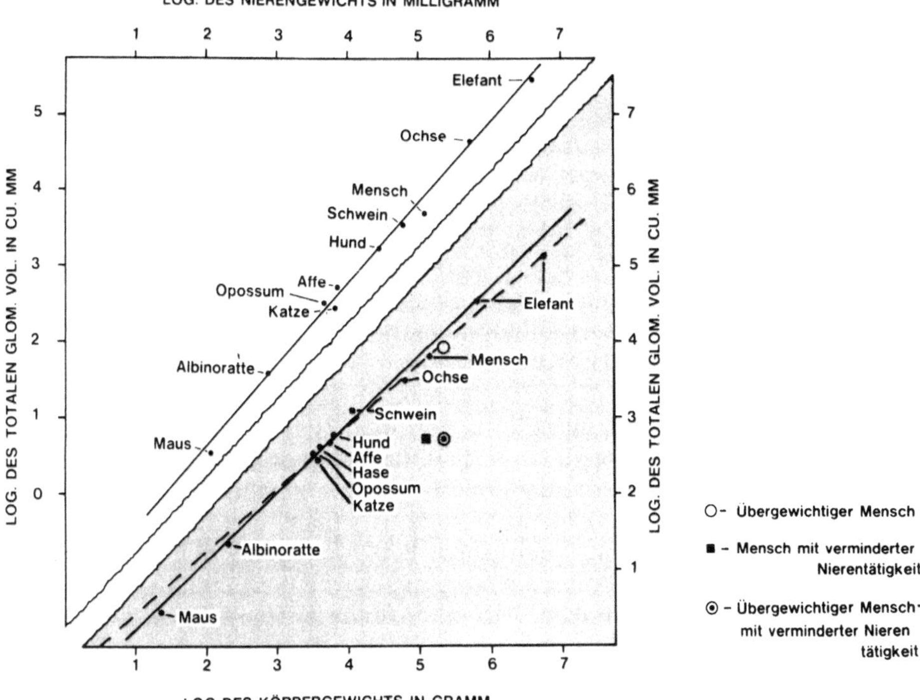

Abb. 27. Korrelation zwischen dem Körpergewicht (gr, logarithmische Skala) und dem Logarithmus des totalen glomerulären Volumens in der Säugetierreihe. Die ursprüngliche Abbildung wurde insofern geändert, als die untere Hälfte schraffiert wurde und noch 2 Punkte hinzugefügt wurden. (Nach: Rytand, D.: Am. J. Anat., 1937, *62*, 507; mit freundlicher Genehmigung des Herausgebers)

Tabelle 2. Ursachen der eingeschränkten renalen Adaptabilität auf die Volumenhomöostase

	Mechanismus
Renale parenchymatöse Erkrankung	Strukturelle Veränderungen der Nierengefäße und Parenchym
Renovaskuläre Hypertonie	Stenose der Nierenarterie
Goldblattsche Hypertonie	Klemme an der Nierenarterie
Connsches Syndrom	Erhöhte tubuläre Natriumresorption
Phäochromocytom	Renale Vasokonstriktion
Essentielle Hypertonie (Typ A)	Renale Vasokonstriktion oder renale Arteriosklerose
(Typ B – hypothetisch)	Altersbedingte Veränderung des Nierenparenchyms
(Typ C – hypothetisch)	Angeborener renaler Defekt der Na-Ausscheidung

nen Körpergewichte und der bis 150mal verschiedenen Kopfhöhe oberhalb des Herzens liegen: die Giraffe ist eher eine Ausnahme als die Regel.

Der Druck in einem hydrodynamischen System muß jedoch auch dazu ausreichen, um die Widerstände in diesem System zu überwinden. Aus dem berühmten Goldblattschen Experiment [64] folgt, daß die Drosselung des Blutstromes in einem einzigen Organ – der Niere – regelmäßig mit einem Blutdruckanstieg verknüpft ist. Es ist also etwas Einheitliches in der Strombahn der Niere, wodurch die Höhe des Blutdruckes determiniert wird. Zwischen dem glomerulären Volumen und dem Körpergewicht existiert eine lineare Abhängigkeit auf einer logarithmischen Skala [65] (Abb. 27). Auch der Mensch paßt in sie. Wird durch glomeruläre Erkrankung, Altern, Einengung der Vasa afferentia durch Spasmus oder Arteriolosklerose (vaskuläre Nephrosklerose) diese Korrelation gestört und besteht außerdem noch eine Übergewichtigkeit, dann fällt die betroffene Person in die graue Zone unterhalb der Regressionsgeraden. Der Blutdruck muß ansteigen, um unter diesen Umständen die Volumenhomöostase zu gewährleisten. Dies erneuert die Wasser- und Salzbilanz. Der Preis jedoch, den der Organismus dafür zahlen muß, ist hoch: denn durch den Anstieg des Blutdruckes beschleunigen sich die metabolischen Vorgänge sowie die Lipidablagerung in der Gefäßwand und im Herzen. Aus einer funktionellen Abweichung entwickelt sich dann eine schwere, häufig tödlich verlaufende organische Erkrankung.

Literatur

1. Hines, E. A.: The significance of vascular hyperreaction as measured by the cold pressor test. Am. Heart J., 1940, *19*, 409
2. Wolf, S., Wolff, H. G.: A summary of experimental evidence relating life stress to the pathogenesis of essential hypertension in man. Hypertension. A Symposium. p. 288. (ed. E. T. Bell), Minneapolis, Minn. Univ. of Minnesota Press 1951
3. Brod, J., Fencl, V., Hejl, Z., Jirka, J.: Circulatory changes underlying blood pressure elevation during acute emotional stress (mental arithmetic) in normotensive and hypertensive subjects. Clin. Sci., 1959, *18*, 269
4. Brod, J.: Haemodynamic basis of acute pressor reactions and hypertension. Brit. Heart J., 1963, *39*, 121
5. Brod, J., Ganz, V., Ulrych, M., Froněk, A.: Chances of cerebral haemodynamics and metabolism during emotional pressor reaction and muscular exercise. In: „L'Hypertension artérielle", Club internat. sur l'Hypertension artérielle; P. Milliez, P. Tcherdakoff: L'expansion scientifique française, Paris 1966, 427
6. Brod, J., Cachovan, M., Bahlmann, J., Bauer, G. E., Celsen, B., Sippel, R., Hundeshagen, H., Feldmann, U., Rienhoff, O.: Haemodynamic changes during acute emotional stress in man with special reference to the capacitance vessels. Klin. Wschr. 1979, *57*, 555
7. Barcroft, H., Brod, J., Heijl, Z., Hirsjärvi, E. A., Kitchin, A.: The mechanism of the vasodilatation in the forearm muscle during stress (mental arithmetic). Clin. Sci., 1980, *19*, 577
8. Kjelmer, J.: The potassium ion as a vasodilator during muscular exercise. Acta Physiol. Scand., 1965, *53*, 460
9. Brod, J., Přerovský, I., Ulrych, M., Linhart, J., Heine, H.: Changes in the capillary filtration in muscles during muscular hyperaemia accompanying emotion, exercise and adren-

aline, acetylcholine and isopropylnoradrenaline intra-arterial infusion. In: „L'Hypertension artérielle", Club internat. sur l'Hypertension artérielle; P. Milliez, P. Tcherdakoff: L'expansion scientifique française, Paris 1966, 433

10. Konzett, H., Strieder, N. Ziegler, E.: Die Wirkung eines beta-Rezeptorenblocks auf emotionell bedingte Kreislaufreaktionen, insbesondere auf die Durchblutung des Unterarmes. Wien. klin. Wschr., 1968, *80*, 953

11. Eliasch, H., Rosen, A., Scott, H. M.: Systemic circulation response to the stress of simulated flight and to physical exercise before and after beta adrenergic receptor blockade. 38th Sci. Sess., Am. Heart Ass., Pearl Harbor, Miami Beach, Florida 1965

12. Bülbring, E., Burn, J. H.: Blood flow during muscle contraction and Orbeli phenomenon in dogs. J. Physiol. 1939, *95*, 203

13. Brod, J., Fejfar, Z.: The role of neurohumoral factors in the genesis of renal haemodynamic changes in heart failure. Acta Med. Scand. 1954, *148*, 273

14. Wolf, S., Cardon, P. V., Shepard, E. M., Wolff, H. G.: Life stress and essential hypertension. A study of circulatory adjustments in man. Williams & Wilkins, Baltimore 1955

15. Cannon, W. B.: The wisdom of the body. W. W. Norton, New York 1939

16. Green, H. D., Hoff, E. C.: Effects of faradic stimulation of cerebral cortex on limb and renal volumes in cat and monkey. Am. J. Physiol., 1937, *118*, 641

17. Eliasson, S., Folkow, B., Lindgren, P., Uvnäs, B.: Activation of sympathetic vasodilator nerves to the skeletal muscles in the cat by hypothalamic stimulation. Acta Physiol. Stand. 1951, *23*, 333

18. Eliasson, S., Lindgren, P., Uvnäs, B.: Representation in the hypothalamus and the motor cortex in the dog of the sympathetic vasodilator outflow to the skeletal muscles. Acta Physiol. Scand. 1952, *27*, 18

19. Abrahams, V. C., Hilton, S. M.: Defense reactions in the cat elicited by hypothalamic stimulation. J. Physiol., 1958, *140*, 3

20. Pavlov, I. P.: Lekcii o Rabote Bolšich Polušarij Golovnogo Mozga. Izdav. Akad. Nauk SSSR. Leningrad 1949

21. Madlafousek, J.: Orientační reakce jako úvodní složka obranného adaptivního vybavení organismu. Čslka Psychol., 1958, *1*, 39

22. Brod, J., Fencl, V., Gerová, M., Hejl, Z., Jirka, J., Kotanová, E., Prát, V., Seidlová, P., Zajíc, F.: Změny ledvinné haemodynamiky a činnosti po chladovém podnětu u normálních lidí a u hypertensivní choroby. „Hypertensivní choroba", Prag, St. zdr. nakl., 1954, 73

23. Falkner, B., Onesti, G., Angelakos, E. T., Fernandes, M., Langman, C.: Cardiovascular response to mental stress in normal adolescents with hypertensive parents. Hemodynamics and mental stress in adolescents. Hypertension, 1979, *1*, 23

24. Palmer, R. S.: The significance of essential hypertension in young male adults. J. Am. Med. Ass., 1930, *94*, 694

25. Diehl, H. S., Hessdorfer, M. B.: Changes in blood pressure of young men over seven year period. Arch. Intern. Med., 1933, *52*, 948

26. Levy, R. L. L., Hillman, C. C., Stroud, W. D., White, P. D.: Transient hypertension. Its significance in terms of later development of sustained hypertension and cardiovascular-renal diseases. J. Am. Med. Ass., 1944, *126*, 829

27. Glaser, E. M.: Die physiologischen Grundlagen der Gewöhnung. G. Thieme, Stuttgart 1968

28. Zbrożyna, A. W.: Renal vasoconstriction in naturally elicited fear and its habituation in baboons. Cardiovasc. Res., 1976, *10*, 295

29. Guyton, A. C.: Function of the human body. 4th ed. W. B. Saunders Co., Philadelphia, London, Toronto 1974

30. Bricker, N. S., de Wardener, H.: Natriuretic hormone and the control of extracellular fluid volume. Proc. 8th Int. Congr. Nephrol. 18.–23.6.75 Montreal. Karger, Basel 1978

31. Selkurt, E. E., Womack, J., Dailey, W. N.: Mechanism of natriuresis and diuresis during elevated renal arterial peressure. Am. J. Physiol., 1965, *209*, 95

32. Coleman, T. G., Guyton, A. C.: Hypertension caused by salt leading in dogs. III. Onset transients of cardiac output and other circulating variables. Cir. Res., 1969, *25*, 153

33. Widimský, J., Fejfarová, M. H., Fejfar, Z.: Changes of cardiac output in hypertensive disease. Cardiol, 1957, *31*, 381
34. Hejl, Z.: Changes in cardiac output and peripheral resistance during simple stimuli influencing blood pressure. Cardiol., 1957, *31*, 375
35. Finkielman, S., Worcel, M., Agrest, A.: Hemodynamic patterns in essential hypertension. Circul., 1965, *31*, 356
36. Sannerstedt, R.: Hemodynamic response to exercise in patients with arterial hypertension. Acta Med. Scand., 1966, *180*, 458
37. Eich, R. R., Cuddy, R. R., Smulyan, H., Lyons, R. H.: Haemodynamics of labile hypertension. A follow-up study. Circul., 1966, *34*, 299
38. Bello, C. T., Sevy, R. W., Harakal, C., Hillyer, P. N.: Relationship between clinical severity of disease and hemodynamic patterns in essential hypertension. Am. J. Med. Sci., 1967, *253*, 194
39. Julius, S., Conway, J.: Hemodynamic studies in patients with borderline pressure elevation. Circul., 1968, *38*, 282
40. Lund-Johansen, P.: Hemodynamic in early essential hypertension. Acta med. Scand. 1967, *181*, (*suppl. 482*), 1
41. Dustan, H. P., Tarazi, R. C., Bravo, E. L., Dart, R. A.: Plasma and extracellular fluid volumes in hypertension. Circul. Res. Suppl., 173, *1*, 32
42. Bright, R.: Cases and observations illustrative of renal disease accompanied with the secretion of albuminous urine. Guy's Hosp. Rep., 1936, *1*, 338
43. Brod, J.: The Kidney. Butterworth, London 1973
44. Tigerstedt, R., Bergmann, P. G.: Niere und Kreislauf. Skand. Arch. Physiol., 1898, *8*, 223
45. Page, I. H.: On the nature of the pressor action of renin. J. Exp. Med., 1939, *70*, 521
46. Braun-Menéndez, E., Fasciolo, J. C., Leloir, L. F., Muñoz, M.: The substance causing renal hypertension. J. Physiol., 1840, *98*, 283
47. Greco, F. del., Simon, N. N., Goddman, S., Roguska, J.: Plasma renin activity in primary and secondary hypertension. Medicine, 1967, *46*, 475
48. Catt, K. J., Cron, E., Zimmet, P. G., Best, J. B., Chin, M. D., Coghlan, J. P.: Angiotensin II blood-levels in human hypertension. Lancet, 1971, *1*, 459
49. Brown, J. J., Davies, D. L., Lever, A. F., Robertson, J. I. S.: Plasma renin concentration in human hypertension. Brit. Med. J., 1966, *1*, 505
50. Berglund, G., Wikstrand, J., Ljungman, S., Hartford, M., Wilhelmsen, L.: Sodium excretion and sympathetic activity in relation to severity of hypertension. Contr. Nephrol., 1977, *8*, 135
51. Brod, J., Bahlmann, J., Cachovan, M., Hubrich, W., Pretschner, D.: The effect of the angiotensin antagonist saralasin on the haemodynamics in hypertensive non-uraemic chronic renal disease. Nephron, 1980, (im Druck)
52. Brod, J., Bahlmann, J., Cachovan, M., Hubrich, W., Pretschner, D.: Mechanisms for the elevation of blood pressure in human renal disease (im Druck)
53. Roddie, I.C., Shepherd, J. T.: The reflex nervous control of human skeletal muscle blood vessels. Clin. Sci., 1956, *15*, 433
54. Coleman, T. G., Granger, H. J., Guyton, A. C.: Whole-body circulatory autoregulation and hypertension. Circ. Res., 1971, *28*, 1187
55. Spina, A.: Über eine Methode, an gehirn- und rückenmarklosen Säugetieren zu experimentieren. Pflügers Arch. ges. Phys., 1899, *76*, 219
56. Bayliss, W. M.: On the local reactions of the arterial wall to changes in internal pressure. J. Physiol., 1902, *28*, 220
57. Folkow, B. Cardiovascular structural adaptation: Its role in the initiation and maintenance of primary hypertension. Clin. Sci., Mol., Med., 1978, *55*, 3
58. Brod, J.: Essential hypertension haemodynamic observations with a bearing on its pathogenesis. Lancet, 1960, *16*, 773
59. Brod, J., Fencl, V., Hejl, Z., Jirka, J., Ulrych, M.: General and regional haemodynamic pattern underlying essential hypertension. Clin. Sci., 1962, *23*, 339
60. Sever, P. S., Oukowska, B., Buch, M.: Plasma-noradrenaline in essential hypertension. Lancet, 1977, *1*, (8021), 1078

61. Davies, D. F., Shock, N. W.: Age changes in glomerular filtration rate, effective renal plasma flow and tubular excreting capactiy in adult males. J. Clin. Invest., 1950, *29*, 495
62. Couser, W. G., Stilmant, M. M.: Mesangial lesions and focal glomerular sclerosis in the aging rat. Lab. Invest., 1975, *33*, 491
63. Sokolow, M., Perloff, D.: The prognosis of essential hypertension treated conservatively. Circul.,1961, *23*, 697
64. Goldblatt, H., Lynch, J., Hanzal, R. F., Summerville, W. W.: Studies on experimental hypertension. I. The production of persistent elevation of blood pressure by means of renal ischemia. J. Exp. Med., 1934, *59*, 347
65. Rytand, D. A.: The number and size of mammalian glomeruli as related to kidney and to body weight, with methods for their innervation and measurement. Am. J. Anat., 1937/8, *62*, 507

Zentralnervöse Komponenten der Hypertonie-Genese

F. Lamprecht

Ziel dieses Beitrags ist es, Querverbindungen herzustellen zwischen den Ergebnissen verschiedener Fachgebiete im Bereich der Hochdruckforschung. Der vorgegebene Rahmen schreibt dafür ein eklektisches Vorgehen vor. Leitmotiv sei die Bemerkung eines Pioniers der Hochdruckforschung, I. H. Page, der bemerkt, daß die Hochdruckforschung durch zu starken Reduktionismus verzögert worden sei und daß wahres Verständnis nur eine Synthese zur Voraussetzung haben kann. Nimmt man diesen Einwand ernst, so wäre eine Denkpause nötig, um abzuwägen und den Wissensstand verschiedener Fachgebiete zum Thema Hochdruck miteinander theoretisch zu verknüpfen. Darauf würden dann die Entwürfe neuer interdisziplinärer Untersuchungen resultieren, eine Aufgabe, die nur von einem Expertenteam geleistet werden kann. Dabei muß nicht nur die Kluft zwischen den Grundlagenwissenschaften (hier insbesondere Physiologie, Anatomie und Pharmakologie) und den mehr klinisch orientierten Nephrologen, Endokrinologen und Herz-Kreislaufspezialisten überwunden werden, sondern ebenso auch die Kluft zwischen diesen mehr traditionell arbeitenden Klinikern und solchen Forschern, deren Schwerpunkte beispielsweise in der Sozialmedizin, Psychodynamik und Verhaltenstherapie liegen. Der meßbare, erhöhte Blutdruck als Symptom wird als die gemeinsame Endstrecke eines mosaikartig zusammengesetzten Ursachengefüges betrachtet, welches in der Vorphase, während der Manifestation und bei der Chronifizierung der Erkrankung aus unterschiedlichen Faktoren gebildet werden kann. Dieser sich wandelnden Verlaufsgestalt des Ursachengefüges bei chronischen Erkrankungen wie dem Bluthochdruck Rechnung zu tragen, ist bei jeder Daten-Interpretation angezeigt und erklärt sicherlich zum Teil die sich in der Literatur widersprechenden Ergebnisse. Das Denken in linearen Kausalitätskonzepten muß durch zirkuläre Kausalketten ergänzt werden, zumindest dann, wenn sich circuli vitiosi etablieren. Es ist schwierig, diese Gedanken, die auch die unmittelbare Versorgung der Patienten angehen, den praktizierenden Ärzten zu vermitteln. Page schreibt dazu: „Unglücklicherweise haben, wenn alle Untersuchungsbefunde vorliegen, wenige Ärzte irgendeine klare Vorstellung, was sie bedeuten" [1].

Viele Jahre wurde die experimentelle Hochdruckforschung durch die Untersuchung verschiedener, im wesentlichen peripherer Parameter z. B. endogener pressorischer Substanzen und Kreislaufgrößen wie Herzminutenvolumen und peripherer Widerstand bestimmt. Erst in den 70er Jahren tritt das zentrale Nervensystem (ZNS) zunehmend mehr in den Vordergrund des Interesses. Die Beteiligung des ZNS an nahezu allen experimentellen Hochdruckformen muß daher in jede Modellvorstellung zur Hypertonie mit eingehen. Sie ist Voraussetzung für jede Art psychosomatischer Theorienbildung zur Hypertonie. Eine detailliertere Beschreibung dieses Problemkreises ist in Vorbereitung [2].

Zunächst soll die Rolle, die das ZNS bei der Entwicklung des Hochdrucks spielt, anhand einiger Experimente dargestellt werden, wobei den biogenen Amine als Bindeglied besondere Aufmerksamkeit gilt. Anschließend wird versucht, die Ergebnisse aus verschiedenen Bereichen der Hochdruckforschung zusammenzufassen. Dies soll am Beispiel der Dopamin-β-Hydroxylase (DBH) geschehen, jenem Enzym, welches durch β-Hydroxylierung des Dopamin Noradrenalin hergestellt und proportional zu diesem durch Exozytose vom peripheren sympathischen Nerven freigesetzt wird [3].

Printz und seine Mitarbeiter [4] beschreiben eine korrelative Verteilung von Angiotensinogen und Noradrenalin im Gehirn und schließen daraus, daß Angiotensin II auf den Noradrenalin-Stoffwechsel einwirkt. Das Angiotensin II sei auch für die Freisetzung des antidiuretischen Hormon ADH verantwortlich. Das ADH wiederum greift am tubulären Apparat der Niere an. Ein anderer funktioneller Verbindungsweg vom zentralen Nervensystem zur Niere geht über die α- und β-adrenergen Neurone im Hirnstamm zum juxtaglomerulären Apparat der Niere. Noradrenalin verstärkt die Reninsekretion über β-adrenerge Rezeptoren im Hirnstamm. Clonidine (Catapresan) führt über eine Stimulation der α-adrenergen Rezeptoren zu einer Verminderung der Reninsekretion in der Niere [5]. Die Afferenzen des Barorezeptoren-Reflexes verlaufen mit den Wurzeln des 9. und 10. Hirnnerven zu den Zellen des Nucleus tractus solitarii, dessen bilaterale Zerstörung zu akutem Hochdruck führt [6]. Der Hochdruck wiederum, der durch Denervierung des Carotis sinus und der Barorezeptoren im Aortenbogen hervorgerufen wird und durch den Wegfall einer Hemmung des Vasomotoren-Tonus erklärt wird, kann durch intrazisternale Applikation von 6-Hydroxydopamin (6-OHDA) verhindert werden [7]. Diese Substanz zerstört selektiv adrenerge Neurone [8]. Das Pressor-Zentrum im posterioren Hypothalmus und das Depressor-Zentrum im anterioren Teil mit seinen Querverbindungen zum limbischen System unterstreichen weiterhin die Bedeutung des ZNS für Herz-Kreislaufparameter, insbesondere im Hinblick auf das psychosomatische Geschehen. Spyer [9] konnte nachweisen, daß das hypothalamische Depressor-Areal das rostrale Ende des integrativen Zentrums für den Carotis sinus-Barorezeptordepressor-Mechanismus darstellt. In diesem Zusammenhang sind auch die Befunde von Saavedra et al. [10] von Bedeutung, die in der Al-Area (nach Dahlström und Fuxe [11]), die dem Vasopressoren-Zentrum entspricht, eine Erhöhung der PNMT (Phenyläthanolamin-N-Methyltransferase) fanden, eines Enzyms, das aus Noradrenalin Adrenalin bildet. Dieser Befund läßt sich als kompensatorische Antwort auf eine verstärkte periphere sympathische Nervenaktivität verstehen. Auf eine Wechselwirkung zwischen peripheren und zentralen noradrenergen Neuronen wiesen auch die Befunde von Nakamura et al. [12] hin, die reziproke Veränderungen des Noradrenalin-turnovers im Herzen und im Hirnstamm bei experimentellen Hochdruckformen (DOCA-Salzhochdruck und durch Kapselung der Niere) beschreiben. Sie fanden eine Beschleunigung des Noradrenalin-turnovers im Herzen und eine Verzögerung desselben sowohl im Hypothalmus als auch in der Medulla oblongata. Es wäre denkbar, daß der Wegfall einer zentralen inhibitorischen Kontrolle zu einer Entzügelung in der Peripherie führt. Möglicherweise verlaufen entsprechende Bahnen lateral vom Nucleus tractus solitarius, denn die Deafferenzierung von lateral in diesen Kern eintretenden Fasern führt zu einem schwerwiegenden Hypertonus, was ebenfalls durch den Wegfall einer zentralen inhibitorischen Kontrolle erklärt wird [13]. Im Tierexperiment erzeugte Hochdruckformen (z. B. Klammerung der Nierenarterie nach Goldblatt), Kapselung der Niere, Denervierung des Carotis sinus Nerven, Gabe von DOCA-Salz, genetische Formen (salzsentive Ratten von Dahl, spontanhypertensive Ratten von Okamato), lassen sich verhindern, wenn diese Ratten zu einem bestimmten Alterszeitpunkt intraventrikulär mit 6-OHDA vorbehandelt werden [7, 14, 15, 16]. Die Befunde von Finch und Haeusler [17], wonach Antihypertensiva wie das α-Methyldopa ihren hypotensiven Effekt durch Wirkung auf zentrale noradrenerge Neurone entfalten, sollen abschließend die Bedeutung zentraler katecholaminerger Neurone unterstreichen.

Die folgende Abb. 1 soll an die vorausgegangene Diskussion über die Volumenregulation anschließen (vgl. die Beiträge von Stolte und Brod in diesem Band). Es handelt sich um die Darstellung der Serum-Dopamin-β-Hydroxylase von Ratten mit einer entweder hetero- oder homozygoten Form von genetischem Diabetes insipidus (Brattleboro-Ratten) und des Effektes einer Pitressin-Lösung auf diesen Parameter [18]. Es zeigt sich, daß die Gabe einer ADH-haltigen Präparation die gegenüber der Norm stark erhöhten Werte dieses Enzyms, welches Ausdruck eines erhöhten Impulsflusses in peripheren noradrenergen Neuronen ist, weitgehend normalisiert. Ähnlich erhöhte Werte fanden sich auch bei hypophysektomierten Ratten [19]. Auch hierfür war die fehlende Hypophysenhinterlappen-Funktion verantwortlich, denn eine ACTH-Substitution hatte keinen Effekt, während die Gabe eines ADH-haltigen Präparates die Werte der DBH im Serum normalisierte. Darauf schlossen wir, daß das intravaskuläre Volumen selbst einen Faktor darstellt, der die Regulation peripherer sympathischer Nervenaktivität entscheidend beeinflußt. In einem anderen Experiment (Abb. 2) [20], haben wir das Volumen bei Katzen einmal durch Dextraninfusion expandiert (vgl. unterer Teil der Abb. 2) und zum anderen durch Exsanguination vermindert (vgl. oberer Teil der Abb. 2). Gleichzeitig wurde die Impulsrate des Nervus splanchnicus gemessen. Es fand sich ein nahezu paralleler Anstieg zwischen der Freisetzung der Dopamin-β-Hydroxylasen in die Zirkulation nach Ausblutung der Katzen und dem Anstieg der Impulsrate des Splanchnikusnerven. Umgekehrt konnte durch Volumenexpansion die Aktivität des pripheren sympathischen Nervensystems (PSN) stark gedrosselt werden. Diese Veränderungen gehen weit über das hinaus, was lediglich durch die Verdünnung zu erwarten gewesen wäre. Ergebnisse beim

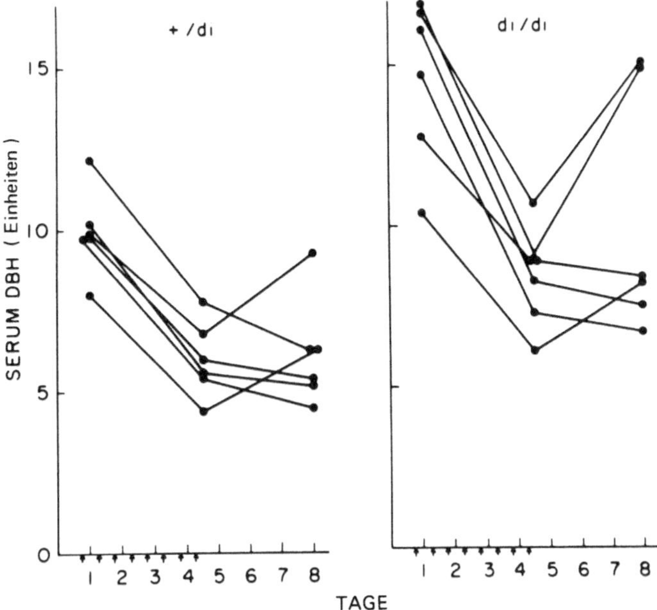

Abb. 1. Effekt von Pitressin (ADH-haltige Hypophysenhinterlappen-Präparation) auf die Serum-Dopamin-β-Hydroxylase-Aktivität in für Diabetes insipidus heterozygote (+/di) und homozygote (di/di) Ratten. Die jeweils durch Linien verbundenen 3 Punkte geben die Serum-DBH-Aktivität der einzelnen Ratten wieder. Die Pfeile stellen die Zeitpunkte der Medikamentengabe dar. Jede Injektion bestand aus 2,5 E Pitressin-Tannat, welches subcutan appliziert wurde

Tabelle 1. Effekt von Albumin-Infusion

Zeit (min)	Mittelwert Renin %	SEM	Mittelwert DBH %	SEM	T = 0 Hämatocrit %	SEM
0	136,9	14,3	93,04	3,4	100	0
15	162,5	36,3	85,68	5,7		
30	103,1	14,9	82,13	4,2		
45	130,4	23,2	76,47	4,7		
60	96,0	16,8	77,07	2,8		
75	90,9	12,1	74,08	4,9		
90	84,2	11,2	72,38	4,0		
105	88,7	10,9	69,30	4,0		
120	162,9	36,8	68,68	4,2	84,4	1,9

In diesem Experiment erhielten 12 freiwillige Versuchspersonen 7,5%ige Albumin-Lösungen in 5%iger Dextrose (20 ml/kg Körpergewicht) über eine 2-Stunden-Periode. Zur Bestimmung der Plasma-Renin-Aktivität und der Dopamin-β-Hydroxylase wurde in Abständen von 15 min Blut entnommen. SEM = Standardfehler des Mittelwertes

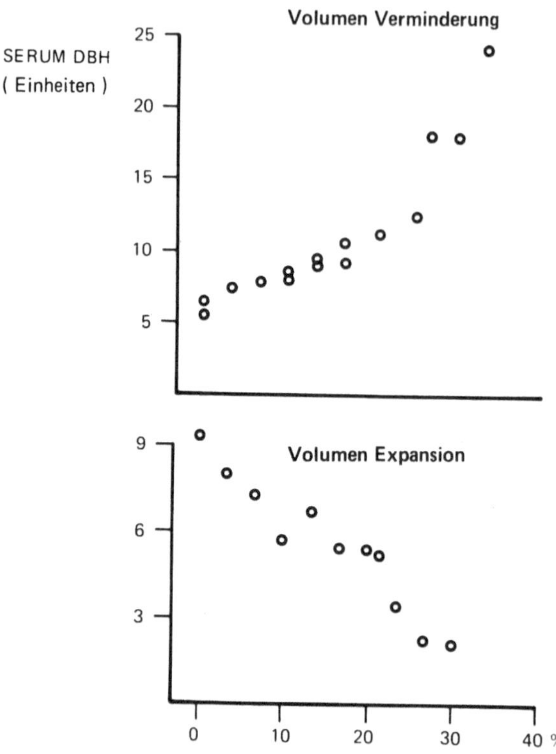

Abb. 2. Auf der Ordinate ist die Serum-DBH-Aktivität aufgetragen, auf der Abszisse die prozentualen Veränderungen des intravaskulären Volumens. Versuchstiere waren Katzen, bei denen das Volumen durch Hämorrhagie verringert wurde (obere Hälfte) oder durch 7,5%ige Albumin-Infusion in 10% Dextrose vergrößert wurde (untere Hälfte)

Menschen weisen in die gleiche Richtung (vgl. Tabelle 1) [21]. In diesem Experiment erhielten Versuchspersonen 7,5% Albumin in 5% Dextrose (20 ml/kg) über einen Zeitraum von 2 Std. infundiert. Auch hier fand sich bei entsprechend geringerer Volumenexpansion ein Abfall der DBH-Aktivität. Die bisherigen Befunde lassen sich in folgender Weise zusammenfassen: Der Anstieg von PSN-Aktivität nach Hämorrhagien ist auf ein vermindertes zirkulierendes Blutvolumen zurückzuführen und die Reduktion der PSN-Aktivität infolge einer Volumenexpansion wird möglicherweise durch die Dehnungsrezeptoren in der Aorta und im Vorhof vermittelt, welche sehr empfindlich auf intravasale Volumenschwankungen reagieren [22]. Sympathische Nervenblockade – in unserem Fall Herabsetzung der PSN-Aktivität – erleichtert die Ausscheidung von Natrium [23] und trägt so zur Reduzierung der Hypervolämie bei. Umgekehrt erscheint die Aktivierung des PSN nach Hämorrhagie, Natriumverarmung und Hypophysektomie ein sehr sinnvoller Regulationsprozess zu sein, denn durch die renale Konservierung des Natriums kann das intravaskuläre Volumen wieder vermehrt werden.

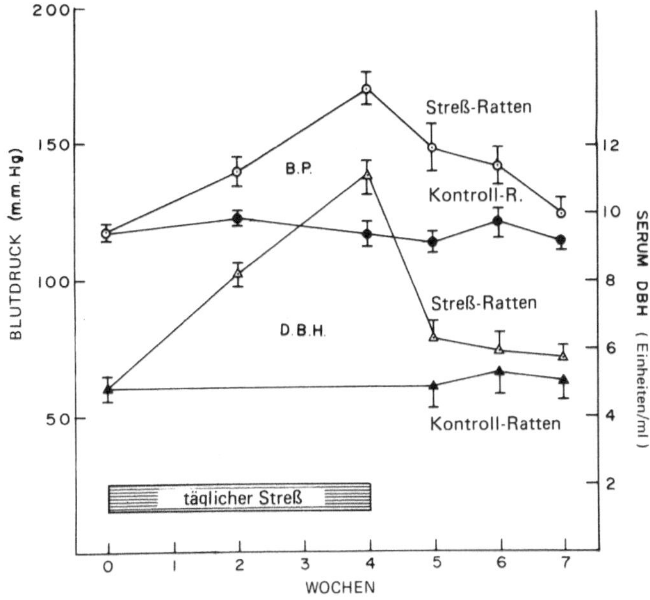

Abb. 3. Auf der Doppelordinate ist der Blutdruck bzw. die Dopamin-β-Hydroxylase aufgetragen, auf der Abszisse die Zeit in Wochen. Der schraffierte Balken gibt den Zeitraum wieder, in dem die Ratten täglich 2 Stunden immobilisiert wurden. Kreise: Mittelwerte und Standardmeßfehler des Blutdrucks (B. P.) von Streß- und Kontroll-Ratten. Dreiecke: Mittelwerte und Standardmeßfehler der Serum-Dopamin-β-Hydroxylase (DBH) von Streß- und Kontroll-Ratten

In einer weiteren Serie von Experimenten haben wir den von Ader eingeführten Immobilisierungsstreß zur Erzeugung gastrischer Ulzerationen [24] in seinen Auswirkungen auf den Blutdruck näher untersucht [25]. Abb. 3 stellt den Effekt einer täglich 2stündigen Immobilisierung auf den Blutdruck und die Serum DBH-Aktivität dar. Während der ersten 4 Wochen zeigt sich ein nahezu paralleler Anstieg beider Parameter. Nach Beendigung des Stresses fällt der Blutdruck im Vergleich zur DBH etwas verzögert wieder ab. Es bleibt Langzeit-Experimenten vorbehalten zu überprüfen, ob länger dauernde Immobilisationen zu sekundärer Fixierung und damit zu einem permanenten Hypertonus führen können.

Der adaptive Charakter dieser Erhöhung der Sympathikus-Aktivität kommt im folgenden Experiment [26] zum Ausdruck (Abb. 4), welches zeigt, daß mit erhöhter PSN-Aktivität eine erhöhte Ansprechbarkeit des Vasodepressoren-Mechanismus einhergeht. Ratten verschiedener genetischer Stämme wurden paarweise elektrischen Fußschocks ausgesetzt und die danach beobachtbare Blutdruckänderung zum Ausgangswert der Serum-DBH in Beziehung gesetzt. Dabei ergab sich eine eindeutig negative Korrelation (r = −0,95). Es zeigte sich, daß Ratten mit oder unter einem Grenzwert von ca. 5 E Serum-DBH nach den Fußschocks nur mit einem ganz geringen Blutdruckabfall oder sogar mit einem Blutdruckanstieg reagierten. In demselben Bereich liegen die Ratten mit genetischen Disposi-

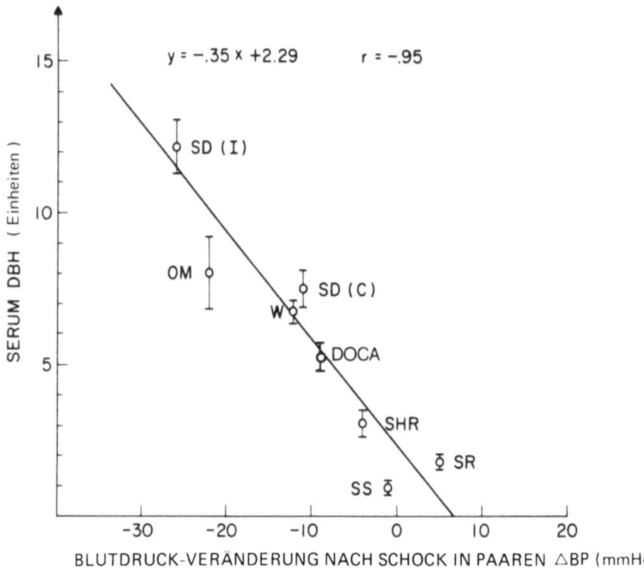

Abb. 4. Auf der Ordinate ist die Serum-DBH-Aktivität aufgetragen und auf der Abszisse die Änderung des Blutdrucks, nachdem Ratten paarweise elektrischen Fußschocks ausgesetzt wurden. Es handelt sich um Gruppenmittelwerte mit Angabe des Standardfehlers des Mittelwertes. Folgende Stämme wurden benutzt: SD (I) = Sprague-Dawley immobilisiert, OM = Osborne-Mendell, SD (C) = Sprague-Dawley-Kontrollen, W = Wistarratten, DOCA = durch DOCA und Salz hypertensiv gemachte Ratten, SHR = spontan hypertensive Ratten, SS = salzsensible Ratten, SR = Salzresistente Ratten (Dahl)

Tabelle 2. Wirkung wiederholter Immobilisierung auf Serum Dopamin-β-Hydroxylase (DBH), Kampfverhalten und hypothalamische Thyrosinhydroxylase (TH)

	N	DBH mmol/ml Serum/Std	Kämpfe[a] %	Hypothalamische TH dpm/mg Feuchtgewicht/Std
Experiment I				
Kontrolle	6	$5,9 \pm 0,6$	$32,7 \pm 2,4$	–
Immobilisiert	9	$11,7 \pm 0,5$***	$59,8 \pm 5,6$**	–
Kontrolle	6	$5,3 \pm 0,6$	$23,0 \pm 3,0$	1331 ± 120
Post-Immobilisation	7	$6,5 \pm 0,5$	$60,0 \pm 10,2$*	2398 ± 228***
Experiment II				
Kontrolle	8	$7,8 \pm 0,5$	$19,0 \pm 5,0$	1364 ± 144
Immobilisiert	11	$12,2 \pm 0,8$***	$60,4 \pm 4,2$***	1890 ± 99**

* $p < 0,05$;   ** $p < 0,01$;   *** $p < 0,001$.

Die Ratten wurden 4 Wochen lang täglich für zwei Stunden immobilisiert, Serum DBH Werte und Kampfverhalten wurden bestimmt. Beim Experiment I durften die Ratten noch weitere 4 Wochen leben, dann wurden diese Messungen wiederholt, ehe die Tiere getötet wurden, und die Werte der hypothalamischen TH wurden bestimmt. Beim Experiment II wurden die Tiere sofort getötet.

[a] Ratten wurden als Paare behandelt.

tionen zum Hochdruck sowie die DOCA-Salz-hypertensiven Ratten. Es scheint, als ob die relativ niedriggestellte Aktivität des PSN, hier gemessen an der DBH-Aktivität, den Vasodepressoren-Mechanismus außer Kraft setzt. Umgekehrt haben die durch Immobilisation hypertensiv gemachten Ratten eine verstärkte PSN-Aktivität, die mit einer starken Depressoren-Reaktion auf zusätzlichen Streß einhergeht. Dies kann durchaus als adaptive Leistung des Organismus verstanden werden. Zerstörung des PSN durch Chemosympathektomie mittels 6-OHDA hat ebenfalls eine Umkehr der Blutdruckantwort nach Schock-induziertem Kampf zur Folge [27], d. h., aus einem Abfall wurde ein signifikanter Anstieg. Aus Tabelle 2 [28] geht hervor, daß mit dem Immobilisationsstreß auch eine Verhaltensänderung einhergeht. In diesem Experiment wurde das Kampfverhalten definiert als die Anzahl der Kampfattacken (also das Aufeinanderlosgehen im Unterschied zum Flucht-Verhalten) pro Anzahl der ausgelösten Fußschocks. Dabei zeigte sich in beiden Experimenten eine hochsignifikante Zunahme des Kampfverhaltens um das 2- bis 3fache. Das Erstaunlichste aber war, daß auch noch 4 Wochen nach dem letzten Streß dieses Verhalten unverändert fortbestand. Zu diesem Zeitpunkt hatte sich die DBH im Serum wieder normalisiert, aber im zentralen Nervensystem (ZNS) bestand unverändert eine erhöhte Thyrosinhydroxylase-Aktivität, also jenes Enzyms, welches als "rate-limiting-enzyme" für die Noradrenalin-Synthese angesehen wird. Die Veränderung im ZNS war nicht ubiquitär, sondern auf den Hypothalmus beschränkt. In anderen Experimenten [29] wurde nachgewiesen, daß auch die spontanhypertensiven Ratten leichter erregbar und aggressiver waren und außerdem durch Konditionierungstechniken im prähypertensiven Stadium die Entwicklung eines Hypertonus verhindert werden konnte.

Dieser Befund erscheint mir deswegen so bedeutungsvoll, da die Entwicklung eines Hypertonus bei dieser genetisch determinierten Hochdruckform sonst eine zwangsläufige wäre.

Es sollen hier noch einige Versuche beschrieben werden, da diese für die abschließend darzustellende Modellvorstellung von Bedeutung sind. Die von uns gemachte Bobachtung, daß nach Gabe von DOCA-Salz sich die DBH im Serum verringert [20], ließ uns der Frage nachgehen, ob dies ein primärer Effekt sei oder ein sekundärer infolge einer Blutdruckerhöhung. Dazu wurde Ratten in den Seitenventrikel oder in die Cisterna magna 6-OHDA gegeben, bevor mit DOCA-Salz-Behandlung begonnen wurde (Tabelle 3) [16]. Alle experimentellen Gruppen (Versuchsgruppe 1–4) entwickelten einen Hypertonus bis auf Versuchsgruppe 3, also jener Gruppe, die mit 6-OHDA vorbehandelt worden war. Alle Ratten der experimentellen Gruppen wurden mit DOCA-Salz behandelt, nur die Ratten der Versuchsgruppe 3, die keinen Hypertonus entwickelten, zeigten keine Veränderung der Serum-DBH, die Ratten mit Hypertonus hingegen eine ca. 30%ige Reduktion dieses Parameters. Unsere Interpretation dieses Befundes geht dahin, daß die Aktivität des PSN kompensatorisch „heruntergeschaltet" wird, wenn außerhalb des PSN liegende Faktoren die Aufrechterhaltung des Hypertonus übernehmen. In dem gleichen Experiment konnte ein schon etablierter Hypertonus nach DOCA-Salz durch intraventrikuläre

Tabelle 3. Blutdruck und Dopamin-Beta-Hydroxylase-Aktivität im Serum bei DOCA-salzinduziertem Hochdruck bei Vorbehaltung mit 6-Hydroxy-Dopamin

Gruppe	Behandlung/Gruppe	Blutdruck (mm Hg)	Dopamin-β- Hydroxylase (Einheiten)
Kontrollgruppe 1	physiologische NaCl-Lösung intraventrikulär	126 ± 6	6,6 ± 0,43
Kontrollgruppe 2	physiologische NaCl-Lösung intrazisternal	128 ± 5	7,2 ± 0,60
Versuchsgruppe 1	physiologische NaCl-Lösung intraventrikulär	195 ± 4	4,5 ± 0,35
Versuchsgruppe 2	physiologische NaCl-Lösung intrazisternal	180 ± 12	4,8 ± 0,44
Versuchsgruppe 3	6-Hydroxydopamin intraventrikulär	130 ± 8	6,6 ± 0,52
Versuchsgruppe 4	6-Hydroxydopamin intrazisternal	183 ± 11	4,5 ± 0,36

Gabe von 6-OHDA auf Normalwerte gesenkt werden, während die gleiche Maßnahme 3 Wochen später keinen sichtbaren Effekt mehr zeigte [16].

Es sei hier noch einmal an die wechselnde Verlaufsgestalt im Ursachengefüge der Hypertonie erinnert; periphere und zentrale noradrenerge Mechanismen spielen sicher zu Beginn und bei der Weiterentwicklung des Hypertonus eine unterschiedliche Rolle. Da wir bei der Untersuchung der Katecholaminkonzentration in verschiedenen Hirnarealen, nach intrazisternaler und intraventrikulärer Gabe in mehreren Arealen, erhebliche Unterschiede fanden, ist es schwierig, ein bestimmtes Areal für den protektiven Effekt der intraventrikulären Gabe von 6-OHDA gegenüber der Entwicklung eines Hypertonus nach DOCA-Salz verantwortlich zu machen. Wir haben aber Grund zur Annahme, daß die Zerstörung von noradrenergen Neuronen im Hypothalmus für den beschriebenen Effekt verantwortlich ist. Wird nämlich 6-OHDA in aufsteigender Dosierung direkt in den 3. Ventrikel gegeben (s. Tabelle 4) [15], so zeigte sich schon bei 5 μg ein das Auftreten eines Hypertonus verzögernder Effekt. Da diese Substanz sofort von den noradrenergen Neuronen aufgenommen wird und daher einen geringen Diffusionsradius hat, kann man m.E. mit gutem Grund annehmen, daß es sich um noradrenerge Strukturen im Hypothalmus handelt, vermutlich um eine Ausschaltung des Pressoren-Zentrums in seinem posterioren Teil und/oder um eine Zerstörung des Depressoren-Zentrums in seinem anterioren Teil.

Damit schließt sich der Kreis zu unseren Experimenten, in denen wir die Blutdruckänderung nach Fußschock-induziertem Kampfverhalten untersucht haben und feststellen konnten, daß bei den mit DOCA-Salz behandelten Ratten schon vor Entwicklung eines Hypertonus nach Kampf ein vorher beobachtbarer Blutdruckabfall zu einem leichten Blutdruckanstieg umgewandelt wird, was auf eine Funktionsstörung des Vasodepressoren-Mechanismus hinweist, die eigentlich zu einem Hochdruck führen müßte. Da aber gleichzeitig zentrale Pressor-Mechanismen unterbunden sind, kommt dieser Effekt nicht zum Tragen; deswegen bleiben die mit 6-Hydroxydopamin intraventrikulär vorbehandelten Ratten normoton. Daß auch beim Menschen ähnliche Mechanismen vorliegen, dafür sprechen weitere Befunde, die wir an Menschen erheben konnten [30]. Wegen der geneti-

Tabelle 4. Blutdruck (mm Hg) bei durch Dexoxycorticosteronacetat (DOCA) und Salzange-bot-induziertem Hochdruck nach Vorbehandlung mit steigenden Dosen von 6-OHDA appli-ziert in den 3. Ventrikel

Zeit in Tagen						
1		7	11[a]	23[a]	30[a]	37[a]
6-OHDA (μg/III. v.)	DOCA					
			5 mg	5 mg	5 mg	
100	BP (mm Hg) $\pm$ SEM	121 ± 6	113 ± 8	122 ± 5	117 ± 5	128 ± 6
	Versuchstiere (n)	8	9	8	7	7
50	BP (mm Hg) $\pm$ SEM	113 ± 8	123 ± 8	127 ± 5	124 ± 5	**155 ± 5**
	Versuchstiere (n)	8	10	10	10	**10**
25	BP (mm Hg) $\pm$ SEM	106 ± 5	119 ± 6	117 ± 5	**143 ± 5**	**165 ± 6**
	Versuchstiere (n)	7	10	10	**9**	**10**
5	BP (mm Hg) $\pm$ SEM	108 ± 8	119 ± 6	**133 ± 5**	**158 ± 6**	**177 ± 3**
	Versuchstiere (n)	9	10	**10**	**9**	**8**
0	BP (mm Hg) $\pm$ SEM	105 ± 4	114 ± 4	**140 ± 6**	**171 ± 9**	**194 ± 7**
	Versuchstiere (n)	9	10	**9**	**9**	**8**

Die fett gesetzten Werte kennzeichnen signifikante Blutdruckerhöhungen
[a] Kochsalzlösung ad libitum

schen Determiniertheit der Basisaktivität der Serum-DBH und der großen interindividuellen Differenzen bei relativer intraindividueller Konstanz [31] sind Verlaufsuntersuchungen, in denen sich ein Symptom entwickelt, am aussagekräftigsten, da die Merkmalsträger mit sich selbst im prämorbiden Zustand verglichen werden können. Gruppenvergleiche sind dagegen nur bedingt verwertbar. In dem erwähnten Experiment [30] wurden Probanden über durchschnittlich 5 Jahre im Hinblick auf ihren Blutdruck und die Se-rum-DBH untersucht. Die Probanden, deren Blutdruck über die Dauer des Experimentes konstant blieb, hatten ebenfalls unveränderte Enzymwerte über den Beobachtungszeitraum hin. Jene Probanden dagegen, deren Blut-druck angestiegen war, zeigten alle im Durchschnitt eine 30%ige Abnahme des Enzyms. Wir betrachten dies Ergebnis ähnlich wie bei den durch DOCA-Salz hypertensiv gemachten Ratten (Abb. 6), nämlich als kompen-satorische Niedrigstellung der Aktivität des PSN. Weitere Bestätigungen dieser Annahme sind in anderen Untersuchungen [32, 33] zu finden.

In Zusammenhang mit dem durch Immobilisationsstreß-bedingten An-stieg der Serum-DBH haben wir den adaptiven Charakter einer gesteiger-ten PSN Aktivität im Hinblick auf die Sensibilisierung des Vasopressoren-Depressor-Mechanismus herausgestellt. In Verbindung damit ist es von Be-deutung, daß durch Psychotherapie [34] die Aktivität der DBH im Serum gesteigert werden kann. Auch hier könnte der Erwerb neuer Bewältigungs-strategien mit einer erhöhten PSN-Aktivität einhergehen und einer dadurch bedingten verstärkten Depressoren-Antwort auf zusätzlichen Streß. Der Be-

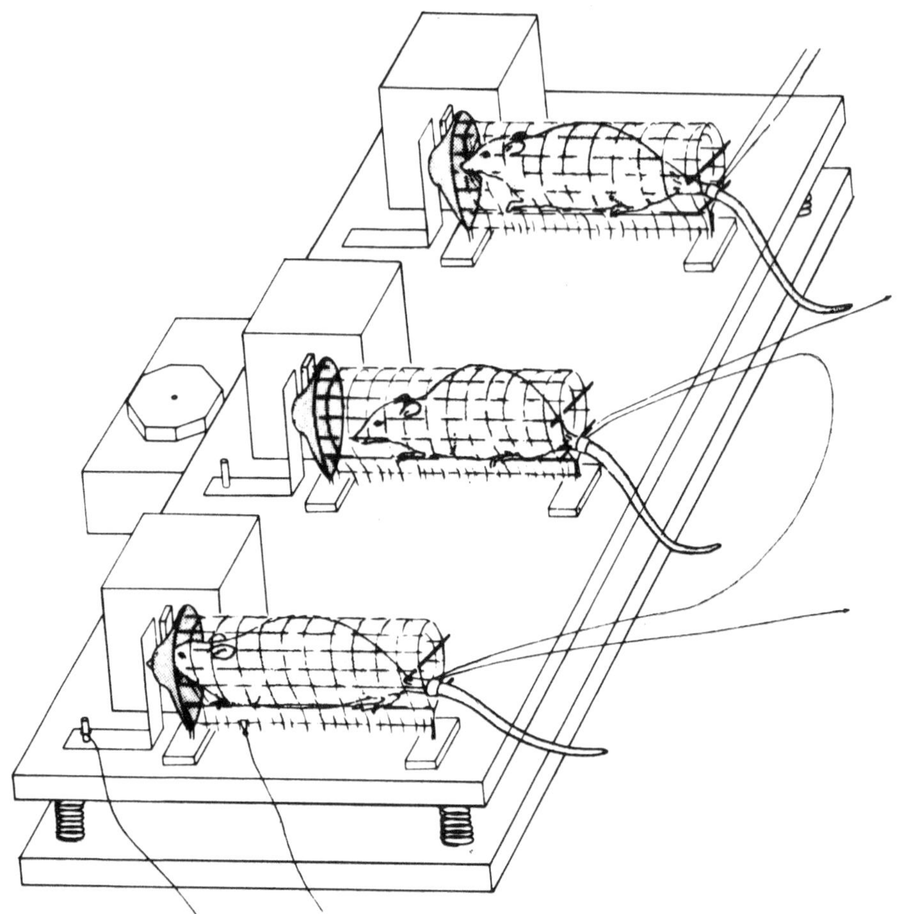

Abb. 5. Diese freundlicherweise von Weiss zur Verfügung gestellte Abbildung zeigt im Vordergrund die Ratte, die die Möglichkeit hat, dem drohenden Schock auszuweichen. In der Mitte die parallel geschaltete Ratte, die diese aktive Möglichkeit nicht hat und im Hintergrund die dritte Ratte, die keinen zusätzlichen Schock über eine Schwanzelektrode erhielt, und somit eine Kontrolle für den Immobilisierungseffekt darstellte

griff „Streß" muß heutzutage in der pathogenetischen Kette einer Vielzahl von Symptomen eine Art Lückenbüßerfunktion übernehmen. Selye hat sich gegen die häufig leichtfertige und unkritische Anwendung des Begriffes ausgesprochen [35] und gerade seinen Adaptionscharakter herausgestellt. Von anderen Autoren [36] ist gerade die Entlastungssituation als die Manifestation von krankheitsförderlichen Momenten betont worden. Das, was als Streß erlebnisreaktiv wirksam wird, ist eine Resultante aus beobachtbaren Außenfaktoren und den im Laufe des Lebens erworbenen Bewältigungsstrategien, die eher durch tiefenpsychologische Exploration als durch Untersuchungen in experimentellen Situationen eruierbar sind.

Ehe wir nun den Versuch unternehmen, die hier dargestellten Befunde in ein theoretisches Modell zu integrieren, möchte ich noch auf eine tierexperimentelle Situation verweisen, welche Aussagen darüber erlaubt, in welcher Weise auch Bewältigungsstrategien für die Pathogenese eines Symptoms von Bedeutung sind [37]. Diese tierexperimentelle Situation, in welcher diese Fragen untersucht wurden, ist in Abb. 5 dargestellt. In diesem Experiment erhielt die erste Ratte einen elektrischen Schock über eine am Schwanz befestigte Elektrode. Sie konnte ihn, wenn er durch ein akustisches Signal angekündigt wurde, dadurch vermeiden, daß der Stromkreis durch Berührung der Nase mit einem Trichterschalter unterbrochen wurde. Auch wenn der Elektroschock ohne akustische Vorankündigung verabreicht wurde, konnte diese Ratte den eingetretenen Elektroschock unterbrechen. Die mittlere Ratte war durch eine Schwanzelektrode parallelgeschaltet, allerdings mit dem Unterschied, daß sie nicht wie die erste Ratte mit der Nase den Stromkreis unterbrechen konnte, also keine Kontrolle über die Gefahrensituation hatte. Ratte 1 und 2 erhalten also exakt die gleiche Menge des physiologischen Stressors Elektroschock. Ratte 3 diente als Kontroll-Tier. Sie erhielt keinen Elektroschock.

Die abhängige Variable, die in diesem Experiment untersucht wurde, waren gastrische Ulzerationen. Wenn nun zwischen der ersten und zweiten Ratte Unterschiede in der graduellen Ausprägung der Ulzerationen zu beobachten sind, dann kann dies nicht allein auf den physiologischen Stressor zurückzuführen sein, sondern ließe sich nur mit einer psychologischen Variable erklären, etwa mit dem „Gefühl", das eine Ratte haben muß, wenn sie hilflos einer Situation, aus der es kein Entrinnen gibt, ausgeliefert ist. Dies müßte anders sein als das einer Ratte, die durch eine bestimmte Reaktion einen antizipierten unangenehmen Reiz verhindern kann, oder diesen, wenn er eingetreten ist, unterbrechen kann. Das Ausmaß der gastrischen Ulzerationen verhielt sich nun wie 3 (für Ratte 1) zu 8 (für Ratte 2) zu 1 (für Ratte 3). Der Effekt des physiologischen Stressors auf die Magenschleimhaut erwies sich als weit weniger bedeutsam als die hypothetische psychologische Variable, die mit der Ausweglosigkeit der Ratte 2 bzw. mit der aktiven Kontrollmöglichkeit der Ratte 1 zu tun hat; denn je mehr erfolglose Copingversuche Ratte 2 unternommen hatte, desto ausgeprägter waren die beobachteten Ulzerationen. Die von Engel [38] und Schmale [39] entwickelten Konzepte der Hoffnungslosigkeit und Hilflosigkeit („given up" und „giving up") sowie lerntheoretische Ansätze, die das fehlende Lernen von Bewältigungsstrategien bzw. die erlernte Hilflosigkeit [40] als für den Wechsel von Gesundheit zu Krankheit in den Vordergrund stellen, sollen uns helfen, die diskutierten Befunde aus verschiedenen Bereichen in einer abschließenden Modellvorstellung zusammenzufassen (s. Abb. 6) [41]. Betrachten wir die immobilisierte Ratte als ein hilfloses Individuum, dem keine wirksamen Bewältigungsstrategien zur Verfügung stehen – entweder aufgrund intrapsychischer Mechanismen oder weil für die betreffenden Notsituationen in der Vergangenheit keine Lernmöglichkeit bestand –, dann drückt die Aktivierung des PSN zunächst einen Anpassungsversuch aus. Erweist sich dieser als erfolglos, wird die PSN-Aktivität weiter gesteigert (im positiven Fall entsprechend gesenkt). Führt die so gesteigerte PSN-Aktivität zu keinem meßbaren Erfolg im Hinblick auf die Streßreduktion,

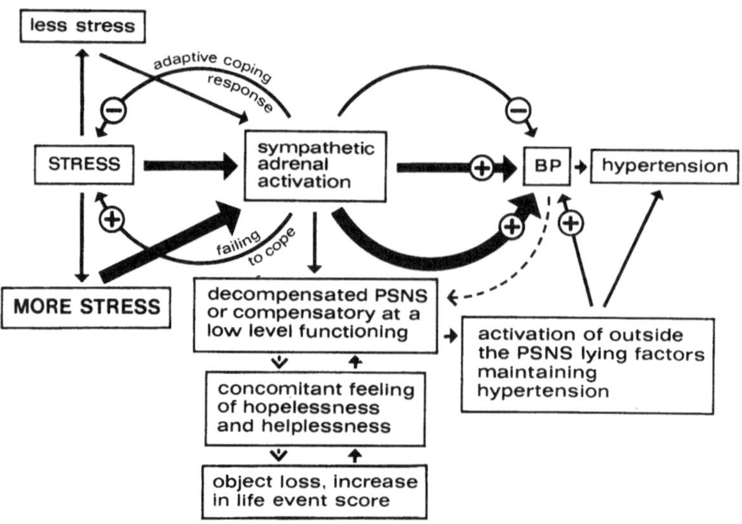

Abb. 6. In diesem Modell ist dargestellt, wie eine sympathico-adrenale Aktivierung eine adaptive Leistung sein kann, die zur Streßreduzierung führt oder aber, wenn die Streßreduzierung ausbleibt, bei Inadäquatheit der Bewältigungsstrategien, zu einer Vermehrung des erlebten Stresses solange beitragen kann, bis es zu einer Dekompensation des peripheren sympathischen Nervensystems kommt. Die sympathico-adrenale Aktivierung geht mit einer Blutdruckerhöhung einher. Wenn außerhalb des peripheren sympathischen Nervensystems liegende Faktoren die Aufrechterhaltung des Blutdrucks übernehmen, wird das peripher sympathische Nervensystem (PSNS) kompensatorisch auf ein niedrigeres Funktionsniveau gestellt. Dies kann möglicherweise mit einem Gefühl der Hoffnungslosigkeit und Hilflosigkeit einhergehen, welches umgekehrt auch, hervorgerufen durch einen Objektverlust oder durch einen Anstieg sogenannter life events, zu einer entweder kompensatorischen Niedrigstellung oder zu einer Dekompensation des PSNS führen kann

so erhöht sich der Vasomotorentonus und damit der Blutdruck. Es ist eine Frage der Zeit, wann außerhalb des PSN liegende Faktoren die Aufrechterhaltung des Hochdrucks übernehmen. Vermutlich kommt es dann zu einer Erschöpfung der PSN-Aktivität (hier: Abnahme der DBH-Aktivität) oder zu einer kompensatorischen Niedrigstellung. Wie wir an der Wechselwirkung zwischen peripheren und zentralen noradrenergen Neuronen gesehen haben, könnte dieser Vorgang vorwiegend zentral bedingt sein. Die dann zu postulierenden zentralen Veränderungen können mit einem Gefühl von Hoffnungslosigkeit einhergehen oder dem Gefühl des nicht ersetzbaren Verlustes. Wir sind zur Zeit dabei, das ZNS, welches in diesem Modell nur auf der Gefühlsebene repräsentiert ist, auch in seinen neurochemischen und neurophysiologischen Reaktionsweisen in dieses Modell zu integrieren [42].

Literatur

1. Page, I. H.: The continuing failure to understand and treat hypertension. JAMA, 1979, *241*, 1897
2. Lamprecht, F., Bernhard, P.: Ist der Essentielle Hypertonus eine psychosomatische Erkrankung? (In Vorbereitung)
3. Weinshilboum, R. M., Thoa, N. B., Johnson, D. G., Kopin, I. J. (Axelrod, J.: Proportional release of norepinephrine and dopamine-β-hydroxylase from sympathetic nerves. Science, 1971, *174*, 1349
4. Printz, M. P., Wallis, C. J., Lewicki, J. A., Fallon, J. H.: Correlation between CSN angiotensinogen and central catecholamine pathways. In: Usdin, E., Kopin, I. J., Barchas, J. (eds.): Catecholamines: Basic and clinical frontiers. Vol. 2. Proc. of the Fourth International Catecholamine Symposium, Pacific Grove, California, Sept. 17–22, 1978. Pergamon Press, Oxford, New York, Toronto 1979
5. Ganong, W. F., Jones, H., Chalett, J.: The role of peripheral and central catecholamines in the regulation of renin secretion. In: Usdin, W., Kopin, I. J., Barchas, J. (eds): Catecholamines: Basic and clinical frontiers. Vol. 2. Proc. of the Fourth International Catecholamine Symposium, Pacific Grove, California, Sept. 17–22, 1978. Pergamon Press, Oxford, New York, Toronto 1979
6. Doba, N., Reis, D. J.: Role of central and peripheral adrenergic mechanisms in neurogenic hypertension produced by brainstem lesions in rat. Circ. Res., 1974, *34*, 290
7. Chalmers, J. P., Reid, J. L.: Participation of central noradrenergic neurons in arterial baroreceptor reflexes in the rabbit. Circ. Res., 1972, *31*, 789
8. Tranzer, J. P., Thoenen, H.: An electron microscopic study of selective, acute degeneration of sympathetic nerve terminals after administration of 6-hydroxydopamine. Experientia, 1968, *24*, 155
9. Spyer, K. M: Baroreceptor sensitive neurons in the anterior hypothalamus of the cat. J. Physiol., 1972, *224*, 245
10. Saavedra, J. M., Grobecker, H., Axelrod, J.: Central adrenergic neurons in spontaneous (SHR) and experimental hypertension in rats. Clinical and Experimental Pharmacology and Physiology, 1976, *3*, 157
11. Dahlström, A., Fuxe, K.: Evidence for the existence of monoamine containing neurons in the central nervous system. I. Demonstration of monoamines in the cell bodies of brain stem neurons. Acta Physiol. Scand., 1964, *62*, 1
12. Nakamura, K., Gerold, M., Thoenen, H.: Experimental hypertension of the rat: Reciprocal changes of norepinephrine turnover in heart and brain stem. Naunyn-Schmiedebergs Arch. Pharmak., 1971, *268*, 125
13. De Jong, W., Palkovits, M.: Hypertension after localized transaction of brain stem fibres. Life Sciences, 1975, *18*, 61
14. Haeusler, G., Finch, L., Thoenen, H.: Central adrenergic neurons and the initiation and development of experimental hypertension. Experientia, 1972, *28*, 1200
15. Lamprecht, F., David, M., Jcobowitz, J., Richardson, J. St., Kopin, I. J.: Central adrenergic neurons in doca-salt hypertension. J. Neurol. Sciences Res., 1975, *1*, 227
16. Lamprecht, F., Richardson, J. St., Williams, R. B., Kopin, I. J.: 6-Hydroxydopamine destructions of central adrenergic neurons prevents or reverses developing doca-salt hypertension in rats. J. Neural. Transmiss., 1977, *40*, 149
17. Finch, L., Haeusler, G.: Further evidence for a central hypotensive action of alphamethyldopa in both the rat and cat. Brit. J. Pharmacol., 1973, *47*, 217
18. Wooten, F., Hanson, T., Lamprecht, F.: Elevated serum dopamine-β-hydroxylase activity in rats with inherited diabetes insipidus. J. Neural. Transmiss., 1975, *36*, 107
19. Lamprecht, F., Wooten, G. F.: Effect of hypophysectomy on serum dopamine-β-hydroxylase acitivity in rat. Endocrin., 1973, *92*, 1943
20. Lamprecht, F., Wooten, G. F., Thomas, J. A., Gardon, P. V., Kopin, I. J.: Serum dopamine-β-hydroxylase under various pathophysiological conditions. Proc. Fourth, Int. Endocrinol. Congr., Washington 1972

21. Lamprecht, F., Miller, W. L., Kawasaki, T., Bartter, F. C.: Responses of plasma renin activity and dopamine-β-hydroxylase to increased intravascular volume. J. Neural. Transmiss., 1979, *46*, 35
22. Kaufmann, W., Müller, A.: Expansion des Plasmavolumens nach rascher Verminderung der zirkulierenden Blutmenge. Z. für Kreislaufforschung, 1958, *47*, 719
23. Gill, J. R., Mason, D. T., Bartter, F. C.: Adrenergic nervous system in sodium metabolism: Effects of guanethidine and sodium-retaining steroids in normal man. J. Clinical Invest., 1964, *43*, 177
24. Ader, R.: Effects of early experience and differential housing on behavior and susceptibility to gastric erosions in the rat. J. Comp. Physiol. Psychol., 1965, *60*, 233
25. Lamprecht, F., Williams, R. B., Kopin, I. J.: Serum dopamine-β-hydroxylase during development of immobilization-induced hypertension. Endocrin., 1973, *92*, 953
26. Lamprecht, F., Eichelman, B. S., Williams, R. B., Wooten, G. F., Kopin, I. J.: Serum dopamine-β-hydroxylase (DBH) activity and blood pressure response of rat strains in shock-induced fighting. Psychosom. Med., 1974, *36*, 304
27. Williams, R. B., Eichelman, B. J., Ny, L. K. Y.: The effects of peripheral chemosympathectomy and adrenalectomy upon blood pressure responses of the rat to footshock under varying conditions: Evidence for behavioral effects on patterning of sympathetic nervous system responses. Psychophysiology, 1978, *16*, 89
28. Lamprecht, F., Eichelman, B., Thoa, N. B., Williams, R. B., Kopin, I. J.: Immobilization-induced increase in rat fighting behavior, serum dopamine-β-hydroxylase and hypothalamic tyrosine hydroxylase. Science, 1972, *177*, 1214
29. Schäfer, C. F., Brackett, D. J., Wilson, M. F., Gunn, C. G.: Lifelong hyperarousal in the spontaneously hypertensive rat indicated by operant behavior. Pavlovian Journal, 1978, *13*, 217
30. Lamprecht, F., Andres, R., Kopin, I. J.: Serum-dopamine-β-hydroxylase: Constancy of levels in normotensive adults and decreases of blood pressure elevation. Life Science, 1975, *17*, 749
31. Lamprecht, F., Richard, J., Wyatt, R., Belmaker, D. L., Murphy, D., Pollin, W.: Plasma dopamine-β-hydroxylase in identical twins discordant for schizophrenia. In: Usdin, E., Snyder, R. (eds.): Frontiers in Catecholamine Research. Pergamon Press, New York 1973
32. Lamprecht, F.: Serum-Dopamine-β-Hydroxylase und Hochdruck. (Übersichtsreferat). Dtsch. Med. Wschr., 1977, *102*, 1123
33. Lamprecht, F.: Serum-dopamine-β-hydroxylase and hypertension. In: Usdin, E., Kopin, I. J., Barchas, J. (eds.): Catecholamines: Basic and clinical frontiers. Vol. 2. Proc. of the Fourth International Catecholamine Symposium. Pacific Grove, California, Sept. 17–22, 1978. Pergamon Press, Oxford, New York, Toronto 1979
34. Silbergeld, S., Manderscheid, R. W., O'Neill, P. H., Lamprecht, F., Ny, L. K. Y.: Changes in serum dopamine-β-hydroxylase activity during group psychotherapy. Psychosom. Medicine, 1975, *37*, 352
35. Selye, H.: The implications of the stress concept. Biochemistry and Experimental Biology, 1974/75, *2*, 191
36. Schulte, W.: Die Entlastungssituation als Wetterwinkel für Pathogenese und Manifestierung neurologischer und psychiatrischer Krankheiten. Nervenarzt, 1951, *22*, 140
37. Weiss, J. M.: Effects of coping responses on stress. J. Comp. Physiol., Psychol., 1968, *65*, 251
38. Engel., G. L.: Memorial Lecture: The psychosomatic approach to individual susceptibility to disease. Gastroenterology, 1974, *67*, 1085
39. Schmale, A. H.: Giving up as a final common pathway to changes in health. In: Lipowski, Z. J. (ed.): Psychosocial aspects of physical illness. Advances in Psychosomatic Medicine 8. Karger, Basel, New York 1972
40. Seligman, M. L. P.: Helplessness, on depression, development, and death. Freeman, San Francisco 1975
41. Lamprecht, F.: Serum-dopamine-β-hydroxylase and hypertension: Implications for an integrative model of hypertension. Proceedings of the 4th Congress of the International College of Psychosomatic Medicine, Kyoto (5.–9. 9. 1977), 1977
42. Lamprecht, F.: The catecholamine hypothesis of essential hypertension revisited. Proceedings of the 6th Congress of the International College of Psychosomatic Medicine. Montreal (13.–18. 9. 1981)

Die Situationshypertonie als Risikofaktor*

T. H. Schmidt

Einige Überlegungen zu Evolution, Blutdruckhöhe und kardiovaskulärer Mortalität[1]

„Jeder lebende Organismus ist in jedem einzelnen seiner Bau- und Funktionsmerkmale vom Gang des Evolutionsgeschehens bestimmt" [1]. Dieser Satz von Konrad Lorenz ist in einem sehr radikalen und sehr weitreichenden Sinne gemeint; er betrifft morphologische und physiologische Merkmale aller lebenden Organismen ebenso wie Wahrnehmungsfunktionen, Verhaltensweisen, Emotionen und überhaupt alle psychischen Funktionen bis hin zu den Mechanismen der menschlichen Vernunft [2]. Bereits Charles Darwin, der als Hauptursachen der außergewöhnlichen Planmäßigkeit biologischer Organisationsformen, bzw. der Anpassung der Organismen an ihre jeweiligen Umwelten, das Zusammenspiel von ungerichteten Erbänderungen – De Vries führte hierfür später den Begriff der Mutation ein – und natürlicher Auslese (Selektion) beschrieb, hat seine Theorie in diesem weiten Sinne verstanden. Bald nach Veröffentlichung von „The origin of species" mußte er die Breite seines Ansatzes gegenüber den Ansichten von John Stuart Mill und dem unabhängigen Mitentdecker der Evolutionstheorie, Alfred Russel Wallace, verteidigen; sie vertraten nämlich die Anschauung, daß der menschliche Geist frei von den Auswirkungen der natürlichen Selektion sei. Für Darwin stellte das eine ernsthafte Bedrohung seiner grundlegenden Theorie der Evolution durch natürliche Selektion dar und er schrieb 1869 an Wallace: „I hope you have not murdered too completely your own and my child" [3].

Die weitreichende Zweckmäßigkeit ihrer Organisation gewannen die Organismen durch die Vorgänge von Mutation, Neukombination von Erbanlagen und Selektion, d.h. durch zufällige Veränderungen im genetischen Code und Überleben der den Umweltbedingungen besser angepaßten Genotypen mit größerer Nachkommenzahl bzw. Aussterben der schlechter angepaßten Genotypen mit geringerer Nachkommenzahl. Ändern sich Umweltbedingungen, fördert die Selektion manche der vorhandenen genetischen Varianten innerhalb einer bestimmten Art und unter-

---

* Herrn Prof. Dr. Jürgen Aschoff zum 68. Geburtstag gewidmet.

1 Herrn Dr. Serge Daan, Zoologisches Institut der Universität Groningen, Niederlande, danke ich in freundschaftlicher Verbundenheit für argumentative Hilfe bei der Diskussion der evolutionstheoretischen Grundlagen.

drückt andere; nach einem entsprechenden Zeitraum ist eine neue, bessere genetische Anpassung an die veränderten Bedingungen erreicht.

Bei der Analyse von Form und Funktionen lebender Systeme stellen sich zwei Aufgaben: es sind dies einmal die Beschreibung des Systems in seinem augenblicklichen Zustand, und zum anderen der Versuch, verständlich zu machen, wieso dieses System so und nicht anders geworden ist. Es ist die gleiche Frage, die der Philosoph David Hume ins Zentrum seiner Überlegungen stellt: „How does the mind work, and beyond that, why does it work in such a way and not another?" Wie immer sind lebende Form und Funktion ein Kompromiß, mehreren Arten des Selektionsdruckes gerecht zu werden [1], und dies gilt auch für die Subsysteme des Organismus. Vor dem Hintergrund des Evolutionsgeschehens sollen nun einige Aspekte der Blutdruckregulation betrachtet werden.

Die als Kreislaufregulation bezeichneten Vorgänge dienen zweifellos einer Anpassung des Organismus an die wechselnden Bedürfnisse der Gewebe. Es handelt sich also nicht um eine Regulation des Kreislaufs, sondern um eine Regulation der Gewebsversorgung [4]. Voraussetzungen hierfür sind ein den Erfordernissen angepaßtes Blutvolumen sowie ein ausreichendes Druckgefälle zwischen Arterien und Venen. Die wechselnden Leistungsanforderungen der Gewebe verlangen ein komplexes Regelsystem, das die Gesamtstromstärke im Kreislauf und die relativen Stromstärken in verschiedenen Gefäßgebieten verändern kann. Die Höhe des arteriellen Blutdrucks bzw. dessen Veränderungen bestimmen hierbei im wesentlichen die Höhe des Druckgefälles. Situative Blutdruckanstiege vergrößern für den Zeitraum ihrer Dauer das Druckgefälle, d.h. sie ermöglichen bei unverändertem Widerstand den Transport eines größeren Volumens pro Zeiteinheit, – wobei die Beziehung zwischen Stromzeitvolumen und Druckgefälle im Organismus annähernd linear ist [5] –, oder es kann das gleiche Volumen pro Zeiteinheit gegen einen höheren Widerstand, d.h. durch ein engeres Röhrensystem transportiert werden.

Der Höhe des arteriellen Druckes kommt also eine wichtige Funktion bei der Regulation der Gewebsversorgung zu. Um so erstaunlicher erscheint deshalb zunächst die an relativ großen Populationen epidemiologisch belegte Tatsache des engen Zusammenhangs zwischen Blutdruckhöhe und kardiovaskulärer Mortalität: das Risiko, innerhalb von 12 Jahren infolge einer kardiovaskulären Erkrankung zu sterben, steigt kontinuierlich mit der Höhe des einmal gemessenen Gelegenheitsblutdrucks an (Abb. 1) [6]. Das durchschnittliche Risiko wird bereits bei einem diastolischen Blutdruck von 85 mmHg überschritten. Demnach muß man als besten Wert den niedrigsten Blutdruck bezeichnen, der mit körperlicher und geistiger Leistungsfähigkeit vereinbar ist; der niedrigste Blutdruck scheint also mit der größten Lebenserwartung verknüpft zu sein, allerdings nur in bezug auf die kardiovaskulären Erkrankungen, die zu den häufigsten Todesursachen in unserem Jahrhundert gehören. Eine untere Blutdruckgrenze, unterhalb derer die Mortalitätsrate wieder ansteigt, ist unter kreislaufregulatorischen Gesichtspunkten natürlich zu erwarten, erscheint hier aber epidemiologisch nicht erfaßt zu sein.

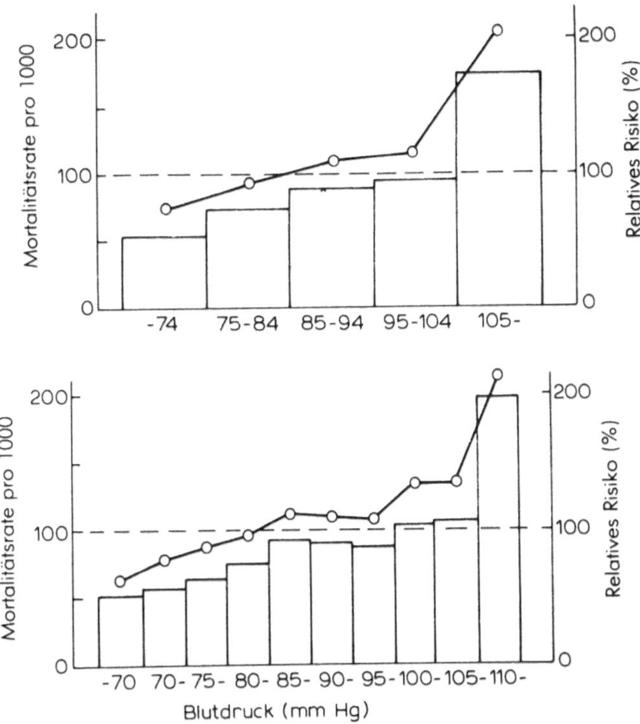

Abb. 1. Zwölfjahresraten an Herzinfarkt und kardiovaskulären Todesfällen pro 1000 nach diastolischem Blutdruck, berechnet nach dem Pooling-Projekt, welches die Daten aus Albany, Chicago, Framingham and Tecumseh zusammenfaßt. Die Erhöhung des Risikos für Herzinfarkt und kardialen Tod mit zunehmendem diastolischen Druck bei der Erstuntersuchung wird deutlich. Der systolische Druck steht in seiner prädiktiven Aussagekraft dem diastolischen nicht nach. Werden die diastolischen Werte von 10 zu 10 mmHg zusammengefaßt, zeigt sich ein kontinuierlicher Anstieg des Risikos mit zunehmender Blutdruckhöhe; werden die Daten in Gruppen von 5 zu 5 mmHg angeordnet; steigt das Risiko erst von diastolischen Werten von 100 mmHg stärker an. Das durchschnittliche Risiko wird schon bei einem diastolischen Blutdruck von 85 mmHg überschritten [6]

Es erhebt sich die Frage, warum im Laufe der Evolution die Selektion nicht das Überwiegen eines optimal niedrigen mit maximaler Lebenslänge verbundenen Blutdrucks begünstigt. Zumindest scheinen in den epidemiologisch untersuchten Populationen durchaus nicht die mit der geringsten kardiovaskulären Mortalität verknüpften Blutdruckwerte zu überwiegen, wobei noch zu berücksichtigen ist, daß der Blutdruck mit zunehmendem Alter oft ansteigt [7]. Eine Erklärungsmöglichkeit liegt darin, daß ein höherer Blutdruck mit anderen Selektionsvorteilen verknüpft ist oder zumindest in der phylogenetischen Vergangenheit verknüpft war, und die höhere kardiovaskuläre Mortalität gewissermaßen mit in Kauf genommen wird. Eine weitere Ursache könnte auch in einer Änderung von Umwelteinflüssen bestehen, die wirksam geworden sind, ohne daß bisher eine genetische Anpassung stattfinden konnte. Wahrscheinlich wird der Blutdruck erst dort zu einem so bedeutsamen Maß der Lebenserwartung, wo wie heute in sehr vielen menschlichen Populationen die natürliche Lebenserwartung, die für den größten Teil unserer Evolution das Durchschnittsalter bestimmte, durch erfolgreiche Kontrolle vieler anderer lebensverkürzender Faktoren beträchtlich vergrößert werden konnte.

Unter evolutionstheoretischen Aspekten ist nicht einzusehen, weshalb das Merkmal „langes Leben" generell einen Selektionsvorteil darstellen sollte. Das ist nur unter speziellen Bedingungen zu erwarten, z.B. wenn „langes Leben" Voraussetzung für die Aufzucht der Nachkommen ist, bzw. wenn deren Überleben oder deren bessere Chancen vom Leben der Eltern abhängt; das beträfe alle Organismen, die Brutpflege treiben, – aber eben nur bis zu einem bestimmten Alter. Ein entgegengerichteter, mit „kurzem Leben" verbundener Selektionsvorteil könnte von einer raschen Generationenfolge ausgehen, die eine schnellere genetische Anpassung an Umweltveränderungen ermöglicht. Die durchschnittliche Lebenslänge stellt wahrscheinlich einen Kompromiß zwischen mehreren entgegengerichteten Formen des Selektionsdruckes dar, die meßbar zu machen das eigentliche Problem ist. Die Kenntnis der wirksamen Selektionsdruckformen ist aber die Voraussetzung für ein tieferes Verständnis auch der epidemiologisch bedeutsamen Faktoren, deren Manipulation wiederum ein wichtiges menschliches Bedürfnis ist, wie z.B. die Verlängerung des Lebens durch rechtzeitige antihypertensive Behandlung.

Ein Selektionsdruck ist direkt und eindeutig an Mortalitätsraten nur dann ablesbar, wenn er Populationen vor ihrem Fortpflanzungsalter betrifft, später können entgegengesetzte Effekte auftreten, deren Wirkungen im einzelnen kaum zu isolieren sind. Die kardiovaskuläre Mortalität hat ihren Gipfel erst weit nach Beginn des Fortpflanzungsalters. Es erscheint somit möglich, daß die Langzeitfolgen eines höheren Blutdrucks oder auch einer z.T. mit ihm physiologisch zusammenhängenden größeren Blutdruckreagibilität in Kauf genommen werden, weil in jüngerem Alter hiermit Selektionsvorteile verbunden sind. Diese Überlegungen betreffen die genetische Grundlage von Blutdruckhöhe, Blutdruckreagibilität und Hypertonieentwicklung. Hinzu kommt eine Fülle von Umweltfaktoren, die modifizierend eingreifen können. Nach neueren epidemiologischen Untersuchungen tragen nichtgenetische Variablen sogar mehr zur Variation des Blutdrucks bei als genetische Unterschiede zwischen Personen [8].

Der enge Zusammenhang zwischen einmal gemessenem Gelegenheitsblutdruck und zukünftiger Mortalität erscheint sehr erstaunlich, insbesondere, wenn man die schon in Schritten von 5 bzw. 10 mm Hg nachweisbare Zunahme des kardiovaskulären Risikos mit der natürlichen Schwankungsbreite des Blutdrucks vergleicht. Aber auch die Blutdruckschwankungen gehen offensichtlich in das Risiko ein. Die Daten der Framingham-Studie zeigen, daß die Wahrscheinlichkeit für das Auftreten einer kardiovaskulären Erkrankung sowohl mit der Höhe des niedrigsten als auch des höchsten systolischen Blutdruckwertes einer Meßreihe ansteigt, natürlich auf unterschiedlich hohem absoluten Risikoniveau (Abb. 2) [9].

Die einzige Schlußfolgerung, die aus diesen Untersuchungen gezogen werden kann, ist, daß das individuelle Risiko um so besser vorhergesagt

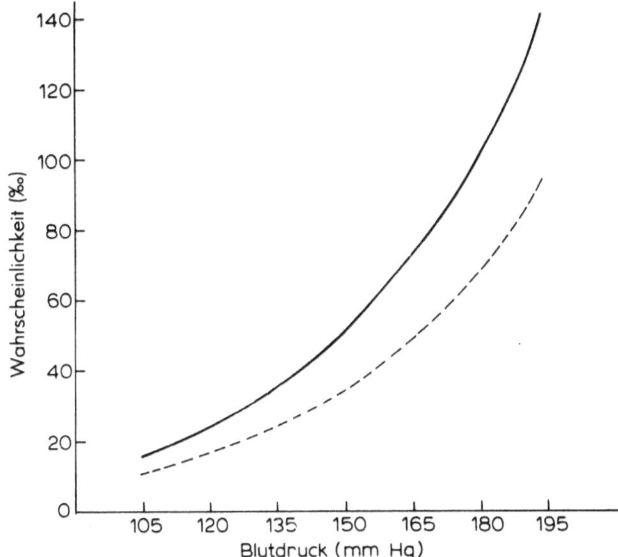

Abb. 2. Risiko für die Entwicklung einer kardiovaskulären Erkrankung gemäß dem niedrigsten und höchsten systolischen Blutdruck bei den Untersuchungen (Framingham-Studie: Follow-up über 18 Jahre) [9]

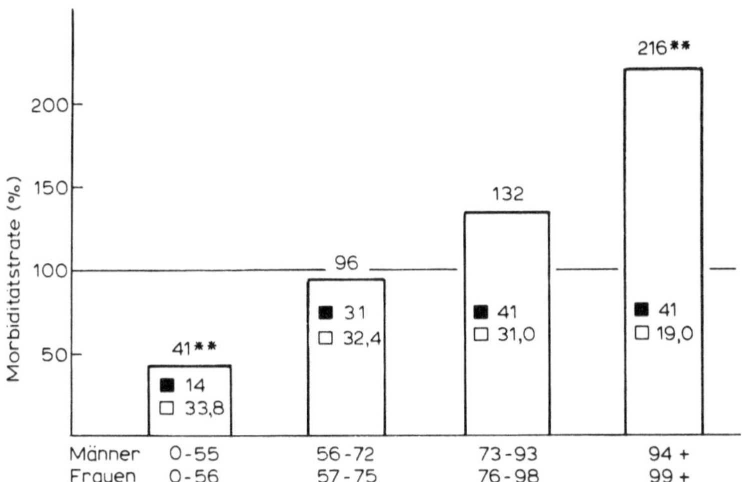

Abb. 3. Risiko einer Hypertonie-Entwicklung in einem Zeitraum von 12 Jahren in Bezug zur Labilität des systolischen Blutdrucks bei normotensiven Männern und Frauen im Alter von 35–74 Jahren (Framingham-Studie). Labilität = Standardabweichung des systolischen Blutdrucks innerhalb von 3 Messungen.
**signifikant auf dem 5% Niveau [10]

werden kann, je vollständiger wir das Gesamtblutdruckprofil jedes einzelnen erfassen können. Daraus läßt sich aber auch ableiten, daß das Risiko um so größer sein sollte, je häufiger und höher situative Blutdruckspitzen auftreten. Und in der Tat sprechen epidemiologische Daten dafür. Eine höhere Labilität des systolischen Blutdrucks ist bei Normotonikern mit einem höheren Risiko für eine Hypertonieentwicklung innerhalb der nächsten 12 Jahre verbunden (Abb. 3) [10][2]. Eine gesteigerte Blutdruckreagibilität, bestimmt mit dem cold pressor-Test, ist der beste einzelne Prädiktor für das zukünftige Auftreten einer koronaren Herzkrankheit in einem Zeitraum von 20 Jahren [11]. Blutdrucklabilität und erhöhte Blutdruckreagibilität, zwei Parameter mit vermutlich unterschiedlicher Bedeutung, scheinen somit Risikofaktoren sowohl für die Entwicklung einer Hypertonie als auch für das Entstehen einer koronaren Herzkrankheit zu sein.

Die in bezug auf die kardiovaskuläre Mortalität „klassischen" Risikofaktoren erklären einen Varianzanteil von nur rund 50% [12], d. h. wir besitzen mit dem heutigen Konzept der Risikofaktoren für einen sehr großen Prozentsatz aller Fälle von Herzinfarkt, plötzlichem Herztod etc. keine Erklärung. Die genaue und vollständige Kenntnis der individuellen, im alltäglichen Leben auftretenden Blutdruckreaktionen könnte somit durchaus geeignet sein, mehr Varianzanteile aufzuklären. Diese Reaktionen sind von Umwelteinflüssen abhängig, ihre Kopplung mit verschiedensten Umgebungsreizen ist konditionierbar, was für eine Hypertonieentwicklung bedeutsam sein kann [13]. Die Blutdruckreagibilität besitzt eine genetische Komponente [14], und sie wird über neurohormonale Faktoren vermittelt. Ihr Ausmaß hängt von peripheren Faktoren ab, die durch die morphologische und funktionelle Adaptation des Gefäßsystems an die Blutdruckhöhe beeinflußt werden [15].

Das komplexe Zusammenspiel von genetischen Einflüssen und Umweltfaktoren, die wiederum sowohl über zentrale als auch periphere Mechanismen wirksam werden, ist für die aktuelle Blutdruckhöhe wie für das Ausmaß der möglichen situativen Veränderung verantwortlich. Die Schätzung der jeweiligen Varianzanteile der einzelnen beteiligten Faktoren ist eine wichtige, wenngleich schwierige und sehr umfangreiche Aufgabe. Eine erste, sehr naheliegende Frage ist: Wie verhält sich der Blutdruck unter Ruhebedingungen bei Normotonikern und Hypertonikern?

Tagesperiodische und situative Einflüsse auf das Kreislaufverhalten bei Normotonikern und Hypertonikern

Abb. 4a zeigt den mittleren tagesperiodischen Verlauf von systolischem und diastolischem Blutdruck bei 10 Normotonikern und 10 unbehandelten

---

2 Bei späteren Analysen der Framingham-Daten wurde die Frage nach einem Zusammenhang zwischen Blutdrucklabilität und Hypertonieentwicklung leider nicht weiter verfolgt. Auf Anregung des Verfassers soll dieser Frage jetzt im Follow-up über 24 Jahre nochmals nachgegangen werden, wobei gleichzeitig einige methodische Probleme überprüft werden können [10a].

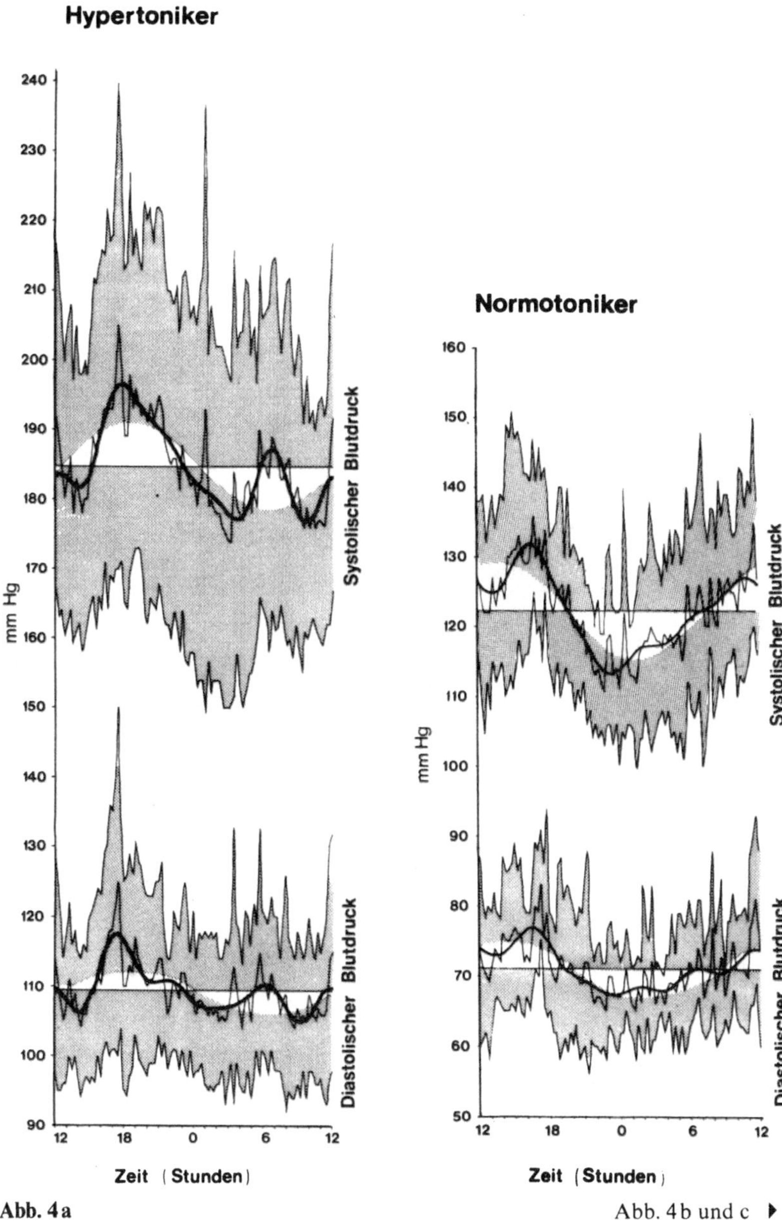

Abb. 4a   Abb. 4b und c ▶

Abb. 4a. Mittlerer tagesperiodischer systolischer und diastolischer Blutdruckverlauf bei 10 Normotonikern und 10 unbehandelten Hypertonikern während Bettruhe. Das Rasterfeld gibt die interindividuelle Streuung wieder. Die Daten wurden aus der fortlaufenden intra-arteriellen Messung gewonnen, indem bei jedem Patienten alle 15 Minuten die Druckwerte von 10 Herzaktionen gemittelt wurden. Die geglätteten Kurven und die Berechnung der Grundschwingung wurden mit Hilfe der harmonischen Analyse gewonnen (s. auch [16]). **b** Mittlerer tagesperiodischer Verlauf der Blutdruckamplitude. **c** Mittlerer tagesperiodischer Verlauf der Herzfrequenz

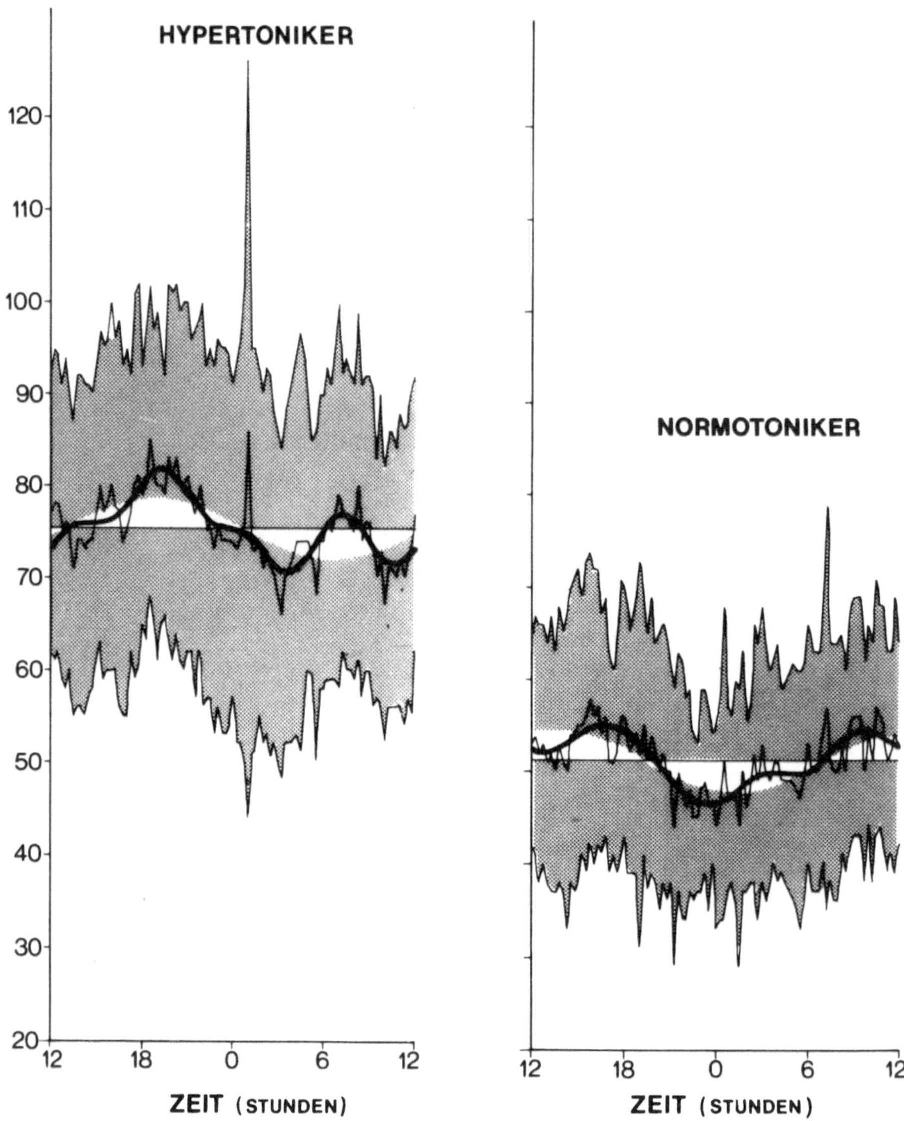

Abb. 4b

essentiellen Hypertonikern während Bettruhe über 24 Std. Die circadiane Schwingungsbreite, d.h. die Differenz zwischen Maximum und Minimum innerhalb von 24 Stunden unterscheidet sich zwischen beiden Gruppen nicht; sie beträgt im Mittel etwa 30 mmHg systolisch und 20 mmHg diastolisch.

Trotzdem unterscheiden sich zusätzlich zur unterschiedlichen Blutdruckhöhe beide Gruppen im tagesperiodischen Verlauf des systolischen und diastolischen Blutdrucks, sowie der Blutdruckamplitude (Abb. 4b). Dies ergibt sich aus einer multifaktoriellen varianzanalytischen Auswertung

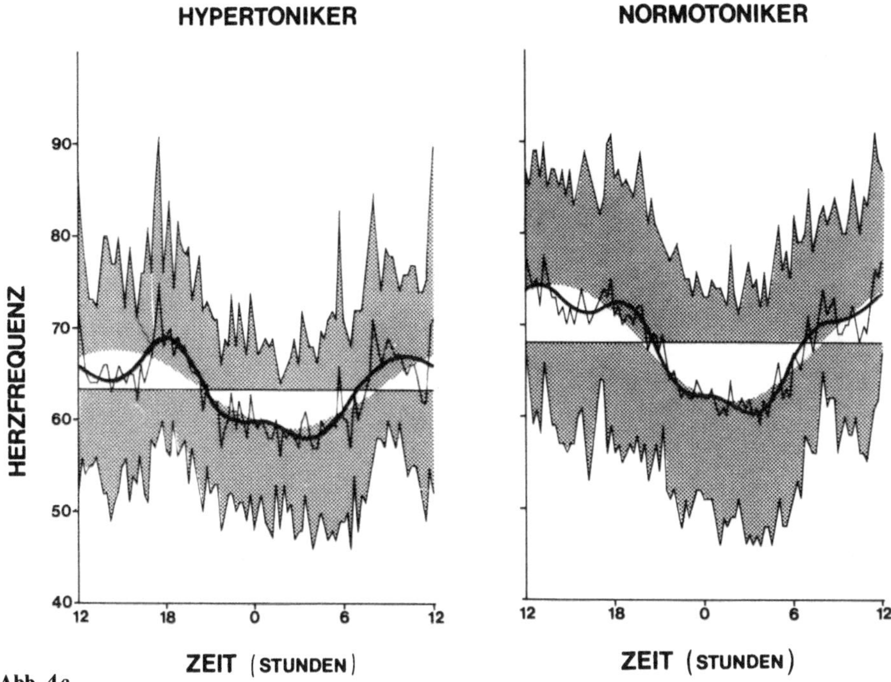

Abb. 4c

der Daten durch eine signifikante (p < 0.001) Wechselwirkung des Faktors „Patientengruppe" (Normotoniker/Hypertoniker) mit dem Faktor „Meßzeitpunkte" (96 Viertelstunden-Werte über 24 Std.). Für die Herzfrequenz lassen sich diese Unterschiede nicht nachweisen (Abb. 4c).

Eine Betrachtung der Mittelwertkurven zeigt, worin diese Unterschiede bestehen können: In beiden Gruppen liegt zwar das Maximum des systolischen und diastolischen Blutdrucks ungefähr zur gleichen Zeit, etwa zwischen 17 und 18 Uhr, jedoch sinkt der Druck bei den Normotonikern innerhalb von 5 bis 6 Std. bis zum nächtlichen Minimum ab, wohingegen er bei Hypertonikern hierfür etwa 10 bis 11 Std. benötigt. Die Hypertoniker reagierten darüber hinaus mit einem stärkeren systolischen Druckanstieg zwischen 5 und 6 Uhr morgens, der Weckzeit im Krankenhaus. Ähnliche Unterschiede finden sich auch bei der Blutdruckamplitude [16].

Zur statistischen Beschreibung dieser Unterschiede im tagesperiodischen Verlauf wurden harmonische Analysen und Diskriminanzanalysen herangezogen[3]. Es unterscheidet sich der tagesperiodische Verlauf des systolischen Blutdrucks (p<0.05) und der Blutdruckamplitude (p<0.01) zwischen beiden Gruppen signifikant, wobei jeder Hypertoniker und jeder Normotoniker, unabhängig von der Blutdruckhöhe, lediglich durch die Form des tagesperiodischen Verlaufes der richtigen Gruppe zugeordnet

3 Herrn Professor Dr. H. K. Selbmann, Institut für Medizinische Informationsverarbeitung, Statistik und Biomathematik, Ludwig-Maximilians-Universität München, danke ich für die Durchführung der diskriminanzanalytischen Berechnungen.

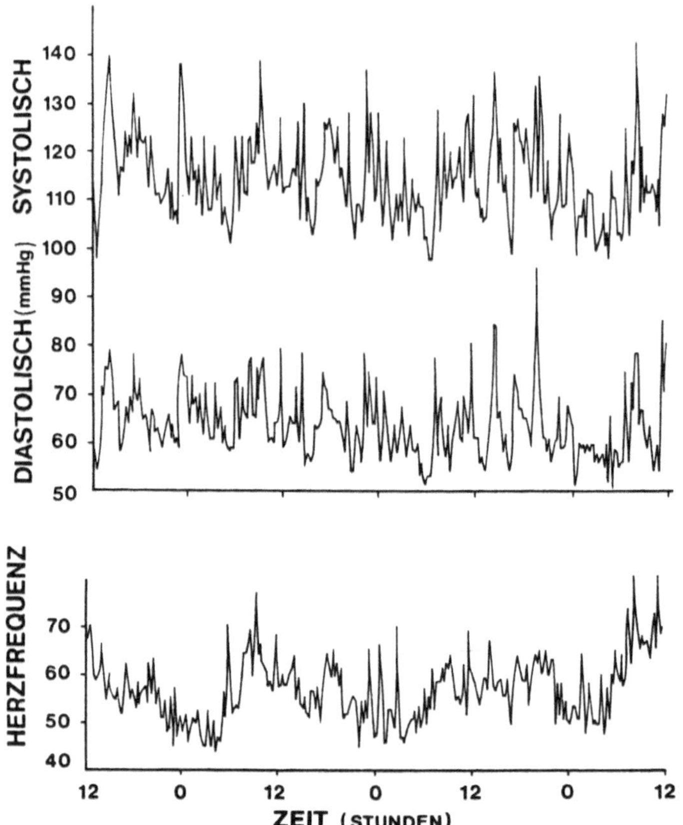

Abb. 5. Verlauf von Blutdruck und Herzfrequenz bei einem 40jährigen Normotoniker über 3 Tage während Bettruhe

wird. Beim diastolischen Blutdruck treten zwei Fehlklassifikationen auf, und bei der Herzfrequenz finden sich keine systematischen Unterschiede. Diese Ergebnisse sprechen für tagesperiodisch bedingte Langzeitveränderungen der kardiovaskulären Reagibilität bei Hypertonikern.

Die Berechnung und der statistische Vergleich von tagesperiodischen Mittelwertskurven täuscht einen relativ glatten circadianen Blutdruckverlauf vor und berücksichtigt nicht die starken situativen Schwankungen, die diesen Verlauf bei den einzelnen Patienten überlagern. Das liegt daran, daß situative Blutdruckspitzen in Abhängigkeit von den jeweiligen momentanen Umgebungsbedingungen zu verschiedenen Tageszeiten auftreten und infolge ihrer zeitlichen Variabilität bei der Mittelung über mehrere Personen verschwinden. In Abb. 5 ist der Verlauf von Blutdruck und Herzfrequenz eines Normotonikers über drei Tage bei Bettruhe dargestellt. Hier wird die Tagesperiodik durch die situativen Einflüsse fast verschleiert. Abb. 6 zeigt den tagesperiodischen Verlauf bei einem Hypertoniker: Hier treten im Verlauf von 24 Std. Blutdruckschwankungen von mehr als 80/ 50 mmHg auf.

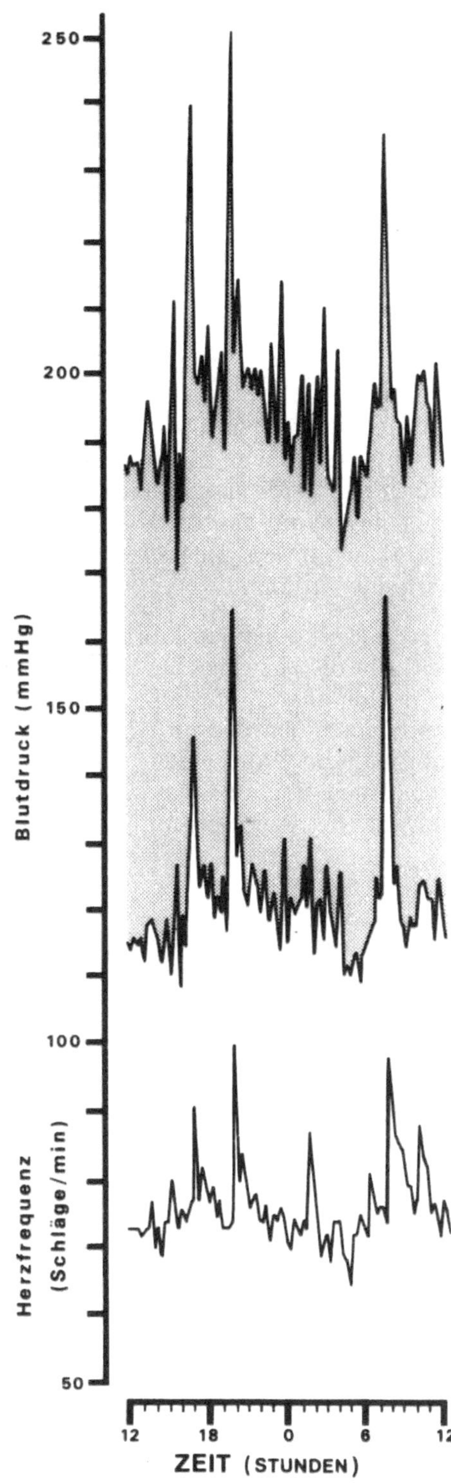

Abb. 6. Verlauf von Blutdruck und Herzfrequenz bei einem 31jährigen unbehandelten Hypertoniker über 24 Std während Bettruhe

Die bei Bettruhe gemessene maximale natürliche Schwankungsbreite des Blutdrucks betrug im Mittel bei den 10 unbehandelten Hypertonikern systolisch/diastolisch 62/42 mmHg und bei der Normotonikergruppe immerhin auch 52/39 mmHg. Das sind beträchtliche „Ruheschwankungen", wenn man sie mit der schon in Schritten von 10 bzw. 5 mmHg nachweisbaren Zunahme des kardiovaskulären Risikos bei einmaliger (ungenauerer Manschetten-)Messung vergleicht. Es ist zu vermuten, daß die Ruheschwankungen in Wirklichkeit noch größer sind, da die Einzelwerte bereits Mittelwerte aus 10 Herzaktionen darstellen; außerdem wurden sie nur intermittierend alle 15 min registriert.

Die Gesamtvarianz aller gemessenen Blutdruckwerte setzt sich aus drei Varianz-Komponenten zusammen:

1. die Unterschiede im Blutdruckniveau der einzelnen Patienten
   (= unterschiedliche 24-Stunden-Mittel),
2. die Unterschiede zu verschiedenen Tageszeiten
   (= gemeinsamer tagesperiodischer Verlauf),
3. die situativ unterschiedlichen Reaktionen einschließlich Meßfehler
   (= Fehlervarianz).

Diese Komponenten können varianzanalytisch bestimmt werden[4]. Tabelle 1 gibt die einzelnen Varianzkomponenten der vier untersuchten Variablen (systolischer Blutdruck, diastolischer Blutdruck, Blutdruckamplitude, Herzfrequenz) bei Normotonikern und Hypertonikern wieder. Daraus geht hervor, daß die Unterschiede zwischen den 24-Stunden-Mittelwerten einen Varianzanteil von 36% (systolischer Blutdruck) bzw. 26% (diastolischer Blutdruck) bei den Normotonikern und von 74% (systolischer Blutdruck)

Tabelle 1. Prozentzahlen der einzelnen Varianzkomponenten, die bei systolischem und diastolischem Blutdruck sowie bei Blutdruckamplitude und Herzfrequenz durch Unterschiede zwischen den Patienten im Blutdruckniveau (= Unterschiede im 24-Stundenmittel) bzw. durch Unterschiede zwischen den Meßzeitpunkten (= Unterschiede zwischen den Meßwerten zu verschiedenen Tageszeiten) und der Fehlervarianz erklärt werden

	Varianzkomponenten (%)			
	Systolischer BD	Diastolischer BD	BD-Amplitude	Herzfrequenz
Normotoniker				
Patienten	36	26	67	68
Meßzeitpunkte	14	10	3	10
Fehler	50	64	31	22
Hypertoniker				
Patienten	74	51	78	51
Meßzeitpunkte	5	6	2	8
Fehler	21	43	19	41

4 Herrn Dipl.-Math. F. Foerster, Forschungsgruppe Psychophysiologie, Universität Freiburg, danke ich für die Berechnung der Varianzkomponenten der tagesperiodischen Blutdruckverläufe.

bzw. 51% (diastolischer Blutdruck) bei den Hypertonikern erklären. Die höheren Werte der Hypertoniker sind eine Folge der willkürlichen Gruppeneinteilung, die als Hypertoniker alle Patienten wertet, deren 24-Stunden-Mittel höher als 159/93 mmHg (ohne obere Begrenzung!) ist, und als Normotoniker all jene Patienten mit 24-Stunden-Mitteln unter 140/90 mmHg bezeichnet, wobei eine natürliche physiologische Begrenzung nach unten und damit überhaupt ein geringerer Spielraum besteht.

Zu beachten ist, daß die Fehlervarianz, die in diesem Falle zum größten Teil dem Varianzanteil der unsystematischen situativen Veränderungen entspricht, d.h. dem Varianzanteil, der nicht durch Patientenunterschiede im Blutdruckniveau oder durch den gemeinsamen tagesperiodischen Verlauf erklärt wird, unter Ruhebedingungen bei den Normotonikern mit systolisch 59% bzw. diastolisch 64% der Gesamtvarianz ein beträchtliches Ausmaß erreicht; bei den Hypertonikern betragen die entsprechenden Werte immerhin auch noch 21% bzw. 43%. Das bedeutet aber, daß wir den unsystematischen situativen Veränderungen quantitativ einen großen Stellenwert zuschreiben müssen und daß sie von daher gesehen durchaus als potentieller Risikofaktor in Betracht kommen. Das Risiko müßte demnach von der Höhe, der Dauer und der Häufigkeit der situativen Blutdruckanstiege mitbestimmt werden. Es erhebt sich die Frage, wodurch derartige Reaktionen ausgelöst werden.

Emotion und kardiovaskuläre Reaktion

In bezug auf den engen Zusammenhang zwischen emotionellem Verhalten und Blutdruckanstiegen prägte Th. von Uexküll den Begriff der Situationshypertonie [17]. Durch das emotionelle Geschehen können spezifische Umgebungsbedingungen zur auslösenden Situation für Blutdruckreaktionen werden. Die Koppelung von Umgebungsbedingungen und emotionellem Verhalten ist dabei in starkem Maße durch Lernvorgänge bestimmt; an sich neutrale Reize können infolge der individuellen Lerngeschichte spezifische Bedeutung für die Auslösung physiologischer Reaktionsmuster erhalten. Der Stellenwert von Einzelfall-Analysen ist für den weiteren Erkenntnisgewinn ziemlich hoch einzuschätzen; sie erscheinen durchaus dafür geeignet, einen Einblick darüber zu gewinnen, wie spezifische physiologische Reaktionen mit spezifischen Umgebungsbedingungen und der individuellen augenblicklichen „inneren Reaktionsbereitschaft" zusammenhängen.

Ein solcher Einzelfall soll den Zusammenhang zwischen Außenreizen und physiologischem Reaktionsmuster sowie die Modifizierbarkeit dieser Koppelung in Abhängigkeit von der „inneren Reaktionsbereitschaft" veranschaulichen. Bei einer 24jährigen Patientin wurde zur Abklärung von Bewußtseinsverlusten unklarer Genese neben anderen diagnostischen Maßnahmen auch über einige Tage eine kontinuierliche Blutdruckmessung durchgeführt. Die fortlaufende intraarterielle Messung wurde alle 15 min für 15 sec auf Papierstreifen registriert, wobei sich mit leisem Summton automatisch ein Schreiber einschaltete, der neben dem Bett der Patientin

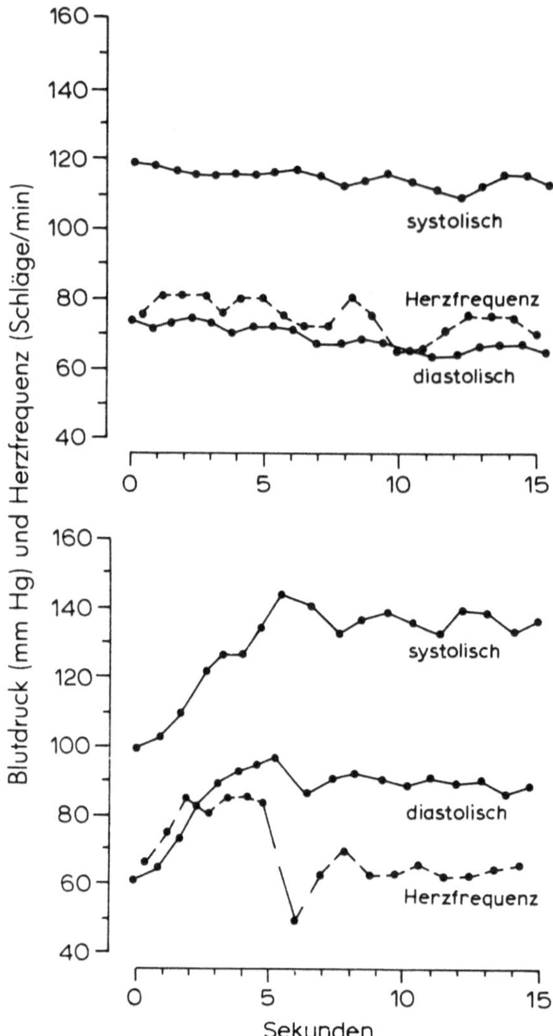

Abb. 7. Schlag-zu-Schlag-Analyse von Blutdruck und Herzfrequenz über ein Intervall von jeweils 15 s bei einer 24jährigen Patientin in Bettruhe. *Oberes Diagramm:* Tagsüber zeigen sich keine wesentlichen Veränderungen dieser Größen während der regelmäßig in viertelstündlichen Abständen durchgeführten automatischen Registrierungen der intra-arteriellen Druckkurve. *Unteres Diagramm:* Nachts in ängstlicher Stimmung löst der leise Summton während der Registrierung regelmäßig alle 15 min stereotype Reaktionen von Blutdruck und Herzfrequenz aus

stand. Die Blutdruckmessung wurde am Vormittag begonnen. Tagsüber zeigten sich keine Besonderheiten (Abb. 7, oberes Diagramm). Kurz nach 21 Uhr wollte die Patientin schlafen; sie war in ängstlicher Stimmung, und beschäftigte sich mit der Frage, ob ihre Blutdruckwerte wohl „gut" seien. Um 21.15 Uhr schaltete sich der Schreiber mit leisem Summen wieder ein. Es kommt zu einem Blutdruckanstieg innerhalb von 7 Herzaktionen von systolisch mehr als 40 mmHg und diastolisch 35 mmHg; die Herzfrequenz steigt ebenfalls sehr schnell um 20 Schläge pro Minute, fällt jedoch wieder auf das Ausgangsniveau ab, sobald der maximale Druckanstieg erreicht ist (Abb. 7, unteres Diagramm). Diese kardiovaskulären Reaktionen wiederholen sich jetzt im gleichen Ausmaß stereotyp alle 15 min. Das Registriergeräusch gewinnt nachts eine spezifische Bedeutung für die Patientin: in ängstlicher Stimmung wird es zum quälenden Weckreiz mit den begleitenden physiologischen Veränderungen. Schließlich werden der Patientin die vergeblichen Einschlafbemühungen „zu dumm", um 0.30 Uhr beginnt sie zu lesen. – Die Blutdruck- und Frequenzanstiege bleiben aus. Ein erneuter Schlafversuch zwischen 3 und 5 Uhr führt wiederum zu viertelstündlichen stereotypen Blutdruck- und Frequenzanstiegen innerhalb weniger Sekunden um mehr als 40 mmHg systolisch, – in der gesamten Nacht mehr als 20mal. Die Patientin entschließt sich endlich, die vergeblichen Schlafversuche aufzugeben und „wach zu sein": die Blutdruck- und Herzfrequenz-Reaktionen bleiben aus. In den folgenden Nächten, in denen die Patientin schläft, treten diese Reaktionen nicht wieder auf.

Dieses Beispiel macht deutlich, wie schnell und durch welche geringen Außenreize bei entsprechender innerer Bereitschaft auch in scheinbarer Ruhe beträchtliche kardiovaskuläre Reaktionen ausgelöst werden können. Der mit dem Meßvorgang verbundene leise Summton vermag eine deutliche Kreislaufreaktion hervorzurufen, – allerdings nur deshalb, weil er beim Versuch, nachts einzuschlafen, eine spezifische subjektive Bedeutung bekommt; verliert der Reiz diese spezifische, angstauslösende Bedeutung, also beim Lesen oder nach dem Entschluß „wach zu sein", verliert er auch, wie tagsüber, seine kreislaufspezifischen Wirkungen.

Die hypothalamische Abwehrreaktion

Dieses Reaktionsmuster ist typisch für die sogenannte im Hypothalamus koordinierte Abwehrreaktion, die vor allem tierexperimentell untersucht worden ist. Sie kann sowohl durch Umgebungsreize und damit über den Kortex als auch durch direkte elektrische Stimulation der hypothalamischen Abwehrzone ausgelöst werden. Die hypothalamische Abwehrreaktion umfaßt differenzierte neurohormonale Entladungsmuster, die einer motorischen Reaktion vorausgehen, und die als Vorbereitung des Organismus auf Kampf oder Flucht interpretiert werden [18, 19]. Sie bestehen in einer zentral ausgelösten Hemmung des vagalen Einflusses auf das Herz und in einer Aktivierung des sympathischen Einflusses auf Herz, Venensystem und die meisten Gefäßgebiete, was, mit Ausnahme der Skelettmuskulatur, zu einer Vasokonstriktion führt; in den Muskelgefäßen tritt vielmehr eine starke Vasodilatation auf [20]. Die humoralen Reaktionen bestehen in einer Freisetzung von Adrenalin aus dem Nebennierenmark [21], einer Aktivierung des ACTH-Kortikosteroidsystems in Hypophyse und Nebennierenrinde [22] sowie in einer neurogenen Reninfreisetzung und damit Beteiligung des Angiotensin-Aldosteron-Mechanismus [23, 24].

Eine Fülle von Reizsituationen ist geeignet, dieses „Programmpaket" „hypothalamische Abwehrreaktion" abzurufen, und damit auch situative Blutdruckerhöhungen auszulösen. Nachdem die Aktivierung der Muskulatur mit einer starken Vasodilatation ihrer Gefäßgebiete verbunden ist, garantiert diese Bereitstellungsreaktion im Bedarfsfalle eine bessere Versorgung der Muskulatur und verhindert einen plötzlichen Blutdruckabfall durch die bei einer motorischen Antwort auftretende Vasodilatation. Hierdurch wird auch verständlich, daß zahlreiche Umgebungsreize geeignet sind, diese Reaktionen hervorzurufen. Die Umgebung muß gewissermaßen fortlaufend auf die Möglichkeit bzw. die Wahrscheinlichkeit von Gefahren hin analysiert werden, auf die der Organismus sofort mit einer stärkeren motorischen Antwort reagieren können muß. Dabei wird offensichtlich in Kauf genommen, daß die Abwehrreaktion und die mit ihr verbundenen Druckerhöhungen oft umsonst ausgelöst werden, nämlich immer dann, wenn eine motorische Reaktion nicht erforderlich war; eine starke motorische Antwort ohne vorherige ausreichende kardiovaskuläre Bereitstellungsreaktion müßte einen akuten Blutdruckabfall zur Folge haben, was in einer derartigen Situation für den Organismus fataler wäre. Die Zweckmäßigkeit dieses Reaktionsmusters wird hierdurch unmittelbar deutlich, und so ist auch zu verstehen, daß der Organismus eher ein Zuviel an situativen Blutdruckanstiegen in Kauf nimmt.

Die Kopplung dieses Reaktionsmusters mit neuen Reizsituationen ist sinnvollerweise von Lernvorgängen abhängig; es kann als bedingte Reaktion ausgelöst werden. Dadurch wird eine Vorwegregulation des Kreislaufs ermöglicht, und zwar im Sinne einer besseren Anpassung an die unterschiedlichsten Umgebungsbedingungen, in denen eine motorische Antwort des Organismus erforderlich werden könnte. Es wird auch verständlich, wieso eine leichtere Auslösbarkeit der hypothalamischen Abwehrreaktion möglicherweise einen Selektionsvorteil darstellt. Andererseits kann es hierdurch zu einer stärkeren Beanspruchung von Herz- und Gefäßsystem und vielleicht zum erhöhten Risiko für die Entwicklung einer koronaren Herzkrankheit oder Hypertonie kommen.

Die Reaktionsbereitschaft des hypothalamischen Abwehrzentrums scheint ein genetisches Züchtungsmerkmal zu sein. Bei der Entwicklung von tierexperimentellen Hypertonieformen gelang die Züchtung eines spontan hypertensiven Rattenstammes (SHR), der als das der menschlichen essentiellen Hypertonie bisher ähnlichste Tiermodell gilt. Dieser Rattenstamm entwickelt mit zunehmendem Alter eine Hypertonie und zeichnet sich durch eine Hyperreagibilität des hypothalamischen Abwehrzentrums aus [14]. Diese Hyperreagibilität ist gekennzeichnet durch stärkere Blutdruck- und Herzfrequenzanstiege gegenüber Umgebungsreizen, die sich schon im frühen, prähypertensiven Stadium nachweisen lassen, die aber nicht bei anderen, normotonen Ratten oder durch Klammerung der Nierenarterien hypertonen Kontroll-Tieren gefunden werden. Auch beim Menschen lassen sich derartige Unterschiede von Blutdruckreaktionen gegenüber Umgebungsreizen nachweisen: So zeigen normotone Kinder von Hypertonikern stärkere und länger anhaltende situative Blutdruckanstiege [25].

Genetisch nicht prädisponierte Tiere können über den Einfluß des Hypothalamuszentrums ebenfalls eine Hypertonie entwickeln. Bei Ratten führt intermittierende elektrische Reizung des Hypothalamuszentrums zu einem chronischen Blutdruckanstieg, der bei Aussetzen der Stimulation unterbrochen werden kann [26]. Durch shock-avoidance-Methoden ausgelöste Blutdruck- und Herzfrequenzanstiege können bei Totenkopfaffen zu einer Hypertonie führen, offensichtlich in Abhängigkeit von der Dauer des Experimentes und damit von der Häufigkeit der Reaktionen [13].

Diese Untersuchungen weisen darauf hin, daß neben der genetischen Grundlage einer stärkeren oder schwächeren Neigung mit Blutdruckanstiegen zu reagieren, Umwelteinflüsse für eine Hypertonieentwicklung bedeutsam werden können. In diesem Sinne sind auch die Untersuchungen von Henry [27] zu verstehen. Manipulationen der sozialen Umwelt durch frühe soziale Isolation führte bei seinen Mäusepopulationen zur Unfähigkeit, eine stabile, Ranghierarchie auszubilden sowie zu anhaltend aggressivem Verhalten der Tiere, und es ist wahrscheinlich die vermehrte Auslösung der mit dem Kampf-Flucht-Muster verbundenen hypothalamischen Abwehrreaktion, die zur Entwicklung einer chronischen, im späteren Stadium irreversiblen Hypertonie geführt hat. Im funktionellen Frühstadium ist die Hypertonie der Mäuse reversibel, im späteren Stadium kommen morphologische Veränderungen an den Widerstandsgefäßen hinzu, die zur Aufrechterhaltung des auch nach Isolierung der Tiere erhöhten Blutdrucks beitragen [5].

Die strukturelle Autoregulation

Folkows Theorie der „strukturellen Autoregulation" macht die enge Verknüpfung von funktionellen und strukturellen Veränderungen am Gefäßsystem deutlich. Langanhaltende oder auch häufig situativ ausgelöste Blutdruckerhöhungen werden in den Arteriolen, den Widerstandsgefäßen aufgefangen und führen hier zu einer allmählich zunehmenden Hypertrophie der glatten Muskulatur in der Media. Die Muskelmasse der Widerstandsgefäße nimmt zu; das Lumen der Arteriolen wird kleiner im Verhältnis zur dickeren Wandstärke der Gefäße. Das vergrößerte Wand/Lumen-Verhältnis ist dann die strukturelle Grundlage für den erhöhten Widerstand bei der voll ausgebildeten essentiellen Hypertonie [15, 28]. Morphologische Untersuchungen haben die enge Beziehung zwischen der Blutdruckhöhe und dem Ausmaß der Media-Hypertrophie in den Arterien und präkapillären Widerstandsgefäßen bestätigt; dabei scheint der Widerstandsanstieg in den proximalen Abschnitten der Widerstandsgefäße die weiter distal gelegenen Abschnitte vor einem Druckanstieg zu schützen [29].

---

5 Neuere Befunde lassen auch eine renale Genese der Hypertonie in Henrys Mäusekolonie für möglich erscheinen. Das Fehlen einer stabilen Rangordnung ist Ausdruck des nicht funktionsfähigen Territorialverhaltens dieser Tiere, das sich in einer Störung der Markierung des eigenen Territoriums und damit der Miktion manifestiert. Chronisches Zurückhalten des Urins führt zur interstitiellen Nephritis, die die renale Grundlage der Hypertonieentwicklung bilden könnte [27 a].

Die strukturelle Autoregulation wird als normale physiologische Adaptation des Gefäßsystems auf Druckimpulse angesehen; sie spielt eine wichtige Rolle bei jeder Hypertonieform, unabhängig von ihrer Genese. Schon in einem sehr frühen Hypertoniestadium, wie zum Beispiel bei jungen Wehrpflichtigen mit grenzwertig erhöhtem Blutdruck, sind entsprechende Veränderungen im Gefäßsystem nachweisbar [30]. Die Hypertrophie der glatten Media-Muskulatur ist im Frühstadium noch voll reversibel, wenn die Druckerhöhungen ausbleiben; eine frühzeitige antihypertensive Behandlung kann offensichtlich noch einen Rückbildungsprozeß ermöglichen [31]. Bleibt der Druck jedoch weiter erhöht, wird als weitere Reaktion Bindegewebe in die Gefäßwand eingelagert, – ein Vorgang, der nicht mehr reversibel erscheint, selbst wenn die pressorischen Reize ausbleiben, – der arteriosklerotische Prozeß beginnt [32].

Die Vergrößerung des Wand/Lumen-Verhältnisses bewirkt eine Veränderung in der Reagibilität des Gefäßsystems, indem es die reaktive Widerstandszunahme bei Vasokonstriktion enorm verstärkt. Danach wird ein gleicher nervaler oder humoraler pressorischer Reiz einen um so stärkeren Blutdruckanstieg hervorrufen, je größer das Wand/Lumen-Verhältnis der Widerstandsgefäße ist [6]. Ein peripherer Mechanismus, nämlich die morphologischen Veränderungen an den Widerstandsgefäßen leistet also einen wichtigen Beitrag zur kardiovaskulären Reagibilität; sie wird bestimmt durch das Zusammenspiel von zentralen Mechanismen wie dem Ausmaß der Veränderungen der sympathischen und vagalen Aktivität, und von peripheren Mechanismen wie dem Wand/Lumen-Verhältnis der Widerstandsgefäße. Die Reagibilität des Gefäßsystems hängt ab von der Balance zwischen aktiver Kontraktion und passiver Dehnung der Gefäßwand; beide Faktoren werden durch die Höhe des Blutdrucks und durch das Gefäßdesign beeinflußt.

Wie Folkow nachgewiesen hat, muß ein Gefäßsystem, das an eine normotensive Blutdruckhöhe adaptiert ist, um einen gleichen Druckabfall zu bewirken, bei hypertensivem Druck die glatte Gefäßmuskulatur viel stärker aktivieren als ein bereits an einen erhöhten Blutdruck adaptiertes Gefäßsystem; das ist die natürliche Folge der dünnen Wandstärke und der größeren Dehnbarkeit der Gefäßwand. Wird umgekehrt der Druck in einem hypertensiven Gefäßsystem plötzlich normalisiert, z. B. durch intensive therapeutische Maßnahmen, so kommt es infolge der geringeren Dehnung zu einer beträchtlichen vaskulären Hyperreaktivität schon bei nur geringer Aktivation der glatten Gefäßmuskulatur. Diese Hyperreaktivität bei niedrigem Druck kann so stark ausgeprägt sein, daß es oft zu einem teilweise kritischen Verschluß der Gefäße kommt; diese Hyperreaktivität normalisiert sich erst wieder, wenn das Gefäßsystem an die normotone Blutdruck-

---

6 Da gleichzeitig auch die vasodilatatorischen Effekte verstärkt werden, bedeutet das aber, daß während der hypothalamischen Abwehrreaktion die Blutvolumenverschiebungen im Organismus bei vergrößertem Wand/Lumen-Verhältnis stärker zugunsten der quergestreiften Muskulatur auftreten müssen, was zu einer größeren Leistungsfähigkeit führen könnte und somit vielleicht einen Selektionsvorteil darstellt.

höhe adaptiert ist, d.h. wenn sich das Wand/Lumen-Verhältnis verringert hat [33]. Hiermit wird deutlich, daß plötzliche starke Druckschwankungen sowohl für das normotensive als auch für das hypertensive Gefäßsystem gefährlich sein können.

Das Herz und die Situationshypertonie

Für das Herz sind Veränderungen im Energie- und Sauerstoffbedarf des linksventrikulären Myokards entscheidende Parameter. Sympathische Stimulation bewirkt eine Erhöhung des Sauerstoffbedarfs durch eine erhöhte Herzfrequenz sowie durch eine erhöhte Inotropie des Herzens, die sich in einer erhöhten Kontraktionsgeschwindigkeit des linken Ventrikels äußert; hierdurch wird die systolische Auswurfzeit verkürzt und der systolische Spitzendruck erhöht. Die Vasokonstriktion der Arteriolen bewirkt eine Zunahme des diastolischen Drucks in der Aorta, wodurch die Arbeit des linken Ventrikels und damit sein Sauerstoffbedarf weiter erhöht werden. Dabei kostet Druckarbeit mehr als Volumenarbeit [5]. Schon in Ruhe wird das arterielle Sauerstoffangebot bei Passage des Blutes durch die Kapillaren des Myokards weitgehend ausgeschöpft. Da das Herz keine Sauerstoffschuld erträgt, kann ein höherer Sauerstoffbedarf nur durch eine Zunahme der Koronardurchblutung gedeckt werden, was beim gesunden Herzen kein Problem darstellt. Bei einer obstruktiven Koronarerkrankung jedoch wird es um so schwieriger, ein Gleichgewicht zwischen myokardialem Sauerstoffbedarf und Koronardurchblutung herzustellen, je stärker der sympathische Reiz ist, bzw. je weiter die Erkrankung fortgeschritten ist. Die gestörte Bilanz zwischen Blutzufuhr und Sauerstoffbedarf führt zu einer Abnahme der Kontraktilität bei gleichzeitiger Erhöhung der linksventrikulären Arbeit und des Sauerstoffbedarfs. Durch die Ischämie werden Veränderungen in der elektrischen Stabilität der myokardialen Zellmembranen ausgelöst, was eine vermehrte Erregbarkeit, Verkürzung der Refraktärphase sowie eine Herabsetzung der Flimmerschwelle bewirkt. Mit der Sympathikusstimulation verbundene metabolische Effekte, wie Erhöhung der Plasmalipide und Beeinträchtigung der Glukoseutilisation des Myokards, können diese Situation noch weiter verschlechtern; sie vermindern ebenfalls die Kontraktionskraft des Myokards [34, 35, 36]. Es ist deswegen anzunehmen, daß diese Veränderungen bei vorgeschädigtem Herzen zu Rhythmusstörungen, Kammerflimmern und plötzlichem Herztod führen können. Die Auslösung dieser physiologischen Bereitstellungsmuster durch entsprechende Umgebungsreize muß je nach ihrem Ausmaß zu einer mehr oder weniger starken kardialen Belastung führen, die beim vorgeschädigten Herzen einen akuten Sauerstoffmangel hervorrufen kann.

Die Niere als „Langzeitbarostat"

Wir haben gesehen, über welche physiologischen Mechanismen situative Blutdruckschwankungen das kardiovaskuläre Risiko erhöhen können. Situative Blutdruckanstiege können dabei möglicherweise zum Schrittmacher einer Hypertonieentwicklung werden, unabhängig von der ursprünglichen Genese der Hypertonie. Wir wissen heute nicht, wie stark der Beitrag einzelner pathogenetisch wirksamer Faktoren bei der Entstehung der essentiellen Hypertonie ist, d.h. wir können die einzelnen Varianzanteile nicht genau abschätzen. Wir müssen annehmen, daß es sich um eine heterogene Erkrankung handelt, bei der verschiedene pathogenetische Mechanismen eine Blutdruckerhöhung hervorrufen können, und bei der verschiedene physiologische Mechanismen in verschiedenen Stadien der einzelnen Unterformen vorherrschen können [37].

Der systemtheoretische Ansatz Guytons [38] macht deutlich, daß bei dem komplexen physiologischen Geschehen der Blutdruckregulation Störungsmöglichkeiten an vielen Stellen auftreten können. Dabei betont Guyton die zentrale Stellung der Niere als Langzeitbarostat; sie gleicht kurzfristige Druckerhöhungen durch die Druckdiurese wieder aus. Nur wenn sie auf ein höheres Blutdruckniveau eingestellt ist, kann der höhere Blutdruck auch aufrechterhalten werden. Das entspricht dem Phänomen des „resetting" der als Kurzzeitbarostat wirkenden Barorezeptoren bei der Hypertonie. Das „resetting" des Langzeitbarostaten Niere ist eine notwendige Voraussetzung, wenn es zur Hypertonieentwicklung kommen sollte [7]. Es erhebt sich die experimentell noch nicht genügend untersuchte Frage, in welchem Ausmaß situative Blutdruckanstiege zu einem „resetting" der Druckdiurese der Nieren führen können; nur dann kann es zu einer anhaltenden Blutdruckerhöhung kommen, sonst würde nämlich der Volumenverlust den Blutdruck wieder senken. Allerdings erscheint es möglich, daß häufige situative Blutdruckanstiege, die mit einer Vasokonstriktion der Widerstandsgefäße in den Nieren einhergehen, durchaus dazu führen können, daß die Druckdiurese, je nach Ausmaß der Vasokonstriktion oder auch der strukturellen Autoregulation, erst auf einem höheren Blutdruckniveau einsetzt; hiermit würde gleichzeitig einem übermäßigen Flüssigkeitsverlust entgegengewirkt (vgl. hierzu auch die Beiträge von Brod und Stolte in diesem Band).

Hämodynamische Untersuchungen unter psychischem Streß, die am Menschen zuerst von Brod durchgeführt wurden, zeigen, daß die hypothalamische Abwehrreaktion immer mit einer Vasokonstriktion in den Nieren verbunden ist [39, 40]. Unabhängig davon, ob der Druckanstieg über einen Anstieg des Herzminutenvolumens bei gleichzeitigem Abfall des totalen peripheren Widerstandes oder über einen Widerstandsanstieg bei gleichzeitig verringertem Herzminutenvolumen zustandekommt: immer nimmt die Durchblutung der Niere, des splanchnischen Gebietes und der Haut ab, und immer nimmt die Durchblutung der Muskulatur zu. Die Veränderungen des totalen peripheren Widerstandes werden dann bestimmt durch die Summe der unterschiedlich starken und zum Teil entgegengesetzten

---

7 Neuere tierexperimentelle Untersuchungen von Folkow legen nahe, daß dem Phänomen des „resetting" der Nieren strukturelle Gefäßveränderungen zunächst der präglomerulären Arteriolen zugrunde liegen, im fortgeschrittenen Stadium der Hypertonie lassen sich Strukturveränderungen jedoch auch im postglomerulären Bereich nachweisen [33 a].

Reaktionen der verschiedenen Gefäßgebiete. Die strukturelle Autoregulation der Widerstandsgefäße der Nieren könnte die zentrale Stellung für die Entwicklung einer anhaltenden Blutdruckerhöhung einnehmen; sie würde abhängen von der Höhe, der Dauer und der Häufigkeit der vasokonstriktorischen Reaktionen, d. h. gewissermaßen vom Trainingszustand der Gefäßmuskulatur bzw. ihrer Hypertrophie.

Hämodynamische Untersuchungen

Die differenzierte Untersuchung der hämodynamischen Reaktionen unter situativen Veränderungen kann Aufschluß darüber bringen, inwieweit eine Hyperreagibilität einzelner kardiovaskulärer Parameter bei Hypertonikern verschiedener Hypertoniestadien im Vergleich zu Normotonikern vorliegt. Mit Hilfe einer Beta-Blockade kann dabei der sympathische kardiale Einfluß bestimmt werden. Bei der im folgenden geschilderten [41, 42, 43] Laboruntersuchung wurden die wichtigsten hämodynamischen Parameter bei verschiedenen Patientengruppen in standardisierten Reizsituationen gemessen.

In vier unterschiedlichen Aufgabensituationen wurden bei 30 Patienten, – 10 Normotoniker mit funktionellen Herzbeschwerden, 10 (Grenzwert-)Hypertonikern mit erhöhtem Herzminutenvolumen und 10 Hypertonikern mit erhöhtem totalen peripheren Widerstand – in einminütigen Abständen aus der fortlaufenden Registrierung der arterielle Blutdruck (intraarterielle Messung in der arteria brachialis) sowie das Herzminutenvolumen (Thermodilutions-Methode) bestimmt; aus diesen beiden Größen wurde der totale periphere Widerstand berechnet. Die vier, in ihrer Reihenfolge randomisierten Aufgabensituationen bestanden einmal im Beobachten stroboskopischer Lichtblitze (mit einer Frequenz von 10 Hz), Suchen eines fehlenden Bildbestandteiles auf einem Diapositiv, entnommen aus einem Intelligenztest (HAWIE), Lösen einer Rechenaufgabe und Bilden eines Satzes aus fünf Wörtern, die alle mit dem gleichen Buchstaben beginnen. Zu jeder Aufgabensituation wurden vier Messungen in einminütigem Abstand durchgeführt:

1. bei Ruhe vor der Aufgabe,
2. bei Ankündigung der Aufgabe (über Diapositiv),
3. während der Aufgabe, die über Diapositiv dargeboten wurde und
4. bei Ruhe nach der Aufgabe.

Abb. 8 gibt eine Übersicht über die Reaktionen der wichtigsten untersuchten Variablen in den vier Aufgabensituationen mit je vier Meßzeitpunkten vor und nach der intravenösen Gabe von 2 mg Propranolol bei den 30 Patienten. Als Mittelwerte sind untereinander dargestellt die Reaktionen des arteriellen Mitteldrucks (AM), des Schlagvolumens (SV), des Herzminutenvolumens (HZV), der Herzfrequenz (FR) und des totalen peripheren Widerstandes (TPW). Es kommt in den einzelnen Aufgabensituationen zu signifikant unterschiedlich starken Blutdruckanstiegen (p < 0.001), was

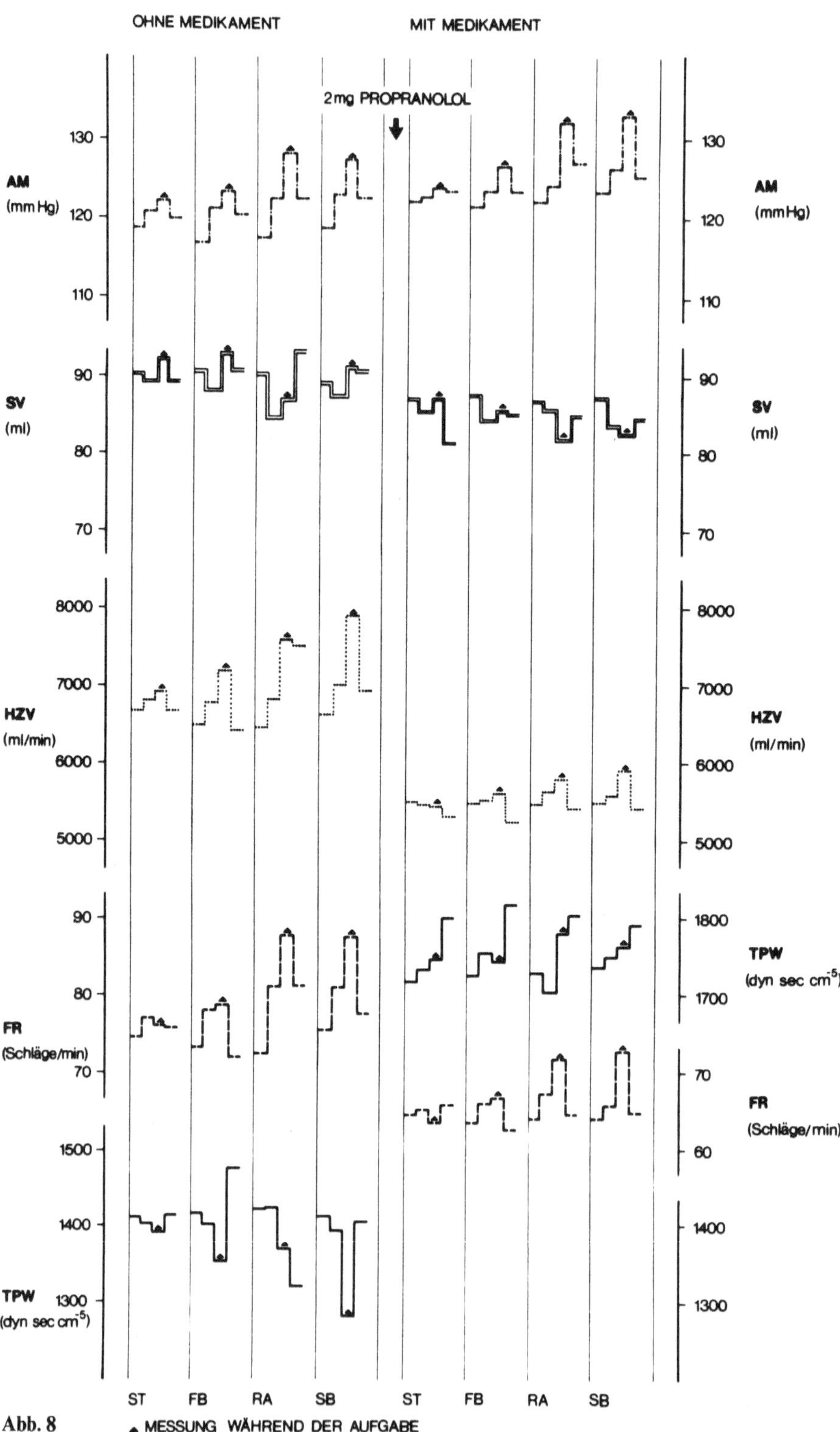

Abb. 8   ▲ MESSUNG WÄHREND DER AUFGABE

sowohl für den arteriellen Mitteldruck als auch für den systolischen und dia-stolischen Blutdruck gilt. Die unterschiedlichen Blutdruckreaktionen wer-den bei gleichzeitiger Hemmung des Barorezeptorenreflexes durch unter-schiedlich starke Anstiege des Herzminutenvolumens (HZV) hervorgeru-fen, die wieder durch entsprechend differenzierte Anstiege der Herzfre-quenz (FR) entstehen. Der totale periphere Widerstand (TPW) zeigt ein etwa spiegelbildliches Verhalten im Vergleich zum Herzminutenvolumen, wobei ein HMV-Anstieg einem Widerstandsabfall entspricht. Ähnlich den Befunden von Brod scheint hier die vasodilatatorische Komponente in den Muskelgefäßen gegenüber der vasokonstriktorischen in den Nieren, im splanchnischen Gebiet und in der Haut zu überwiegen.

Bei der anschließenden Wiederholung der Untersuchung mit vergleich-baren Aufgaben, jedoch nach Blockierung der sympathischen Beta-Rezep-toren mit 2 mg Propranolol i. v. finden sich im wesentlichen die gleichen, den unterschiedlichen Aufgabentypen zugeordneten, unterschiedlich star-ken Blutdruckreaktionen. Herzminutenvolumen und Herzfrequenz werden durch Propranolol um 20% bzw. 16% gesenkt (p < 0.001); außerdem werden die starken reaktiven Anstiege bei den Aufgaben „Rechenaufgabe“ und „Sät-zebilden“ stärker gesenkt als die nur schwachen bei den Aufgaben „Stroboskop-Blitze betrachten“ und „Fehlerbild“ (p < 0.005) sowie die län-ger anhaltende Reaktion bei der „Rechenaufgabe“ verkürzt (p < 0.005). Die noch vorhandenen Reaktionen des Herzminutenvolumens und der Herzfre-quenz müssen vorwiegend durch Änderungen des vagalen kardialen Ein-flusses bestimmt sein, da Propranolol die Wirkung der Katecholamine an den Beta-Rezeptoren kompetitiv hemmt. Im Gegensatz zur Untersuchungs-phase ohne Beta-Blockade kommt es jetzt auch zu situativen Anstiegen des totalen peripheren Widerstandes (p < 0.001). Damit überwiegt die alpha-adrenerge Vasokonstriktion gegenüber der durch Beta-Rezeptoren vermit-telten Vasodilatation. Der Widerstandszunahme während der Aufgabensi-tuationen, die durch die über Alpha-Rezeptoren vermittelte Vasokonstrik-tion zustandekommt, entspricht quantitativ offensichtlich genau die durch Blockade der kardialen Beta-Rezeptoren vermittelte Hemmung situativer Anstiege des Herzminutenvolumens, da die unterschiedlich starken Reak-tionen des Blutdrucks in den einzelnen Aufgabensituationen auch im zwei-ten Versuchsdurchgang nach Propranolol-Gabe unverändert wieder auftre-ten. Das bedeutet aber, daß das Ausmaß der sympathisch vermittelten Herzminutenvolumenanstiege hier jeweils genau der sympathisch vermit-telten Vasodilatation angepaßt ist; das auf diesem Wege erhöhte Herzmi-nutenvolumen wird also für eine vermehrte Muskeldurchblutung bereitge-stellt. Der Effekt der vermehrten Stimulation der kardialen Beta-Rezepto-ren, der in einer Erhöhung des Herzminutenvolumens besteht, würde somit von der sympathisch vermittelten Vasodilatation (vermutlich in der querge-

---

Abb. 8. Reaktionen der wichtigsten hämodynamischen Parameter als Mittel von 30 Patienten in 4 verschiedenen Aufgabensituationen (ST: Stroboskop, FB: Fehlerbild, RA: Rechenaufga-be, SB: Satzbildung) vor und nach der intravenösen Injektion von 2 mg Propranolol

streiften Muskulatur) aufgefangen, womit er keinen gesonderten Beitrag zum Druckanstieg leisten würde. Der Druckanstieg muß infolgedessen einmal über eine Verminderung der vagalen Hemmung des Herzens mit Erhöhung des Herzminutenvolumens zustandekommen, zum anderen trägt eine erhöhte sympathische alpha-adrenerge Vasokonstriktion einiger Gefäßgebiete mit einer im Verhältnis zum erhöhten Herzminutenvolumen relativen Zunahme des Gesamtwiderstandes zu den situativen Blutdruckanstiegen bei.

Es erhebt sich somit die Frage: Was wird eigentlich geregelt: die Durchblutung oder der Blutdruck? Von den drei Komponenten der Leistungsanpassung durch die Kreislaufregulation, nämlich Druck, Volumen und Frequenz wird während dieser situativen Bereitstellungsreaktionen der Druck offenbar mit einer gewissen Unabhängigkeit von den beiden anderen Größen geregelt. Es ist sogar so, daß die Volumenbereitstellung über das beta-sympathische System hier im zeitlichen Verlauf so mit der Vasodilatation einiger Gefäßgebiete abgestimmt zu sein scheint, daß man ihr zumindest in unseren Aufgabensituationen keine zusätzliche druckerhöhende Wirkung zuschreiben kann.

Zwischen den drei Patientengruppen – Normotonikern, Hypertonikern mit erhöhtem Herzminutenvolumen und Hypertonikern mit erhöhtem totalen peripheren Widerstand, finden sich einige Unterschiede, die hervorgehoben werden sollen. Abb. 9 gibt eine Übersicht über die verschiedenen hämodynamischen Parameter in den einzelnen Untersuchungsphasen. Hypertoniker mit erhöhtem Herzminutenvolumen unterliegen einem vermehrten sympathischen kardialen Einfluß.

Dies wird nahegelegt durch einen im Vergleich zur Normotoniker- und zur Widerstands-Hypertonikergruppe rund 600 ml stärkeren Abfall des Herzminutenvolumens nach akuter Beta-Blockade (p < 0.01). Auch die auf die Herzleistung und den myokardialen Sauerstoffverbrauch bezogenen Parameter wie Druckfrequenzprodukt und Produkt aus arteriellem Mitteldruck und Herzminutenvolumen werden durch Propranolol bei beiden Hypertonikergruppen stärker gesenkt als bei Normotonikern, wobei der letztere Parameter bei den Herzminutenvolumen-Hypertonikern um 1.03 mkp/min stärker abfällt als bei den Widerstands-Hypertonikern (p < 0.025). Diese Unterschiede spiegeln wichtige Veränderungen im sympathischen Einfluß auf zentrale Kreislaufgrößen bei den drei Patientengruppen wider.

Außerdem finden sich einige Reagibilitätsunterschiede während der Aufgabensituationen. Normotoniker weisen geringere reaktive Anstiege beim Druckfrequenzprodukt auf als beide Hypertonikergruppen (p < 0.001);

Abb. 9. Mittelwerte der wichtigsten hämodynamischen Parameter bei den 3 Patientengruppen (n = 3 × 10) N (Normotoniker), H1 (Herzminutenvolumenhypertoniker) und H2 (Widerstands-hypertoniker). *Untersuchungsphase 0:* Mittel aus 2 Messungen vor dem eigentlichen Untersuchungsbeginn (Ausgangswerte). *Untersuchungsphase 1:* Mittel aus 16minütlichen Einzelmessungen in den verschiedenen Aufgabensituationen der medikamentenfreien Untersuchungsphase. *Untersuchungsphase 2:* Mittel aus 16minütlichen Einzelmessungen in den verschiedenen Aufgabensituationen nach i.v. Gabe von 2 mg Propranolol

N
H1
H2
200
180
160
140
SBD MAX
120
SBD MIN
AM
100
DBD MAX
80
DBD MIN
(mmHg)
60
120
129
135
116
123
107
90
98
104
77
82
87
72
79
66
159
164
166
144
151
153
119
126
128
98
103
105
88
94
97
178
187
190
164
176
180
130
140
142
101
108
111
92
100
103
SV
(ml)
100
90
80
70
88
93
90
96
93
86
82
83
79
FR
(Schl./min)
90
70
50
65
71
59
82
90
75
67
73
64
HZV
(ml/min)
9000
7000
5000
5655
6534
5250
7803
8197
6390
5366
5988
4877
TPW
(dyn sec cm5)
2200
1800
1400
1000
1220
1165
1494
1190
1203
1538
1865
1802
2226
0 1 2
0 1 2
0 1 2
UNTERSUCHUNGSPHASEN

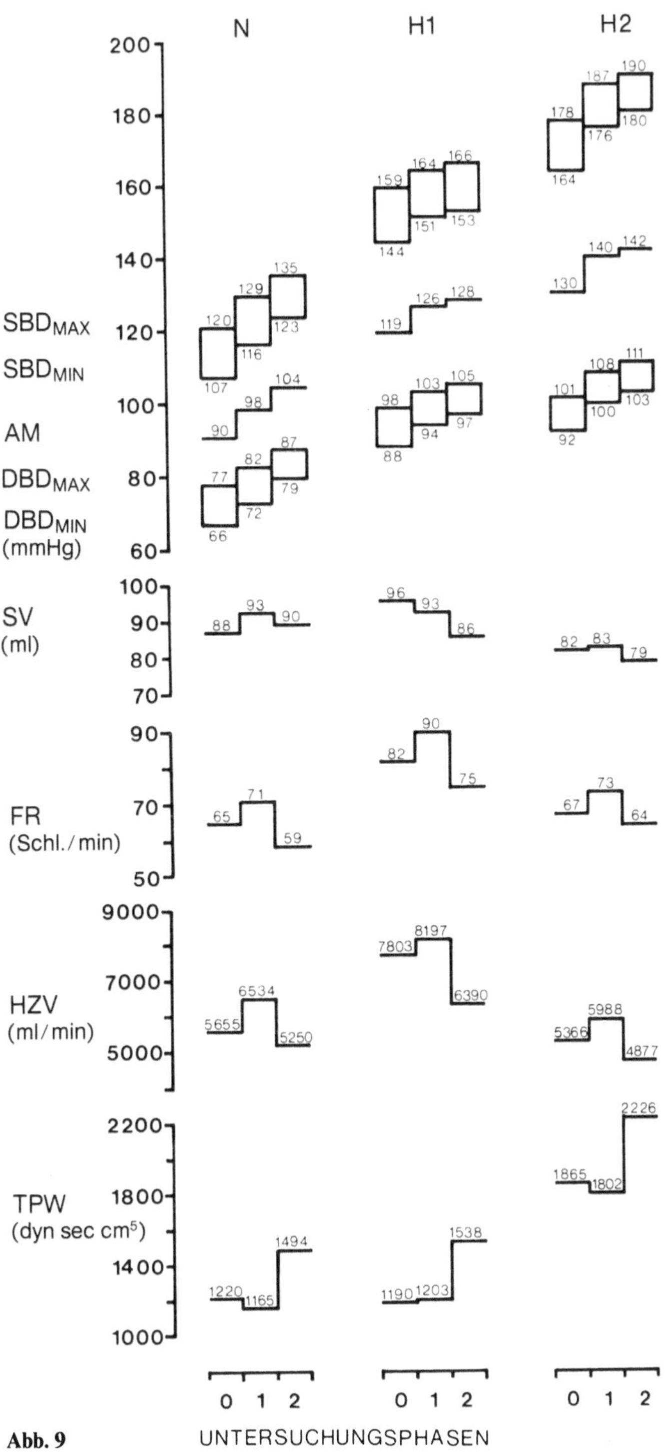

Abb. 9

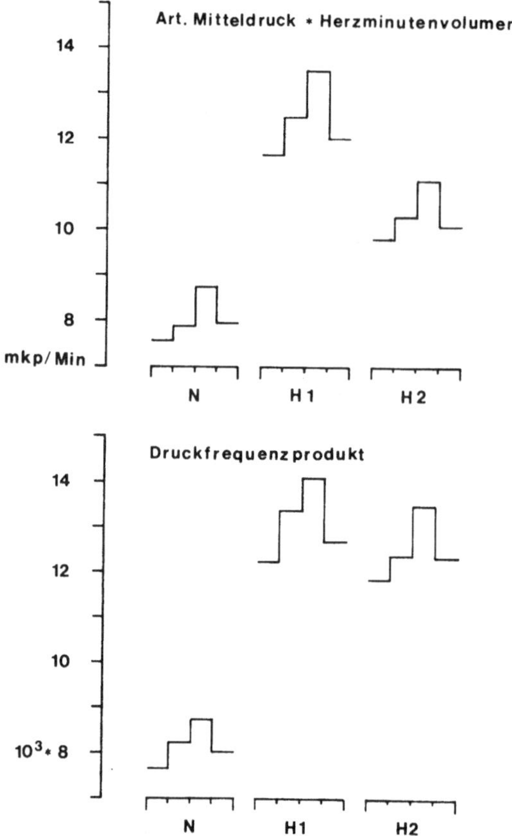

Abb. 10. Mittlere reaktive Veränderungen des Produktes aus arteriellem Mitteldruck und Herzminutenvolumen (AM×HMV) sowie aus systolischem Blutdruck und Herzfrequenz (Druckfrequenzprodukt) bei 10 Normotonikern (N), 10 Hypertonikern mit erhöhtem Herzminutenvolumen (H1) und 10 Hypertonikern mit erhöhtem totalen peripheren Widerstand (H2) gemittelt über je 4 Aufgabensituationen vor und nach intravenöser Propanololgabe

trendmäßig trifft das auch beim Produkt aus arteriellem Mitteldruck und Herzminutenvolumen zu ($p < 0.10$). Beide Größen zeigen bei den um durchschnittlich 15 Jahre jüngeren Herzminutenvolumen-Hypertonikern stärkere Reaktionen als bei den älteren Widerstands-Hypertonikern (Abb. 10).

Das bedeutet aber, daß Herzen von Hypertonikern nicht nur schon in Ruhe mehr leisten müssen, sondern in Streß-Situationen auch noch stärkere Leistungsanstiege zeigen. Von besonderem Interesse sind dabei die bereits bei den Herzminutenvolumen-Hypertonikern nachweisbaren Veränderungen. Diese Patienten stellen mit durchschnittlich 30 Jahren die jüngere Gruppe dar; den Ausgangswerten des Blutdrucks nach sind es meist Grenzwert-Hypertoniker. Sie unterliegen einem vermehrten kardialen sympathischen Einfluß, der sich in einer erhöhten Herzfrequenz und einem erhöhten Herzminutenvolumen ausdrückt. Das erhöhte Herzminutenvolumen entlädt sich aber in eine weniger nachgebende Peripherie, wofür bereits strukturelle Veränderungen an den Widerstandsgefäßen mit verantwortlich sein können. Dem entspricht auch eine eingeschränkte Windkesselfunktion der Aorta bzw. eine vermehrte Aortenrigidität [44]. Die Herzen von Grenzwert-Hypertonikern müssen in Ruhe mehr leisten als die von Normotonikern und Widerstands-Hypertonikern und reagieren außerdem stärker in Belastungssituationen.

Die Untersuchung von Reagibilitätsunterschieden zwischen den Gruppen kann Hinweise dafür liefern, ob eine Hyperreaktivität kardiovaskulärer Variablen auf Umweltreize eher als Ursache oder als Folge der Hypertonie anzusehen ist. Daß Reaktivitätsunterschiede zwischen Normotonikern und Hypertonikern in einzelnen Variablen wie Blutdruck, Herzfrequenz und Herzminutenvolumen hier nicht nachweisbar waren, jedoch aber bei komplexeren Parametern, in die kardiale und vaskuläre Funktionen gleichzeitig miteingehen, weist auf die Bedeutung des Zusammenspiels von funktionellen und strukturellen Veränderungen bei der Hypertonieentwicklung hin. Die kardiovaskuläre Hyperreaktivität der Hypertoniker wird zunächst von einem stärkeren Einfluß funktioneller kardialer Mechanismen bei den Grenzwert-Hypertonikern, nämlich durch Erhöhung von Herzfrequenz und Herzminutenvolumen bestimmt, wohingegen bei der Widerstands-Hypertonie mit zunehmender Erhöhung des Blutdrucks periphere vaskuläre Mechanismen aufgrund struktureller Veränderungen an den Widerstandsgefäßen zu überwiegen scheinen.

Die kardiovaskuläre Hyperreaktivität könnte der Hypertonieentwicklung vorausgehen, da die stärkeren Reaktionen in den entsprechenden Variablen vorwiegend bei den jüngeren Grenzwert-Hypertonikern auftreten. Nachdem bei Grenzwert-Hypertonikern bereits hämodynamische Veränderungen vorliegen, die zu einem weiteren strukturellen Umbau der Widerstandsgefäße führen, wie die bisher vorliegenden Längsschnittuntersuchungen nahelegen [45], ist eine frühzeitige Hypertoniebehandlung wünschenswert [8]. Wenn es sich im Frühstadium überwiegend um funktionelle Veränderungen handelt, die durch einen vermehrten sympathischen Einfluß bedingt sind, und die sich in einer verstärkten kardiovaskulären Reagibilität gegenüber Umweltreizen manifestieren, kann die Gabe von Beta-Rezeptorenblockern als medikamentöse Behandlung der Wahl angesehen werden. Es erscheint aber auch sinnvoll und aufgrund der bisher vorliegenden Ergebnisse erwähnenswert, die Wirkung übender und entspannender Behandlungsverfahren wie Autogenes Training, Meditation, Yoga und Methoden des operanten Konditionierens genauer zu untersuchen [46, 46 a, 47, 48]. Hierfür scheinen die einem vermehrten Sympathikotonus ausgesetzten Grenzwert-Hypertoniker besonders geeignet zu sein (vgl. hierzu den Beitrag von Vaitl in diesem Band).

---

8 Auch neue Ergebnisse der Hypertension Detection and Follow-up Program Co-operative Group sprechen dafür; eine frühzeitige konsequente antihypertensive Behandlung diastolischer Blutdruckwerte von nur 90–94 mmHg führte im Vergleich zu einer nicht so konsequent behandelten Gruppe bereits zu einer deutlichen Reduzierung der Mortalität innerhalb von 5 Jahren um 22% [45 a].

Hyperkinetische versus hypertone Reaktion

Wie wir gesehen haben, unterliegt unser Blutdruck selbst unter Ruhebedingungen, in denen keine größere körperliche Aktivität erforderlich ist, starken Veränderungen, die vermutlich durch emotionale Faktoren bestimmt werden. Schon in einem Gespräch bzw. in einer Interviewsituation treten fortlaufend Veränderungen des Blutdrucks auf, und diese Veränderungen stehen z.B. in Beziehung sowohl zu formalen Sprachkriterien des Patienten und des Interviewers als auch zu inhaltlichen Kriterien [49, 50, 51]. Es erhebt sich die Frage, ob und inwieweit sich die hämodynamischen Reaktionen in derartigen emotionellen Belastungssituationen von den Reaktionen bei wirklicher körperlicher Belastung unterscheiden. Zumindest erscheint der Bedarf der Gewebe in der Bereitstellungsphase bei emotionaler Belastung nicht so hoch zu sein, wie während starker Muskelarbeit.

Ein Vergleich der hämodynamischen Reaktionen von 11 Normotonikern und 11 Hypertonikern während einer körperlichen Belastung mit 60 Watt auf dem Fahrradergometer und während eines halbstandardisierten Interviews ergibt sich folgendes (Abb. 11) [52]: Unter beiden experimentellen Bedingungen kommt es zu einem Blutdruckanstieg von etwa gleicher

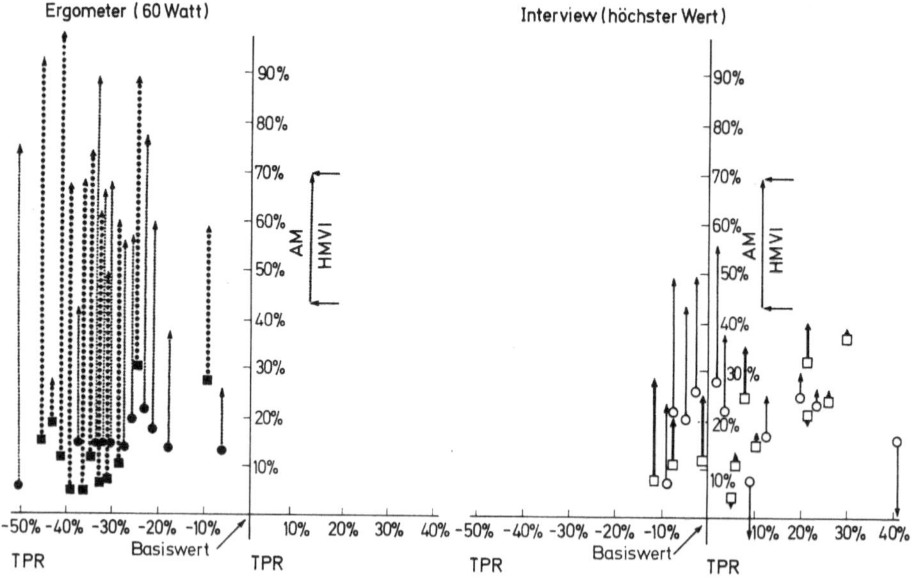

Abb. 11. Prozentuale Veränderung des arteriellen Mitteldrucks (AM), des totalen peripheren Widerstands (TPR) und des Herzindex (HMVI) bei 11 normotonen und 11 hypertonen Patienten während einer körperlichen Belastung von 60 Watt und während eines Interviews [52].
Hypertoniker (dicke Linien)
■   während körperlicher Belastung
□   während Interview.
Normotoniker (dünne Linie)
●   während körperlicher Belastung
○   während Interview

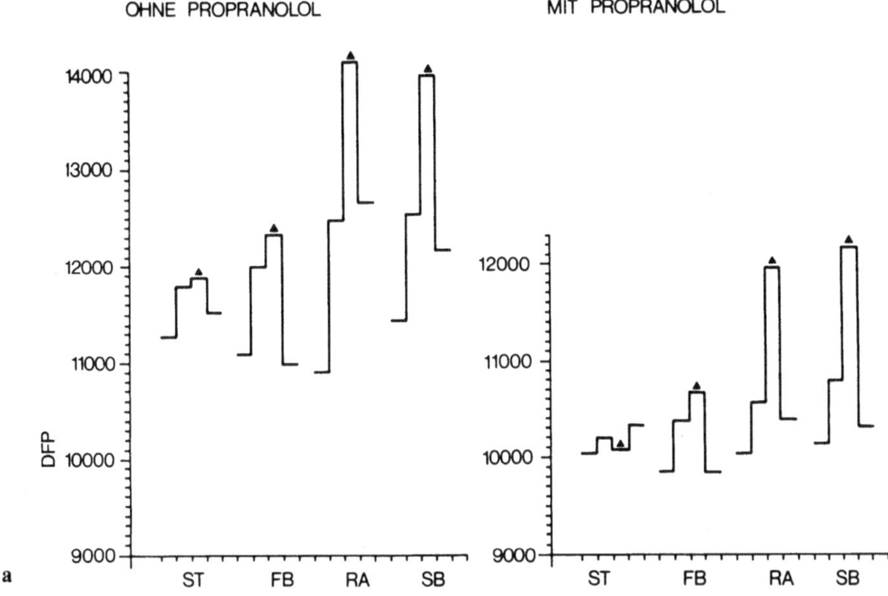

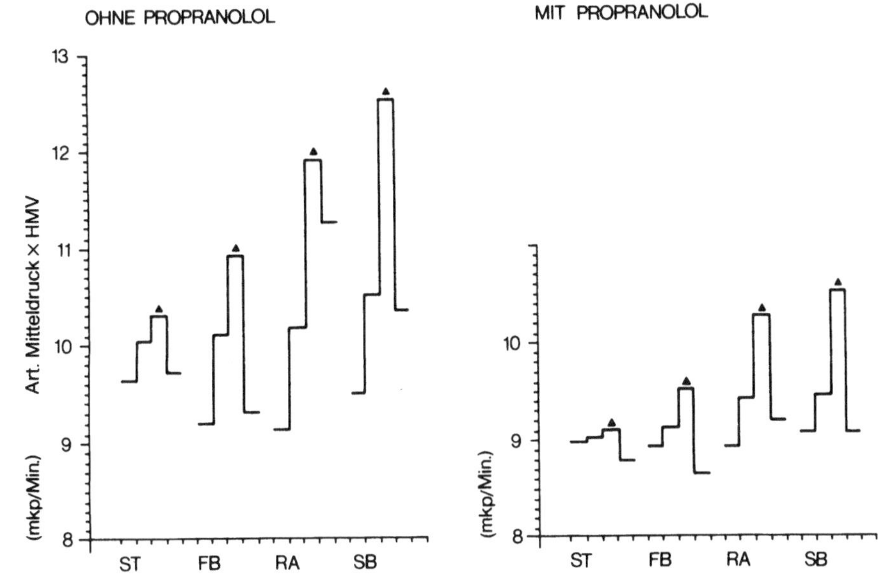

Abb. 12 a u. b. In den oberen Diagrammen (a) sind die Reaktionen des Druckfrequenzproduktes (DFP) in den verschiedenen Aufgabensituationen vor (links) und nach Propranololgabe (rechts) wiedergegeben; die unteren Diagramme (b) stellen entsprechend die Reaktionen des Produktes aus arteriellem Mitteldruck und Herzminutenvolumen dar

Höhe. Während körperlicher Arbeit zeigen alle Personen einen starken Anstieg des Herzminutenvolumens sowie einen deutlichen Abfall des totalen peripheren Widerstandes. Während des Interviews sind die hämodynamischen Reaktionen nicht so einheitlich, was auch nicht verwunderlich ist, da die Interviewsituation naturgemäß nicht so standardisierbar ist wie eine körperliche Belastung von 60 Watt. Es finden sich hier nur geringere Anstiege des Herzminutenvolumens, in einigen Fällen sinkt es sogar ab, während der Widerstand ansteigt. Der Blutdruckanstieg wird während des Interviews im Vergleich zur Ergometerbelastung durch nur geringe Veränderungen des Herzminutenvolumens, dafür aber unter stärkerer Beteiligung des Widerstandes hervorgerufen; gleichzeitig sind auch die Herzfrequenzveränderungen geringer.

Das bedeutet aber, daß das Herz in beiden Situationen mit einem unterschiedlich starken Leistungsanstieg reagiert: Der mittlere Druckanstieg ist gleich, bei körperlicher Arbeit aber muß das Herz zusätzlich ein größeres Volumen pro Zeiteinheit pumpen. Bei gleicher Blutdruckhöhe muß der myokardiale Sauerstoffbedarf um so stärker abnehmen, je ausgeprägter die vasokonstriktorische Komponente ist, allerdings auf Kosten der Volumenbereitstellung. Die hyperkinetische Reaktion während körperlicher Arbeit und die hypertone Reaktion mit stärkerer Beteiligung der vasokonstriktorischen Komponente während des Interviews stellen Anpassungen des Kreislaufs an verschiedene Anforderungen dar: Wenn ein vermehrtes Volumen noch nicht benötigt wird, kann eine stärkere Vasokonstriktion bzw. das Fehlen einer starken Vasodilatation schon ein höheres Druckgefälle herstellen, ohne daß das Herz so stark wie in der hyperkinetischen Reaktion belastet wird. Beide Reaktionsweisen werden wohl häufig in unterschiedlichem Ausmaß und in den verschiedensten Abstufungen unter Alltagsbedingungen abgerufen. Vielleicht tragen beide auch in unterschiedlicher Art und Weise zum kardiovaskulären Risiko bei: So könnte ein Überwiegen der vasokonstriktorischen Komponente die strukturelle Autoregulation beschleunigen und damit auch eine Hypertonieentwicklung. Die hyperkinetische Reaktion könnte durch einen stärkeren Sauerstoffbedarf hingegen vor allem beim koronarsklerotisch veränderten Herzen eher einen akuten Sauerstoffmangel auslösen.

Die akute Gabe von Propranolol beeinflußt lediglich die hyperkinetische Reaktion. Die Wirkung auf den Blutdruck tritt im allgemeinen erst später bei chronischer Behandlung mit Beta-Blockern ein [53]. Abb. 12 zeigt die Veränderungen von Druckfrequenzprodukt und Produkt aus arteriellen Mitteldruck und Herzminutenvolumen in den vier schon geschilderten Aufgabensituationen (s.o.). Der Einfluß der Beta-Blockade wird vor allem in der Verringerung der situativen Anstiege dieser Größen deutlich, jedoch kaum in einer Veränderung der Ruhewerte. Für das Herz bedeutet das eine beachtliche Vergrößerung des Spielraums zwischen Sauerstoffbedarf und dem möglichen Sauerstoffangebot.

Dieser Wirkungsmechanismus könnte einer der Gründe sein, warum die Behandlung der Hypertonie mit Beta-Blockern im Gegensatz zur klassischen medikamentösen Hypertoniebehandlung möglicherweise das Risiko für den plötzlichen Herztod senkt [54]. Die medikamentöse Senkung des Druckes reicht dazu offensichtlich noch nicht aus; sie birgt ja immer auch die Gefahr einer größeren Reagibilität des Gefäßsystems, solange keine strukturelle Adaptation an den niedrigeren Druck eingetreten ist.

Koronargefährdende Verhaltensweisen und die Auslösung des Kampf- oder Fluchtmusters

Ein Forschungsgebiet, das erstmals in der medizinischen Geschichte Verhaltensweisen, die nichts mit konsumatorischem Verhalten (wie Essen, Trinken, Rauchen) zu tun haben, mit der Entwicklung einer koronaren Herzkrankheit verknüpft, hat in den letzten Jahren durch prospektive Untersuchungen zunehmend an Bedeutung gewonnen [55, 56]. Diese koronargefährdenden Verhaltensweisen, die zunächst als sogenanntes Typ-A-Muster klassifiziert wurden, müssen in den USA als Risikofaktor angesehen werden, der unabhängig von den klassischen Risikofaktoren einen Beitrag zur Erkrankung leistet [57]. Diese Verhaltensweisen sind wohl überwiegend durch Umgebungsbedingungen induziert, da Zwillingsuntersuchungen nur einen geringen Hinweis für eine Vererblichkeit ergaben [58, 59].

Dieses Verhaltensmuster ist gekennzeichnet durch eine starke Neigung zu kompetitiven Auseinandersetzungen sowie durch ein überdurchschnittliches, andauerndes Bedürfnis nach Anerkennung und Vorwärtskommen, ein unentwegtes Engagement in verschiedensten Funktionen unter ständigem Zeitdruck und eine tiefverankerte Gewohnheit, die Ausführung körperlicher und geistiger Tätigkeiten zu beschleunigen.

Es erhebt sich die Frage, über welche Mechanismen diese Verhaltensweisen zur Erkrankung führen, nachdem die klassischen Risikofaktoren als statische Variablen dafür ausscheiden. Durch neuere Untersuchungen ist die Evidenz dafür angewachsen, daß dynamische Aspekte des Blutdruckverhaltens hier eine wesentliche Rolle spielen könnten. So zeigen Personen, die dem Typ-A-Muster zugeordnet wurden, in spezifischen Testsituationen häufiger stärkere reaktive Anstiege von Blutdruck- und Herzfrequenz als sogenannte Typ-B-Personen, die dieses Muster nicht aufweisen [60].

Nicht alle Testsituationen lösen derartig unterschiedlich starke physiologische Reaktionen aus. Besonders geeignet sind offensichtlich Wettbewerbssituationen, wobei es geschlechtsspezifische Unterschiede zu geben scheint. So finden sich stärkere Blutdruckreaktionen bei männlichen Typ-A-Personen als bei Typ-B-Kontroll-Personen in einem Reaktionszeittest. Bei Frauen hingegen finden sich hierbei keine Unterschiede; jedoch bei verbaler Auseinandersetzung mit einer anderen Frau sind die Blutdruckreaktionen bei den weiblichen Typ-A-Personen höher als bei den Typ-B-Kontroll-Personen [61]. Blutdruckreaktionen im cold-pressor-Test sind abhängig von den Instruktionen, die den Versuchspersonen gegeben werden. Wird der Test als starke Herausforderung und schwere Aufgabe dargestellt, so sind auch die Blutdruckreaktionen stärker und unterscheiden zwischen Typ-A- und Typ-B-Personen; wird die Aufgabe als einfach und leicht beschrieben, sind auch die Reaktionen geringer und unterscheiden sich nicht zwischen den beiden Gruppen [62].

Die Strukturierung einer Situation in ihrem psychosozialen Kontext ist somit dafür verantwortlich, in welchem Ausmaß kardiovaskuläre Reaktionen ausgelöst werden. Bei Typ-A-Personen erscheint die Bereitschaft erhöht zu sein, in entsprechenden Situationen die physiologischen Reaktionen des Kampf- oder Fluchtmusters zu zeigen als Bereitstellung für Verhaltensweisen, die vermehrte Muskelaktivität, d.h. motorischen Einsatz erfordern. So ist es auch nicht erstaunlich, daß sich insbesondere zwei Komponenten des Typ-A-Verhaltens als gute Prädiktoren der Blutdruckreagibilität auszeichnen, nämlich „competition/hostility" [60]. Es handelt sich vermutlich bei den koronargefährdenden Verhaltensweisen um ein komplexes Geschehen, das sowohl die Wahrnehmung und die emotionale Deutung von Umgebungssituationen in ihrer Relevanz für das Individuum betrifft, als auch eine höhere Bereitschaft für spezifische Verhaltensmuster und damit auch die entsprechenden Bereitstellungsreaktionen des Organismus, d.h. situative Blutdruckanstiege.

Die Hypothese, daß nicht nur ein höherer „Basisblutdruck" das kardiovaskuläre Risiko in bezug auf Morbidität und Mortalität erhöht, sondern auch eine höhere Blutdruckreagibilität, wird aus vielen Forschungsansätzen gestützt, wobei, wie wir gesehen haben, vor allem deutliche Hinweise auch aus den verschiedenen epidemiologischen Untersuchungen stammen. Soll ein höherer Varianzanteil des gesamten kardiovaskulären Risikos aufgeklärt werden, erscheint die Untersuchung der Blutdruckreagibilität als unerläßlicher Bestandteil eines solchen Programmes. Die Blutdruckreagibilität resultiert aus dem Zusammenspiel von genetischen Faktoren und Umwelteinflüssen, und ebenso wie bei der Hypertonieentwicklung ist es schwer, die Varianzanteile beider Komponenten genau abzuschätzen. Eine wichtige Aufgabe bleibt es daher, die Umgebungsbedingungen zu isolieren, die hierfür ausschlaggebend sind: sie müssen insbesondere im psychosozialen Bereich gesucht werden.

Literatur

1. Lorenz, K.: Vergleichende Verhaltensforschung: Grundlagen der Ethologie. Springer, Wien, New York 1978
2. Riedl, R.: Biologie der Erkenntnis. Die stammesgeschichtlichen Grundlagen der Vernunft. Parey, Berlin, Hamburg 1980
3. Darwin, F.: More Letters of Charles Darwin. Appleton, New York 1903
4. Koepchen, H. P.: Kreislaufregulation. In: Gauer, O.H., Kramer, K., Jung, R. (Hrsg.): Physiologie des Menschen. Band 3. Urban & Schwarzenberg, München 1972
5. Gauer, O. H.: Kreislauf des Blutes. In: Bauer, O. H., Kramer, K., Jung, R. (Hrsg.): Physiologie des Menschen. Band 3. Urban & Schwarzenberg, München 1972
6. Pflanz, M.: Epidemiologie des essentiellen Hochdrucks. Verh. dtsch. Ges. Kreislaufforschung, 1977, *43*, 20
7. Henry, J. P., Cassel, J. C.: Psychosocial factors in essential hypertension, recent epidemiologic and animal experimental evidence. Am. J. Epidemiology, 1969, *90*, 171

8. Chakraborty, R., Schull, W. J., Harburg, E., Schork, M. A., Roeper, P.: Hereditary, stress and blood pressure: A family set method – V Heritability estimates. J. Chron. Dis., 1977, *30*, 683

9. Kannel, W. B.: Importance of hypertension as a major risk factor in cardiovascular disease. In: Genest, J., Koiw, W., Kuchel, O. (eds.): Hypertension, physiopathology and treatment. McGraw-Hill, New York 1977

10. Kannel, W. B., Dawber, T. R.: Hypertension as one ingredient of cardiovascular risk profile. Brit. J. Hosp. Med., 1974, *11*, 508

10 a. Feinleib, M.: Persönliche Mitteilung, 1981.

11. Keys, A., Taylor, H. L., Blackburn, H., Brozek, J., Anderson, J. T., Simonson, E.: Mortality and coronary heart disease among men studied for 23 years. Arch. Int. Med., 1971, *128*, 201

12. Keys, A.: Coronary heart disease in seven countries. Circulation, 1970, *41*, suppl. 1, 1

13. Herd, J. A., Morse, W. H., Kelleher, R. T., Jones, L. G.: Arterial hypertension in the squirrel monkey during behavioral experiments. Amer. J. Physiol., 1969, *217*, 24

14. Hallbäck, M.: Interaction between central neurogenic mechanisms and changes in cardiovascular design in primary hypertension. Experimental studies in spontaneously hypertensive rats. Acta Physiol. Scand., 1975, Suppl 425

15. Folkow, B.: Vascular changes in hypertension – review and recent animal studies. In: Berglund, G., Hansson, L., Werkö, L. (eds): Pathophysiology and management of arterial hypertension. Lindgren & Söner, Mölndal 1975

16. Schmidt, T. H., Schäfer, N., Marth, H.: Vergleich tagesperiodischer Schwankungen blutig gemessener Blutdruckwerte bei Normotonikern und Hypertonikern, Verh. Dtsch. Ges. Inn. Med., 1974, *80*, 298

17. v. Uexküll, Th., Wick, W.: Die Situationshypertonie. Arch. f. Kreislaufforschung, 1962, *39*, 236

18. Eliasson, S., Folkow, B., Lindgren, P., Uvnäs, B.: Acitvation of sympathetic vasodilator nerves to the skeletal muscles in the cat by hypothalamic stimulation. Acta Physiol. Scand., 1951, *23*, 333

19. Abrahams, V. C., Hilton, S. M., Zbrozyna, A.: Active muscle vasodilatation produced by stimulation of the brain stem: Its significance in the defence reaction. J. Physiol., 1960, *154*, 491

20. Folkow, B., Neil, E.: Circulation. Oxford Univ. Press Inc., London, New York, Toronto 1971

21. Grant, R., Lindgren, P., Rosen, A., Uvnäs, B.: The release of catechols from the adrenal medulla on activation of the sympathetic vasodilator nerves to the skeletal muscles in the cat by hypothalamic stimulation. Acta Physiol. Scand., 1958, *43*, 135

22. Folkow, B., Hedner, P., Lisander, B., Rubinstein, E.: Release of cortisol upon stimulation of the hypothalamic defense area in cats. Försvarsmedicin, 1967, *3*, Suppl. 2, 114

23. Davies, J. O.: The control of renin release. Amer. J. Med., 1973, *55*, 333

24. Zanchetti, A., Stella, A.: Neural control of renin release. Clin. Sci. Mol. Med., 1975, *48*, Suppl. 2, 215

25. Falkner, B., Onesti, G., Angelakos, E. T., Fernandes, M., Langman, C.: Cardiovascular response to mental stress in normal adolescents with hypertensive parents. Hypertension, 1979, *1*, 23

26. Folkow, B., Rubinstein, E. H.: Cardiovascular effects of acute and chronic stimulations of the hypothalamic defense area in the rat. Acta Physiol. Scand., 1966, *68*, 48

27. Henry, J. P., Ely, D. L., Stephens, P. M.: The role of psychosocial stimulation in the pathogenesis of hypertension. Verh. dtsch. Ges. Inn. Med., 1974, *80*, 107

27 a. Henry, J. P.: Persönliche Mitteilung, 1981.

28. Folkow, B., Hallbäck, M., Lundgren, Y., Sivertson, R., Weiss, L.: Importance of adaptive changes in vascular design for establishment of primary hypertension, studied in man and in spontaneously hypertensive rats. Circ. Res., 1973, *32*, Suppl. 1, 12

29. Suwa, N., Takahashi, T.: Morphological and morphometrical analysis of circulation in hypertension and ischemic kidney. Urban & Schwarzenberg, München, Berlin, Wien 1971

30. Sannerstedt, R., Sivertson, R., Lundgren, Y.: Haemodynamic studies in young men with mild blood pressure elevation. Acta Med. Scan., 1976, *200*, Suppl. 602, 61

31. Hansson, L., Sivertsson, R.: Rückbildung struktureller Gefäßveränderungen nach antihypertensiver Therapie. In: Dietz, R., Ganten, D., Hofbauer, K. G., Lüth, J. B. (Hrsg.): Essentieller Hochdruck und seine Behandlung. Schattauer, Stuttgart, New York 1977

32. Wolinsky, H.: Long-term effects of hypertension on the rat aortic wall and their relation to current aging changes. Circ. Res., 1972, *30*, 301

33. Folkow, B.: Constriction-distension relation-ships in SHR and NCR resistance vessels. Abstracts of Sixth Scientific Meeting of the International Society of Hypertension, Göteborg, June 11–13, 1979, 11, Astra cardiovascular, Sweden

33 a. Folkow, B., Göthberg, G., Lundin, S., Ricksten, S. E.: Structural "Resetting" of the Renal Vascular Bed in Spontaneously Hypertensive Rats (SHR). Acta Physiol. Scand., 1977, *100*, 270–272.

34. Challoner, D. R., Steinberg, D.: Effect of free fatty acid on the oxygen consumption of perfused rat heart. Amer. J. Physiol., 1966, *210*, 280

35. Henderson, A. H., Most, A. S., Parmley, W. W., Gorlin, R., Sonneblick, E. H.: Depression of myocardial contractility in rats by free fatty acids during hypoxia. Circ. Res., 1970, *26*, 439

36. Shipp, J. C., Opie, L. H., Challoner, D.: Fatty acid and glucose metabolism in the perfused heart. Nature, 1961, *189*, 1018

37. Weiner, H.: Essential hypertension. In: Weiner, H. (ed.): Psychobiology and human disease. Elsevier, New York, Oxford, Amsterdam 1977

38. Guyton, A. C., Young, D. B., Declue, J. W., Ferguson, J. D., McCaa, R. E., Cevese, A., Trippodo, N. C., Hall, J. E.: The role of the kidney in hypertension. In: Berglund, G., Hansson, L., Werkö, L. (eds.): Pathophysiology and management of arterial hypertension. Proceedings of a conference held in Copenhagen, Denmark, April 10–11, 1975. Lindgren, Mölndal, Schweden 1975

39. Brod, J., Fencl, V., Hejl, A., Jorka, J.: Circulatory changes underlying blood pressure elevation during acute emotional stress (mental arithmetic) in normotensive and hypertensive subjects. Clin. Sci., 1959, *18*, 269

40. Brod, J.: Die Hämodynamik bei der essentiellen Hypertonie und beim emotionalen Streß. Therapiewoche, 1974, *24*, 1737

41. Schmidt, T. H., Schonecke, O. W., Herrmann, J. M., Krull, F., Selbmann, H. K., Schäfer, N., v. Uexküll, Th., Werner, I.: Psychophysiologische Untersuchung zum Verhalten hämodynamischer Kreislaufparameter in verschiedenartigen Aufgabensituationen vor und nach der intravenösen Gabe von Propranolol. Verh. Dtsch. Ges. Inn. Med., 1975, *81*, 1747

42. Werner, I.: Psychophysiologische Untersuchung zur Situationsstereotypie des Kreislaufverhaltens. Med. Diss., Ulm 1976

43. Krull, F.: Psychophysiologische Untersuchung zur Situationsstereotypie des Kreislaufverhaltens bei Normotonikern und essentiellen Hypertonikern verschiedener Hämodynamik. Med. Diss., Ulm 1976

44. Schmidt, T. H., Schonecke, O. W., Herrmann, J. M., Krull, F., Schäfer, J., Werner, I.: Stimulusspezifische Reaktionen cardiovasculärer Größen bei Normotonikern und Hypertonikern. II. Sylter Symposium über Streß-Forschung, Klappholttal, 5.–12. Juni 1977: Sozialpolitische Konsequenzen aus der Streß-Forschung. Unveröfftl. Manuskript.

45. Lund-Johansen, P.: Hemodynamic trends in untreated essential hypertension. Preliminary report on a 10 year follow-up study. Acta Med. Scan., 1976, Suppl. *602*, 68

45 a. Hypertension Detection and Follow-up Program Co-operative Group: Five year findings of the hypertension detection and follow-up program. 1. Reduction in Mortality of Persons with high blood pressure, including mild hypertension. J. Am. Med. Ass., 1979, *242*, 2562–2571.

46. Patel, C. H., North, W. R. S.: Randomised controlled trial of yoga and biofeedback in management of hypertension. Lancet, 1975, *ii*, 93–95.

46 a. Patel, C., Marmot, M. M., Terry, D. J.: Controlled trial of biofeedback-aided behavioral methods in reducing mild hypertension. British Medical Journal, 1981, *282*, 2005–2008.

47. Shapiro, A. P., Schwartz, G. E., Ferguson, D. C. E., Redmond, D. P., Weiss, St. M.: Behavioral approaches to the treatment of hypertension. In: DeJong, W., Provoost, A. P., Shapiro, A. P. (eds.): Hypertension and brain mechanisms. Progress in Brain Research, 1977, *47*, 309

48. Richter-Heinrich, E., Knust, U., Müller, W., Schmidt, K. H., Sprung, H.: Psychophysiological investigations in essential hypertensives. J. Psychosom. Res., 1975, *19*, 251
49. Adler, R., Herrmann, J. M., Schäfer, N., Schmidt, T. H., Schonecke, O. W., v. Uexküll, Th.: „Symptom-Kontext-Analyse" direkt gemessener Blutdruckschwankungen. Mitteilung I. Z. f. Psychosomatische Medizin und Psychoanalyse, 1974, *4*, 312
50. Adler, R., Herrmann, J. M., Schäfer, N., Schmidt, T. H., Schonecke, O. W., v. Uexküll, Th.: „Symptom-Kontext-Analyse" direkt gemessener Blutdruckschwankungen. Mitteilung II. Z. f. Psychosomatische Medizin und Psychoanalyse, 1975, *1*, 46
51. Adler, R., Herrmann, J. M., Schäfer, N., Schmidt, T. H., Schonecke, O. W., v. Uexküll, Th.: A context study of psychological conditions prior to shifts in blood pressure. Psychother. Psychosom., 1976/77, *27*, 198
52. Groen, J. J., Hansen, B., Herrmann, J. M., Schäfer, N., Schmidt, T. H., v. Uexküll, Th., Selbmann, K. H., Weckmann, P.: Haemodynamic responses during experimental emotional stress and exercise in hypertensive and normotensive patients. In: DeJong, W., Provoost, A. P., Shapiro, A. P. (eds.): Hypertension and brain mechanisms. Progress in Brain Research, 1977, *47*, 301
53. Guazzi, M., Polese, A., Fiorentini, C., Olivari, M. T., Magrini, F.: Functional changes of the hypertensive heart following treatment with β-blocking agents. In: Rorive, G., van Cauwenberge, H. (eds.): The arterial hypertensive disease. A Symposium, Liege, 1975. Masson, New York 1976
54. Lambert, D.: Hypertension and myocardial infarction. Brit. Med. J., 1974, *3*, 685
55. Brand, R. J., Rosenman, R. H., Sholtz, R. I., Friedman, M.: Multivariate prediction of coronary heart disease in the Western Collaborative Group Study compared to the findings of the Framingham Study. Circulation, 1976, *53*, 348
56. Haynes, S. G., Feinleib, M., Kannel, W. B.: Prospective study of psychosocial factors and coronary heart disease in Framingham. Am. J. Epidemiol., 1978, *108*, 229
57. Brand, R. J.: Coronary-prone behavior as an independent risk factor for coronary heart disease. In: Dembroski, T. M., Weiss, S. M., Shields, J. L., Haynes, S. G., Feinleib, M. (eds.): Coronary-prone behavior. Springer, New York, Heidelberg, Berlin 1978
58. Rosenman, R. H., Rahe, R. H., Borhani, N. O., Feinleib, M.: Heritability of personality and behavior. Proceedings of the first international congress of twin studies. Rome, Italy, November 1974. Acta Genet. Med. Gemellol., 1976, *25*, 221
59. Rahe, R. H., Hervig, L., Rosenman, R. H.: The heretability of type A behavior. Psychosom. Med., 1978, *40*, 478
60. Dembroski, T. M., MacDougall, J. M., Shields, J. L., Petitto, J., Lushene, R.: Components of the type A coronary-prone behavior pattern and cardiovascular responses to psychomotor performance challenge. J. Behavioral Med., 1978, *1*, 159
61. MacDougall, J. M., Dembroski, T. M., Musante, L.: The structured interview and questionnaire methods of assessing coronary-prone behavior in male and female college students. J. Behavioral Med., 1979, *2*, 71
62. Dembroski, T. M., MacDougall, J. M., Herd, J. A., Shields, J. L.: Effects of level of challenge on pressor and heart rate responses in Type A and B subjects. J. Applied Social Psychology, 1979, *9*, 209

Zur Streß-Hypothese der essentiellen Hypertonie[*]

V. Hodapp und G. Weyer

Problemstellung

Die Streß-Hypothese der essentiellen Hypertonie umreißt ein ebenso faszinierendes wie umstrittenes Forschungsgebiet. Faszinierend deswegen, weil verschiedene Disziplinen wie Medizin, Psychologie, Soziologie und Soziobiologie sich anschicken, einen Problemkreis gemeinsam zu bearbeiten. Am Beispiel der Entstehung einer Krankheit werden die komplexen Verflechtungen körperlicher und seelischer Vorgänge sowie ihre gesellschaftliche Einbettung aufgezeigt. Umstritten muß dieses Forschungsgebiet sein, weil bei dieser interdisziplinären Aufgabe jede Seite ihre Grundvorstellungen miteinbringt und unterschiedliche Forschungsparadigmen eine Integration der theoretischen Ansätze erschweren.

Die Streß-Hypothese der essentiellen Hypertonie besagt in ihrer allgemeinsten Form, daß die essentielle Hypertonie als eine Krankheit aufzufassen ist, bei deren Entstehung psychosoziale Belastungen eine Rolle spielen [1–7]. Akzeptiert man diese Arbeitshypothese, wird das Schwergewicht der Erklärungsversuche auf zentralnervöse Prozesse gelegt. Dies ist aber nicht so zu verstehen, daß andere, mögliche Entstehungsfaktoren geleugnet werden. Diese Auffassung läßt sich immer noch am besten mit dem Mosaik-Modell von Page veranschaulichen, der in seinem Modell acht aufeinander einwirkende Faktoren der Blutdruckregulierung und Gewebsdurchblutung annimmt, unter denen der neurale Faktor einen wichtigen Wirkungsmechanismus beschreibt. Eine Hypertonie kann aus dem Überwiegen eines der von Page genannten Faktoren resultieren.

Versucht man den Einfluß psychosozialer Faktoren auf organische Prozesse zu analysieren, wird man die Wirkungswege zentraler emotionaler Vorgänge auf die Organe verfolgen müssen. Dabei kommt dem Hypothalamus als Schaltzentrale emotionaler Prozesse und neurohormonaler Organbeeinflussung eine besondere Bedeutung zu. Da zwischen Streß und autonomer, nervöser Aktivierung eine vielfach nachgewiesene Beziehung besteht, die über eine Aktivation des sympathischen Nervensystems zustandekommt, bieten besonders diejenigen Befunde und Theorieansätze einen Ausgangspunkt für eine komplementäre psycho-somatische Betrachtungs-

* Die hier referierten eigenen Untersuchungen wurden im Rahmen des Sonderforschungsbereichs 36 der Deutschen Forschungsgemeinschaft durchgeführt.

weise, die eine Hyperaktivität zentraler hypothalamischer und peripherer sympathischer Strukturen bei essentiellen Hypertonikern – oder zumindest in Untergruppen von diesen – zeigen [8–19]. Während einige der Studien auf die exakte Bestimmung von Indikatoren sympathischer Aktivität abzielen, wird in anderen Studien das Hauptgewicht auf die Beschreibung komplexer vegetativer und hämodynamischer Regulationsmuster gelegt. Besonders in diesen Studien zeigt sich die Beziehung zwischen emotionellem und sozialem Streß, peripherer Organbeeinflussung und Verhalten, die zu interessanten Hypothesen über die Beteiligung dieser Faktoren an der Entstehung und Aufrechterhaltung eines Hypertonus geführt haben [4, 20, 21, 22].

Der Nachweis einer Einflußnahme zentralnervöser Prozesse auf die Blutdruckregulation berechtigt sicherlich nicht zu der Annahme, damit den Basismechanismus der essentiellen Hypertonie gefunden zu haben. Dazu wissen wir noch zu wenig über diejenigen Prozesse, die über die kurzfristige, situationsbedingte Blutdrucksteigerung hinaus die Fixierung eines Hypertonus erklären können. Eine große Anzahl von empirischen Befunden berechtigt aber zu der Annahme, daß zentralnervöse Korrelate der essentiellen Hypertonie existieren und Modelle, die zentralnervöse Entstehungsfaktoren der essentiellen Hypertonie mit einbeziehen, besonders geeignet sind, die vielfältigen Befunde der humanmedizinischen, tierexperimentellen, psycho-somatischen und sozio-somatischen Forschung zueinander in Beziehung zu setzen. Im folgenden soll versucht werden, die unterschiedlichen Ergebnisse zu integrieren und im Bezugsrahmen einer interdisziplinären Streßtheorie darzustellen.

Experimentelle Ansätze

Untersuchungen an Tieren

Als überzeugendster Nachweis für die Gültigkeit der Streß-Hypothese der essentiellen Hypertonie gelten Experimente, in denen durch Streßinduktion in einem Organismus ein chronischer Bluthochdruck erzeugt wird. Dies wurde an verschiedenen Tierarten demonstriert, u. a. an Mäusen [23], Hunden [24, 25] und verschiedenen Affenarten [26, 27], darunter auch Menschenaffen [28]. Zu den experimentellen Blutdrucksteigerungen bei Ratten hat Lamprecht in diesem Band Hinweise geliefert. Als Methoden der Streßinduktion, die zu langandauernden Blutdrucksteigerungen führten, wurden sehr unterschiedliche Reize und Techniken angewandt, wie zum Beispiel Elektro-Schocks [29], Immobilisation [30], klassisches aversives Konditionieren [24, 25], instrumentelles Konditionieren (Vermeidungslernen) [26, 27], Konfliktsituationen [31], Manipulationen der sozialen Situation [23, 28]. Zu den Vorteilen der Hypertonie-Studien mit Tiermodellen gehört, daß streng experimentell vorgegangen werden kann, d. h. die Versuchstiere können per Zufall vor Beginn der experimentellen Manipulation den verschiedenen Versuchsbedingungen zugewiesen werden. Durch dieses Vorgehen wird – wenn weitere Gesichtspunkte der Versuchsplanung beachtet werden – die Voraussetzung für eine kausale Interpretation der im Experiment gefundenen Zusammenhänge geschaffen. Auf diese Möglichkeit einer kausalen Interpretation gründet sich die Überzeugungskraft tierexperimenteller Befunde.

Grundsätzliche Nachteile von Tiermodellen müssen – wegen möglicherweise artspezifischer Effekte – in ihrer eingeschränkten Generalisierbarkeit auf den Menschen gesehen werden.

Untersuchungen an Menschen

Beim Menschen verbieten sich von selbst solche experimentellen Untersuchungen, in denen ein chronischer Bluthochdruck erzeugt werden soll. Man untersucht daher am Menschen entweder reversible, akute kardiovaskuläre Reaktionen unter vergleichsweise schwachen und kurzandauernden belastenden Bedingungen, oder man vergleicht die experimentell hervorgerufenen physiologischen Reaktionen von Hypertonikern mit den Reaktionen von Normotonikern.

Bei der ersten Vorgehensweise lassen sich die Grundsätze einer experimentellen Versuchsplanung, (einschließlich der Zufallsgruppenbildung vor Einführung der unabhängigen Variablen), verwirklichen. Als Beispiele können hier die Arbeiten von Graham u. Mitarb. dienen, in denen versucht wurde, durch die Suggestion von Einstellungen, die als „typisch" für bestimmte psychosomatische Erkrankungen gelten, spezifische physiologische Reaktionen hervorzurufen [32, 33]. Weitere Beispiele bilden die Untersuchungen der Arbeitsgruppe um J. E. Hokanson über die Auswirkungen verschiedener Aggressionsbedingungen auf das Blutdruckverhalten (z. B. [34, 35]). Die in diesen Arbeiten beobachteten Blutdruckreaktionen können aufgrund entsprechender Versuchsplanung als Folge der experimentellen Bedingungsmanipulation interpretiert werden. Inwieweit derartige kurzfristige Blutdruckerhöhungen allerdings als Modell für die Entstehung eines chronischen Bluthochdrucks dienen können, ist bislang ungeklärt.

Bei der zweiten Vorgehensweise, nämlich dem Vergleich der kardiovaskulären Reaktionen von hypertonen mit nicht-hypertonen Personen unter belastenden Bedingungen, handelt es sich um Datenerhebungen unter (im günstigen Falle) kontrollierten Bedingungen, nicht jedoch um Experimente im strengen Sinne. Die wesentliche, die Gruppen differenzierende Variable, der Bluthochdruck oder die Diagnose „essentielle Hypertonie", kann natürlich nicht vom Experimentator willkürlich beeinflußt werden. Gruppendifferenzen in den abhängigen Variablen, den physiologischen Reaktionen, können daher in Bezug auf den Bluthochdruck lediglich im Sinne eines korrelativen Zusammenhangs interpretiert werden. Eine Kausalinterpretation muß beschränkt bleiben auf Aussagen, inwieweit diese akuten physiologischen Reaktionen von den experimentell variierten Streßbedingungen abhängig sind. Hierin ähnelt dieser Untersuchungsansatz den im vorigen

Abschnitt beschriebenen Experimenten. Darüber hinaus können noch beschreibende Aussagen zur differentiellen Fragestellung, nämlich den Gruppenunterschieden, gemacht werden.

Allgemeines Ergebnis der sehr zahlreichen Untersuchungen dieses Typs ist, daß sich Reaktionen des Herz-Kreislaufsystems sowohl bei Hypertonikern als auch bei Kontrollpersonen durch eine Vielzahl von Streßbedingungen (z.B. körperliche Belastungen, Schmerzreize, starke sensorische Reize, mental-kognitive Tätigkeiten unter besonderen motivationalen oder störenden Bedingungen, Induktion von Ärger und Furcht) hervorrufen lassen und daß in den meisten Fällen, besonders unter emotional belastenden Bedingungen, Hypertoniker mit stärkeren oder länger anhaltenden Blutdruckanstiegen als Kontrollpersonen reagieren [20, 36–42].

Seltener sind Untersuchungen, in denen neben starken belastenden Reizen auch solche Bedingungen in die Versuchssituation eingeführt werden, die nicht als Streßreize bezeichnet werden können. Nach den Ergebnissen von Richter-Heinrich [43] und Richter-Heinrich und Sprung [44] zeigen Hypertoniker eine erhöhte sympathische Aktivierung bereits auf schwache akustische Reize. Dieser Befund legt die Hypothese nahe, daß Hypertoniker vegetativ stärker bereits in solchen Situationen reagieren, die im allgemeinen nicht als belastend empfunden werden. Deswegen führten wir in

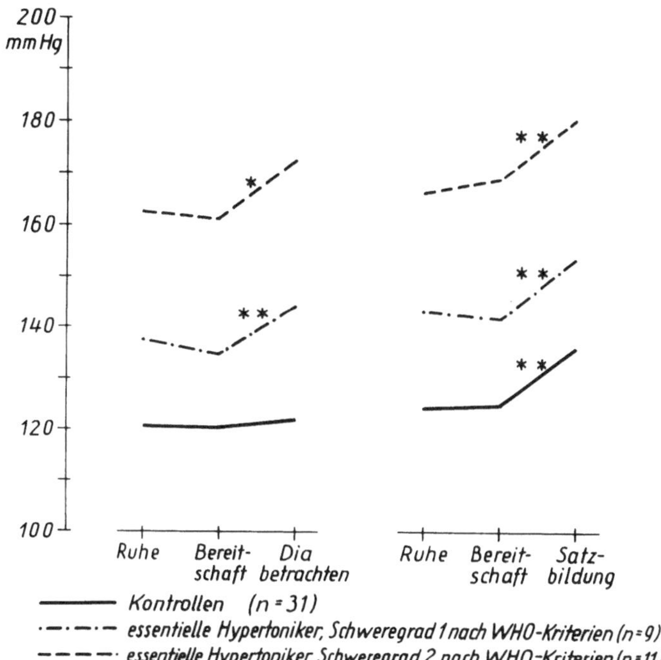

Abb. 1. Mittelwerte für den systolischen Blutdruck in einer „Wahrnehmungssituation" (Dia-Betrachten) und einer „Streß-Situation" (Satzbildung) (aus [46, S. 115] mit freundlicher Genehmigung des Verlags)

$* = p \leqq 0{,}05$

$** = p \leqq 0{,}01$

ein psychophysiologisches Streßexperiment das Prinzip der „Reiz- oder Situationsstereotypie" nach Lacey [45] ein. Eine solche Verbindung erscheint auch naheliegend, da Lacey zeigen konnte, daß die kardiovaskulären Größen Herzfrequenz und Blutdruck in einem besonderen Zusammenhang mit den Einstellungen des Menschen gegenüber Reizen der Umwelt stehen. In Orientierungssituationen, in denen der Organismus auf die Aufnahme sensorischer Reize eingestellt ist, herrscht kurzfristige, transiente Desaktivierung im kardiovaskulären System (geringere Pulsfrequenz und niedrigerer Blutdruck) vor, in Situationen dagegen, die durch Konzentration, eine nach innen gerichtete Aufmerksamkeit gekennzeichnet sind, herrscht erhöhte Aktivierung kardiovaskulärer Prozesse vor.

Wir überprüften die Situationsstereotypie im Sinne Laceys, indem wir als situative Bedingungen das Betrachten farbiger Landschaftsdias sowie das Bilden von Sätzen aus Wörtern, für die ein bestimmter Anfangsbuchstabe vorgegeben war, einführten [46]. Die Ergebnisse für die Herzfrequenz zeigten erwartungsgemäß einen Anstieg lediglich in der Situation „Satzbildung", dies sowohl bei den Kontrollpersonen als auch bei den essentiellen Hypertonikern der Schweregrade I und II. Die Hypertoniker zeigen keine stärkeren Anstiege. Das interessantere Ergebnis liegt jedoch im Verhalten

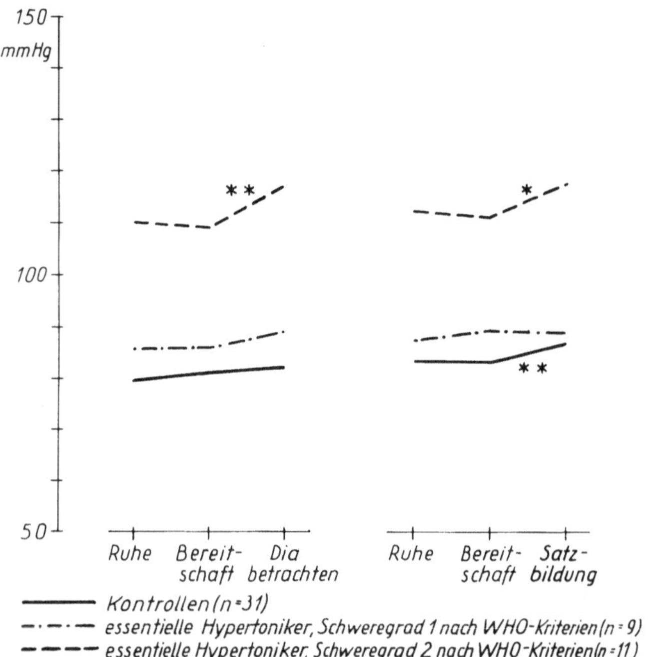

Abb. 2. Mittelwerte für den diastolischen Blutdruck in einer „Wahrnehmungssituation" (Dia-Betrachten) und einer „Streß-Situation" (Satzbildung) (aus [46, S. 116] mit freundlicher Genehmigung des Verlags)
* = p ≦ 0,05
** = p ≦ 0,01

der Blutdruckvariablen (Abb. 1 und 2). Hier weisen die Hypertoniker bezüglich des systolischen Druckes in beiden Reizsituationen signifikante Anstiege auf, während die Kontrollpersonen lediglich bei der Satzbildung mit einem signifikanten Anstieg reagierten. Die Hypertoniker des Schweregrades II zeigen wiederum erhöhte Reaktionswerte für den diastolischen Druck unter beiden situativen Bedingungen, die Kontrollpersonen erwartungsgemäß nur unter emotioneller Belastung.

Die Ergebnisse deuten, im Sinne Brods [47] und Richter-Heinrichs [43], auf eine Störung eines sehr komplexen Reaktionsmusters hin. Nach Lacey drückt sich in der kardiovaskulären Reaktivität „die Art und Weise der Wechselbeziehung zwischen dem Organismus und seiner Umgebung" aus [48, S. 25]. Auch wenn der Organismus offen und empfänglich für Reize aus der Umwelt sein sollte, reagieren Hypertoniker eher so, wie sie es auch bei psychisch und physisch belastenden Reizen (Reizabwehrsituationen) tun würden. Vielleicht liegt hier mehr als nur eine Assoziation zu der von Graham als typisch für Hypertoniker beschriebenen Einstellung vor: „Feels threatened with harm and has to be ready for anything" [49, S. 260].

Aufgrund dieser Reaktionsmaße konnten übrigens nicht nur Gruppenunterschiede nachgewiesen, sondern in begrenztem Umfang auch für Einzelfälle gültige Aussagen gemacht werden.

In Tabelle 1 sind die Ergebnisse in Form einer diskriminanzanalytisch gewonnenen Klassifikationsmatrix aufgeführt. Bei diesem Ansatz werden aufgrund eines Algorithmus Einzelfälle ihren jeweils klinisch vorgegebenen Gruppen zugeordnet. Von insgesamt 48 Fällen wurden nach der Diskriminanzanalyse lediglich 4 Fälle falsch klassifiziert.

Bei der Interpretation von Ergebnissen aus derartigen Streßexperimenten an Menschen oder Datenerhebungen in einem experimentellen Setting sollte man sich darüber im klaren sein, daß ein direkter Bezug zur Verursachung des Bluthochdrucks nicht gegeben ist. Ob die bei bereits bestehendem Bluthochdruck festgestellte erhöhte Reaktivität von Hypertoni-

Tabelle 1. Klassifikationsmatrix einer nichtlinearen Diskriminanzanalyse mit psychologischen Variablen

		Tatsächliche Gruppenzugehörigkeit		
		Kontrollen	Essentielle Hypertoniker Schweregrad I	Essentielle Hypertoniker Schweregrad II
Zuordnung durch	K	26	0	1
Diskriminanzanalyse	EH1	1	8	0
	EH2	2	0	10
Summe		29	8	11

K: Kontrollen
EH1: Essentielle Hypertoniker, Schweregrad I
EH2: Essentielle Hypertoniker, Schweregrad II

kern etwas mit der Entstehung der Krankheit zu tun hat, kann auf diesem Wege nicht untersucht werden. Darüber hinaus ist – wie bereits erwähnt – das Problem des Zusammenhangs zwischen häufigen akuten Blutdruckreaktionen und einem fixierten, stabilen Bluthochdruck bislang noch ungeklärt [50]. Dennoch können durch psychophysiologische Streßexperimente wesentliche Beiträge zur Hypertonieforschung geleistet werden, denn mit ihnen können mögliche Mechanismen der Krankheitsentwicklung untersucht werden. So mag es im günstigen Falle gelingen, die experimentellen Ergebnisse als Bausteine in präziser formulierten Modellvorstellungen der Hypertonieentwicklung einzusetzen, in denen ja gleichermaßen Aussagen über Ursachen und Mechanismen der Krankheit gemacht werden müssen.

Feldstudien

Beobachtungen unter natürlichen Bedingungen

Ein Anliegen experimenteller und quasi-experimenteller Ansätze zur Überprüfung der Streß-Hypothese besteht darin, situationsbedingte Blutdrucksteigerungen unter kontrollierten Bedingungen hervorzurufen. Dem Vorteil, die Situation als manipulierte Variable in den Versuchsaufbau einführen zu können, steht jedoch der Nachteil gegenüber, daß die Situation jeweils nur aus der Sicht des Experimentators als Stressor definiert wird. Die unterschiedliche, subjektive Bedeutsamkeit, die eine bestimmte Situation für verschiedene Individuen haben kann, wird damit vernachlässigt. Ein weiterer Nachteil des experimentellen Ansatzes besteht darin, daß im Humanversuch kaum die Auswirkung von starken Stressoren oder solchen, denen ein Individuum über längere Zeit hin ausgesetzt ist, untersucht werden kann. Da im Laborversuch meist eine Einschränkung auf künstlich isolierte Situationen gegeben ist, die eine Abstraktion von Alltagssituationen darstellen und belastende Bedingungen lediglich repräsentieren können, bilden klinische Beobachtungen und Beobachtungen unter natürlichen Bedingungen eine wichtige Ergänzung der experimentellen Befunde.

Beobachtungen unter natürlichen Bedingungen können wir aus Ereignissen gewinnen, die etwas makaber als „Experimente der Natur" bezeichnet werden. Graham [51] berichtet zum Beispiel über markante, mehrere Monate andauernde Erhöhungen des diastolischen Blutdrucks bei einem Drittel der Soldaten, die am Wüstenfeldzug im zweiten Weltkrieg in Libyen teilgenommen hatten. Ruskin, Beard and Schaefer [52] fanden bis zu zwei Wochen andauernde Erhöhungen des diastolischen Blutdrucks bei 56% der Überlebenden einer Explosion in Texas-City. Von einem epidemieartigen Ausbruch der Hypertonie wird bei der Belagerung und Bombardierung von Leningrad im zweiten Weltkrieg berichtet [53]. Bei jungen, bis dahin kreislaufgesunden Personen entwickelte sich eine Hypertonie, die später aufgrund renaler oder anderer Komplikationen chronisch wurde.

Da wir von den Daten des Texas-City Desasters her wissen, daß das Maximum der Blutdruckerhöhungen etwa 14 Tage nach dem Unglück lag und der größte Teil der beobachteten Blutdruckerhöhungen später wieder verschwand, ist der Schluß, daß diese Blutdruckerhöhungen streßbedingt waren, naheliegend.

Klinische Beobachtungen: Die Untersuchungen der Arbeitsgruppe um H. G. Wolff

Die Beobachtung, daß das Kreislaufverhalten in hohem Maße situationsabhängig ist, stellt eine alte klinische Erfahrung dar. In diesem Zusammenhang wird häufig betont, daß sich die situativen Bedingungen nicht allein auf die Umgebungsfaktoren beschränken, sondern auch die emotionelle Verfassung, in der sich eine Person befindet, mit einschließen. Dies stellte bereits v. Uexküll fest, der zur Charakterisierung der engen Beziehung zwischen emotionellem Geschehen und Blutdruckverhalten den Begriff der Situationshypertonie prägte [54]. Die Arbeitsgruppe um H. G. Wolff untersuchte sehr intensiv die Beziehung zwischen Umweltereignissen und Blutdruck, wobei zunehmend der Gesichtspunkt mit einbezogen wurde, daß es weniger die objektiven Umweltereignisse allein sind, die einen Streßzustand beim Individuum herbeiführen, sondern eher dessen Bewertung und Interpretation einer Situation.

Wolf, Pfeiffer, Ripley, Winter und Wolff [55] untersuchten 58 essentielle Hypertoniker und zwei Kontrollgruppen von insgesamt 192 Personen über einen Zeitraum von einem bis zu drei Jahren. Alle Personen wurden mehrfach interviewt, um die jeweiligen Lebensumstände zu ermitteln, die dann mit den in der gleichen Sitzung durchgeführten Blutdruckmessungen in Zusammenhang gebracht wurden. Darüber hinaus wurde ein Teil der Personen ausführlicheren klinischen und experimentellen Untersuchungen unterzogen. Die Autoren kommen zu folgendem Schluß: „The (blood-pressure) variations corresponded fairly clearly with changes in general level of security of the individuals" [55, S. 1058] und weiter: „... hypertension may represent an atavistic protective reaction of mobilization, invoked inappropriately by these subjects to deal with day-to-day stresses and threats arising out of problems of interpersonal relation." [55, S. 1074].

In einer Weiterführung dieser Untersuchung rückten Wolf und Wolff [56] die subjektive Komponente des Streßbegriffs noch deutlicher in den Vordergrund: „... variations in the systolic and diastolic blood pressure levels in normals as well as hypertensive subjects correspond closely to variations in the individual's attitude toward his life situation." [56, S. 321]. Hier wird die Unterscheidung Wolffs [57] von Streß als tatsächlich existente Gefahr und Streß als Bedrohung und Symbol früher erlebter Angriffe deutlich, wobei gerade der zweite Aspekt für klinisch bedeutsamer gehalten wird und eine frühe Formulierung des in der modernen Streßforschung dominierenden kognitiven Ansatzes enthält.

Wolff und Wolf [58] wandten ihre Erkenntnisse konsequent in einer Therapie-Studie an, indem sie versuchten, die Lebenseinstellung von 90 essentiellen Hypertonikern zu beeinflussen. Freie Diskussionen persönlicher Konflikte in einer Atmosphäre menschlicher Wärme sollten die Patienten dazu führen, sich sicherer zu fühlen, zu verstehen, daß sie sich bedroht fühlen und daß sie diese Gefühle bisher meist verdrängt haben. Es werden Ratschläge gegeben, anstatt mit Verdrängung, adäquat zu handeln. Bei 59% der Patienten konnten nach mehreren therapeutischen Sitzungen Blutdrucksenkungen und eine Verminderung weiterer Symptome festgestellt werden. Anhand des umfangreichen, während der Therapie gesammelten Materials, wurde eine Prognose-Skala erstellt, in die neben vielen anderen Daten (Biographie, Beurteilung der Lebensgeschichte, Persönlichkeitsstruktur) auch die Einschätzung des Patienten hinsichtlich seiner gegenwärtigen und vergangenen Lebensumstände eingehen.

Obwohl sich diese frühen Arbeiten der Gruppe um H. G. Wolff theoretisch bereits als außerordentlich fruchtbar erwiesen, sind sie methodisch angreifbar, da in den meisten Fällen eine exakte quantitative Auswertung der Daten fehlt und das Problem der Einbeziehung subjektiver Faktoren bei der Erfassung von Streßzuständen methodisch bislang ungelöst ist. Da sowohl die situativen als auch die individuellen Einflußgrößen kaum kontrolliert sind, können diese Studien lediglich Hinweischarakter für sich beanspruchen und dazu anregen, exaktere Untersuchungen durchzuführen.

Feldstudien mit indirekter Kontrolle des psychosozialen Streß

Zur Kontrolle der subjektiven Faktoren bei Streßuntersuchungen scheinen hauptsächlich zwei Forschungsstrategien eingesetzt zu werden. Einmal können diese Faktoren indirekt kontrolliert werden, indem man Gruppen vergleicht, von denen man annehmen kann, daß sie sich weniger in den objektiven Lebensumständen, sondern mehr in der Wahrnehmung und Interpretation ihrer Lebenssituation unterscheiden. Zum zweiten besteht die Möglichkeit, die Patienten direkt nach ihrer subjektiven Einschätzung einer Situation oder ihres augenblicklichen Befindens zu befragen. Diese Technik wurde beispielsweise in den erwähnten, frühen Untersuchungen von Wolff und seinen Mitarbeitern eingesetzt, bei denen zahlreiche Interviews durchgeführt wurden. Beispiele für die indirekte Methode der Kontrolle subjektiver Faktoren bieten die ökologisch orientierten Untersuchungen von Hinkle und Wolff [59].

Fünfundfünfzig männliche College-Absolventen und 84 männliche High-School-Absolventen wurden ein Jahr lang beobachtet und mehrmals klinisch untersucht. Die Mitglieder beider Gruppen waren als Jung-Manager bei der gleichen Firma beschäftigt und bezüglich Alter und Einkommen vergleichbar. Die College-Absolventen waren nach dem Examen sofort als Manager eingestellt worden, während sich die High-School-Absolventen von niederen Positionen zur Managerstellung „hochgedient" hatten. Zu den Lebenssituationen beider Gruppen schreiben Hinkle und Wolff [59, S. 137 f.): „... the college men were living and working in a social environment with which they had a lifetime of familiarity, while the high school men were living and working in a social environment different from their early environment, which they perceived as new, unfamiliar, and full of challenges."

Innerhalb des Beobachtungszeitraumes traten bei High-School-Absolventen mehr Krankheiten aller Art auf, und es wurden bei ihnen mehr prognostische Zeichen für kardiovaskuläre Erkrankungen gefunden. Die Autoren schreiben diese Differenzen der unterschiedlichen Art und Weise zu, in der die Gruppen ihre objektiv gleichartigen Lebensbedingungen wahrnahmen. Die unterschiedliche Wahrnehmung gleicher Lebenssituationen wird zwar anhand eines präzise erfaßbaren Kriteriums, dem Gang der Ausbildung definiert, doch erheben sich Zweifel an der Brauchbarkeit dieses Kriteriums. Die Beziehungen zwischen Ausbildungsgang und wahrgenommener Lebenssituation werden von den Autoren unterstellt und nicht empirisch belegt.

Weitere Beispiele für eine indirekte Kontrolle subjektiver Streßfaktoren liefern Harburg, Erfurt, Hauenstein, Chape, Schull und Schork [60] sowie Kasl und Cobb [61]. Harburg u. Mitarb. [60] verglichen die Hypertoniehäufigkeit von Bewohnern von „high-stress areas" und „low-stress areas" in Detroit. Kasl und Cobb [61] untersuchten das Blutdruckverhalten von Arbeitnehmern vor und nach Verlust des Arbeitsplatzes.

Ein methodisch ähnlicher Zugang der indirekten Kontrolle wichtiger Einflußgrößen liegt den Studien zugrunde, die sich mit der Hypertonie-Inzidenz belasteter Gruppen befassen. Hierbei versucht man, die situativen Variablen der beruflichen Umwelt dadurch zu erfassen, daß die Hypertonie-Rate bestimmter Berufsgruppen mit der Hypertonie-Rate anderer Gruppen verglichen wird. Besonders hervorzuheben ist die Untersuchung von Cobb und Rose [62], die eine deutlich erhöhte Hypertonieanfälligkeit von Fluglotsen gegenüber anderen Beschäftigten in der Luftfahrt erbrachte. Ein Vergleich von 4325 Fluglotsen mit 8435 Beschäftigten in der Luftfahrt ergab eine 5,6mal höhere Inzidenzrate von neuen Hypertoniefällen der Fluglotsen in den Jahren 1969 bis 1970. Die Prävalenz diagnostizierter Hypertonie war bei den Fluglotsen 4mal höher als in der Kontrollgruppe. Eine groß angelegte prospektive Studie [63] soll die Befunde dieser retrospektiv angelegten Untersuchung weiter erhärten.

Der große Mangel dieser Untersuchungen, die indirekte Methoden der Kontrolle situativer und individueller Faktoren vornehmen, besteht darin, daß die vermuteten Einflußgrößen nicht klar zu identifizieren sind und die Schlußfolgerungen aus diesen Untersuchungen damit notwendigerweise unbestimmt bleiben müssen. Dies gilt für die genannten Untersuchungen ebenso wie für die Analysen von Scotch [64], Scotch und Geiger [65] sowie Henry und Cassel [66], die Blutdruckdaten verschiedener ethnischer und sozialer Gruppen miteinander verglichen haben. Kennzeichnend für diese Untersuchungen ist, daß der psychosoziale Streß, hinsichtlich dessen sich die Gruppen unterscheiden sollen, lediglich indirekt erschlossen wird und damit auf eine Vielzahl von Faktoren zurückgeführt werden kann (vgl. auch [67]). Diese Untersuchungen liefern aber interessante Hypothesen zur Beziehung von Blutdruck und psychosozialen Faktoren, indem sie zeigen, daß sowohl die verschiedenen Lebensumstände, die beispielsweise durch den Beruf gegeben sind, als auch die individuellen Erwartungen und die subjektive Bedeutung der jeweiligen Lebenssituation an der Entstehung einer Krankheit beteiligt sein können.

Methoden der direkten Kontrolle von Streßvariablen

Direkte Methoden der Kontrolle situativer und subjektiver Faktoren

In den soziokulturellen und ökologischen Studien wird die Wichtigkeit individueller Einflußgrößen für die Wahrnehmung von Umweltreizen betont. Diese Einflußgrößen sind jedoch nur indirekt durch Gruppenbildung zu erfassen. Den direkteren Ansatz, interindividuelle Unterschiede anhand von Persönlichkeitsvariablen zu erfassen, finden wir in den Arbeiten der Gruppe um R. E. Harris [68] und M. Sokolow [69]. Ein weiteres Kennzeichen dieser Arbeiten ist ihre Anlage als Längsschnittuntersuchungen, wobei die Probanden über mehrere Jahre hindurch sehr intensiv untersucht wurden.

So wurden beispielsweise Studentinnen aufgrund des bei der Immatrikulation gemessenen Blutdrucks in „Prähypertensive" ($RR \geq 140/90$ mm Hg) und „Kontrollen" ($RR \geq 120/80$ mm Hg) eingeteilt. Beide Gruppen wurden in einer Erstuntersuchung und zwei Folgeuntersuchungen (nach 4 bzw. 11 Jahren) mit einer Vielzahl von Methoden (biographisches Interview, Persönlichkeitsbeschreibungen und Verhaltensbeobachtungen in verschiedenen Situationen) untersucht, die teilweise quantifiziert wurden. Weder die Probanden noch die Untersucher waren über die Kriterien und Gruppenzugehörigkeit unterrichtet. Nach jeder der drei Untersuchungen wurde anhand der umfangreichen Daten eine Voraussage der Gruppenzugehörigkeit gemacht, die jeweils zu einer überzufällig richtigen Klassifikation der Probandinnen führte. Es zeigte sich bei den Prähypertensiven eine konstante Tendenz, auf viele alltägliche Situationen emotional sehr heftig zu reagieren. Harris und Singer fassen die Ergebnisse ihrer Untersuchungen so zusammen: „To extrapolate from these results to the probable social environments of the subjects, it seems likely that the prehypertensives repeatedly experience abrasive, tense, and hostile interactions for emotional arousal with the usual autonomic, humoral, and vascular components." [68, S. 113].

In einer späteren Untersuchung [69] maßen sich im Rahmen einer umfassenden Untersuchungsreihe essentielle Hypertoniker während ihres normalen Tagesablaufs in ca. 30minütigen Abständen selbst den Blutdruck mit einem halbautomatischen, tragbaren Blutdruckmeßgerät. Gleichzeitig füllten sie kurze Adjektiv-Listen aus, die ihre derzeitige affektive Befindlichkeit anzeigen sollten und trugen in einem Tagebuch Aktivitäten und Begebenheiten zur Zeit der Blutdruckmessungen ein. Jeweils am darauffolgenden Tag wurde in einem ausführlichen Interview der Tagesablauf rekonstruiert. Wie die intraindividuellen Korrelationen belegen, konnten besonders bei Patienten mit höheren Schweregraden der Hypertonie individuell konstante Beziehungen zwischen dem Affektzustand und Blutdruck nachgewiesen werden.

Die genannten Studien entsprechen zwar der erst kürzlich von Lazarus auf einer Konferenz über die „Krise in der Streßforschung" sehr pointiert vorgetragenen Forderung nach „ipsativ" anstelle „normativ" orientierten Untersuchungsstrategien ([70], s. auch [71]), doch sind auch hier einige kritische Anmerkungen erforderlich. Die durch den aufwendigen Untersuchungsansatz bedingten kleinen Fallzahlen erlauben nur sehr bedingt eine Generalisierung der Ergebnisse. Ferner führen die verwendeten psychologischen Maße (z. B. Rating-Skalen) zu der Schwierigkeit, daß entweder die Situation, in der sie verwendet werden, sehr genau spezifiziert sein muß, oder daß die häufig eingesetzte Interview-Methode nicht den Kriterien einer objektiven Messung genügt.

Die Interview-Methode erfordert im allgemeinen, sowohl was die Untersuchungszeit als auch die Auswertung und Kontrolle der Befunde betrifft, einen sehr großen Aufwand, so daß sie für größere epidemiologische Untersuchungen wenig geeignet erscheint. Die eher am Einzelfall orientierten Untersuchungen zeigen aber sehr deutlich, daß es weniger die einmaligen, außergewöhnlichen Belastungen sind, die zu hypertonen Kreislaufwerten führen, sondern eher die alltäglichen kleinen Sorgen, Befürchtungen und Ängste, die mit der spezifischen Unfähigkeit des Hypertonikers zusammentreffen, die emotionale Erregung, die durch diesen alltäglichen Streß hervorgerufen wird, abzubauen. So sprechen Katzenstein, Gaefke und Kriegel [72], die 300 Hypertoniker interviewten, nicht von einem einzelnen psychischen Merkmal oder einer spezifischen Umweltkonstellation, durch die Hypertoniker charakterisiert sind, sondern vielmehr von einer Kombination psychisch belastender Faktoren, die erst in ihrer Zusammenballung als Dauerstreß wirken.

Insgesamt liegt eine Fülle von empirischen Befunden vor, die alle die Rolle des Streß bei der essentiellen Hypertonie, wenn nicht als ätiologischen Faktor eindeutig beweisen, so doch eine Mitbeteiligung dieses Faktors wahrscheinlich machen. Dabei können allerdings kaum einzelne situative Bedingungen oder individuelle Einstellungen identifiziert werden, vielmehr scheinen sowohl Umweltbedingungen als auch Persönlichkeitsfaktoren bei der Entstehung von Streß beteiligt zu sein.

Ein systematischer Ansatz, der beide Variablenklassen gleichermaßen in einer methodisch befriedigenden Weise in die Analyse mit einbezieht, ist in der psychosomatischen Forschung bisher vernachlässigt worden: die Erfassung der subjektiven Belastung und Unzufriedenheit im Berufsfeld.

Das Konzept der subjektiven Belastung und Unzufriedenheit im beruflichen Bereich

Von erheblicher Bedeutung für die begriffliche Klarheit des Streßkonzepts ist die Analyseebene des verwendeten Streßbegriffs. In den meisten der hier zur Diskussion stehenden Studien gehen die Autoren von einem psychologischen Streßkonzept aus, indem sie den Streßzustand, in dem sich ein Individuum befindet, mit psychologischen Termini beschreiben. Die zwischen Reiz und Reaktion intervenierenden Prozesse werden als primär psychologische Prozesse angesehen. Es ist deswegen um so erstaunlicher, daß in der Diskussion psychosomatischer Probleme Arbeitsansätze und Modelle aus der psychologischen Streßforschung kaum berücksichtigt worden sind. Besonders das Streß-Modell von Lazarus [73] enthält viele Gesichtspunkte, die in den zitierten Arbeiten angesprochen wurden.

Die Schlüsselvariablen des Lazarusschen Modells stellen die kognitiven Prozesse des Beurteilens und Einschätzens von Umweltgegebenheiten dar, die gemäß der psychischen Struktur des Individuums zustandekommen. Entscheidend sind also nicht die isoliert betrachteten, situativen und persönlichkeitsspezifischen Bedingungen, sondern das Erleben von Streß, das aus einer subjektiven Bewertung der Situation durch das betroffene Individuum resultiert. Die Forderung, das subjektive Streßerleben als Person-Umwelt-Interaktion in die Analyse des Streßgeschehens mit einzubeziehen, wird in der neueren psychologischen Streßforschung vielfach gestellt [74-76]. Im deutschen Sprachraum weisen besonders Christian [77, 78], Matussek [79] und Pflanz [80] auf diesen Aspekt des Streßbegriffs hin, ohne jedoch geeignete Lösungsvorschläge für dieses Problem anzubieten.

Da Meßinstrumente zur Erfassung des Streßerlebens in diesem interaktionistischen Sinne weitgehend fehlen, entwickelten wir Fragebogenskalen zur Erfassung subjektiv wahrgenommener Belastungen in verschiedenen Lebensbereichen (Berufsarbeit, Hausfrauenarbeit, Ehe, Kindererziehung) [81]. Dabei stellten wir an die Items dieser Fragebogenskalen folgende Forderungen:

a) Der Bezug auf konkrete, alltägliche Situationen muß gewährleistet sein.
b) Die situativen Bedingungen müssen als Stressoren klassifizierbar sein.
c) Stellungnahmen gegenüber Situationsbedingungen müssen eine Beeinträchtigung oder negative Bewertung zum Ausdruck bringen.
d) Ferner sollen die Items nicht akute Fluktuationen des affektiven Zustandes, sondern chronische Episoden des Streßerlebens widerspiegeln.

Formal müßten diese Fragebogenskalen Kovariationen mit situativen Bedingungen und Persönlichkeitseigenschaften wie Ängstlichkeit oder emotionale Labilität aufweisen [81].

Im folgenden möchten wir besonders auf wahrgenommene Belastungen im beruflichen Bereich eingehen, da für dieses Feld verschiedentlich theoretische Konzeptionen ausgearbeitet wurden (vgl. die Literaturübersicht bei [82]) und einige Autoren besonders auf gesundheitliche Konsequenzen beruflicher Belastungen verweisen [62, 78, 83-88]. Einige Autoren betonen, daß gerade auch bei Hypertonikern der Dauerstreß des alltäglichen Lebens, wie er sich im Berufsleben zeigt, häufig nachzuweisen ist [5, 65, 66, 89, 90].

In einer Weiterentwicklung unserer Skalen zur Erfassung der Berufsbelastung liegt heute ein Fragebogen mit insgesamt 60 Einzelfragen vor, der an 581 Personen erprobt wurde und psychometrisch gute Eigenschaften aufweist [91]. Tabelle 2 gibt eine Übersicht über die aus den Einzelfragen abgeleiteten Skalen mit Beispiel-Items. Die Einzelskalen wurden über Faktoren- und anschließende Itemanalysen gewonnen, wobei zur Reliabilitätskontrolle interne Konsistenzkoeffizienten berechnet wurden.

Die Dimensionen „Belastung" und „Unzufriedenheit" beschreiben eher allgemeine Aspekte der Bewertung der Berufssituation und erweisen sich als unabhängig, wenn die spezifischeren Bereiche wie Betriebsklima und Freizeitverhalten konstant gehalten werden. Die motivationale Komponente „Karrierestreben" erweist sich als relativ unabhängig von den Streß-Dimensionen B1 bis B4.

In einem ersten Anwendungsschritt wurden die Skalen „Subjektive Belastung und Unzufriedenheit im beruflichen Bereich" (allerdings in der frühen Version) zur Untersuchung von 136 Bluthochdruckpatienten und 244 freiwilligen Kontrollpersonen eingesetzt. Bei den Patienten handelte es sich um essentielle Hypertoniker, die nach den Kriterien der WHO von 1962 [92] in der Hochdruckambulanz der Universitätsklinik in Mainz diagnostiziert und mindestens drei Wochen vor Beginn der Untersuchung medikamentös nicht behandelt wurden. Durch den Vergleich beider Gruppen konnten zunächst keine Belege für die Streß-Hypothese der essentiellen Hypertonie erbracht werden, d.h. die erwarteten höheren Belastungswerte

Tabelle 2. Übersicht über die Skalen „Subjektive Belastung und Unzufriedenheit im beruflichen Bereich"

Skala B1:   *Arbeits- und Berufsbelastung* (16 Items)
        Beispiele: „Man wird vom Berufsleben doch ziemlich mitgenommen"; „Bei der Arbeit bin ich meist sehr angespannt".

Skala B2:   *Arbeits- und Berufsunzufriedenheit* (16 Items)
        Beispiele: „Ich habe oft eine Abneigung gegen meine Arbeit"; „Mein Beruf macht mir fast genauso viel Spaß wie mein Hobby".

Skala B3:   *Belastendes Betriebsklima* (12 Items)
        Beispiele: „Das Betriebsklima ist nicht ganz so, wie ich mir das vorstelle"; „An meiner Arbeitsstelle herrscht ein ausgezeichnetes Betriebsklima".

Skala B4:   *Mangelnde Erholung von der Berufsarbeit* (10 Items)
        Beispiele: „Ich kann mich in meiner Freizeit dem widmen, was ich gern tue"; „Ich glaube, ich habe genug Freizeit, um mich erholen zu können".

Skala B5:   *Karrierestreben* (5 Items)
        Beispiele: „Ich möchte in meinem Beruf noch aufsteigen"; „Um beruflich vorwärts zu kommen, würde ich keine zusätzlichen Opfer bringen".

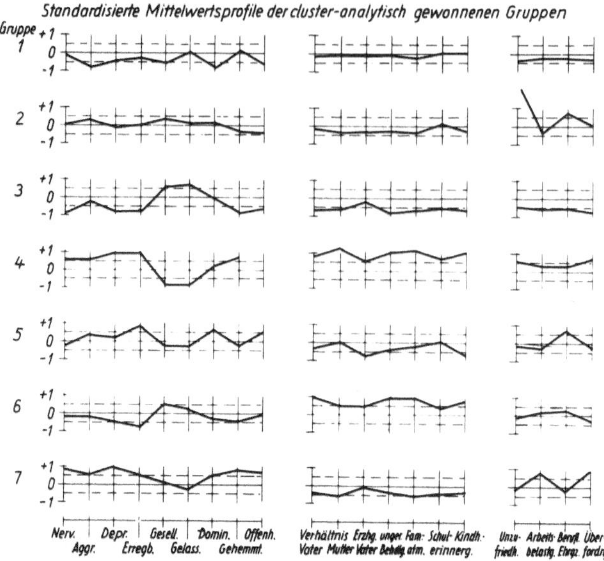

Abb. 3. Standardisierte Mittelwerte cluster-analytisch gewonnener Gesamtgruppen von essentiellen Hypertonikern und Kontrollen auf der Basis von Fragebogen-Daten (FPI, vgl. 111) (aus [93, S. 245] mit freundlicher Genehmigung des Verlags)

wurden bei Hypertonikern nicht gefunden [90]. Eine mögliche Erklärung hierfür ist die stärkere Abwehrhaltung der Patienten während der Untersuchung, denn den Patienten wurden die Fragebogen während einer für sie wichtigen medizinischen Untersuchung vorgelegt, während die Kontrollpersonen sich freiwillig zur Teilnahme an einem Forschungsvorhaben meldeten und zum überwiegenden Teil lediglich Fragebogen auszufüllen hatten. Allerdings ergab eine nachträgliche Cluster-Analyse, daß doch ein bemerkenswerter Trend in den Daten liegt [93].

Die Cluster-Analyse stellt ein Verfahren dar, mit dessen Hilfe ein Gesamtkollektiv ohne weitere Vorgabe von Kriterien in Untergruppen aufgegliedert werden kann. Abb. 3 zeigt die Ergebnisse dieser Analyse für die männlichen Probanden. Zwei der gefundenen Gruppen (Gruppe 1 und Gruppe 7) weisen einen erhöhten, statistisch signifikanten Anteil von essentiellen Hypertonikern auf. Während die erste Gruppe generell durch niedrige Werte in jenen Persönlichkeits-Skalen gekennzeichnet ist, die man der Neurotizismus-Dimension zuordnen würde, und ebensowenig auffällige Werte in den beruflichen Belastungs-Skalen aufweist, zeigt die siebte Gruppe deutlich erhöhte neurotische Symptome und ebenfalls erhöhte Werte in den Skalen „Arbeitsbelastung" und „Berufliche Überforderung".[1] Interessanterweise sind die Unzufriedenheitswerte und der berufliche

---

1 In der revidierten Form des Fragebogens zur Erfassung der subjektiven Belastung im beruflichen Bereich konnte die Trennung dieser beiden Skalen nicht aufrecht erhalten werden. Die Items dieser beiden Skalen sind zum großen Teil in der neuen Skala „Arbeits- und Berufsbelastung" enthalten.

Ehrgeiz nicht deutlich ausgeprägt. Hier liegt eine bemerkenswerte Parallele zu den Ergebnissen von Richter-Heinrich u. Mitarb. [22] vor, die ebenfalls Untergruppen von essentiellen Hypertonikern mit und ohne neurotische Symptome unterscheiden.

In einem zweiten Untersuchungsabschnitt wurde die Stichprobe auf Berufstätige beschränkt. Bei dieser Untersuchung erhielten auch die Kontrollpersonen die Fragebogen während einer für sie wichtigen medizinischen Untersuchung. (Es handelte sich um eine berufliche Pflichtuntersuchung.) Motivationale Bedingungen, die einen Einfluß auf die Beantwortungstendenzen von Fragebögen haben können, waren somit besser kontrolliert. Neben den Skalen „Subjektive Belastung und Unzufriedenheit im beruflichen Bereich – B" wurden eine Persönlichkeitsinventar (FPI, 111), einzelne Skalen eines Einstellungsfragebogens und ein soziologischer Fragebogen eingesetzt [7]. Dabei wurden noch Messungen des Blutdrucks und der Herzfrequenz durchgeführt. In Tabelle 3 sind die Ergebnisse des Gruppenvergleichs hinsichtlich der berufsbezogenen Belastungen aufgeführt. Um vergleichbare Gruppen zu erhalten, wurden von den insgesamt 37 essentiellen Hypertonikern und 106 Kontrollpersonen jeweils Paare von Probanden gebildet, die bezüglich ihres Alters, Bildungsstatus und finanziellen Status homogen waren.

Wie Tabelle 3 zu entnehmen ist, bieten diese Daten eine Bestätigung der Streß-Hypothese. In zwei Skalen treten signifikante Mittelwertsunterschiede auf. Dabei zeigen die essentiellen Hypertoniker in den Skalen „Arbeits- und Berufsbelastung" und „Belastendes Betriebsklima" höhere Werte, was für eine stärkere Streßanfälligkeit dieser Gruppe spricht. Die Hypertoniker weisen keine erhöhten Werte in der Arbeits- und Berufsunzufriedenheit auf, ebenso differenzieren die Skalen „Mangelnde Erholung von der Berufsarbeit" und „Karrierestreben" nicht zwischen den Gruppen. Der Befund, daß essentielle Hypertoniker gehäuft angeben, unter einem belastenden Betriebsklima zu leiden, stimmt mit den zahlreichen Beobach-

Tabelle 3. Mittelwertsunterschiede und Standardabweichungen der Skalen „Subjektive Belastung und Unzufriedenheit im beruflichen Bereich" bei essentiellen Hypertonikern und normotensiven Kontrollpersonen, homogenisiert nach Alter, Bildungs- und finanziellem Status

Skalen	Essentielle Hypertoniker (n = 23)		Kontrollen (n = 23)		t-Werte
	$\bar{X}$	s	$\bar{X}$	s	
Arbeits- und Berufsbelastung	8,65	3,76	6,00	2,94	2,59*
Arbeits- und Berufsunzufriedenheit[a]	4,41	1,33	3,84	1,60	1,23
Belastendes Betriebsklima[a]	4,48	1,26	3,55	1,54	2,13*
Mangelnde Erholung von der Berufsarbeit[a]	3,91	1,45	3,08	1,54	1,81
Karrierestreben	2,95	1,68	3,00	1,57	−0,10

[a] Skalenwert transformiert nach $X' = \sqrt{X} + \sqrt{X+1}$
* $p < 0,05$

tungen überein, wonach gerade soziale Reize das Kreislaufverhalten massiv beeinflussen.

In Übereinstimmung mit den Ergebnissen der ersten Studie erweist sich die Dimension „Belastung" als ein Bereich, der mit dem somatischen Symptom im Zusammenhang steht. Essentielle Hypertoniker scheinen generell nicht unzufriedener in ihrem Berufsleben zu sein, dagegen fühlen sie sich aber abgehetzt, unter Zeitdruck stehend, angespannt, überfordert und insgesamt schweren Belastungen ausgesetzt. Liegt der Grund für diese Belastungen vielleicht gerade darin, daß sie nicht unzufrieden sind, d. h. ihren Unmut und ihre innere Anspannung nicht äußern und die Anforderungen, so wie sie sind, akzeptieren? Diese Interpretation ist vielleicht etwas spekulativ, würde aber mit dem Persönlichkeitsbild übereinstimmen, das wir von den psychoanalytischen Falldarstellungen her kennen [94].

In einer weiterführenden Untersuchung konnten wir außerdem zeigen, daß bei Einsatz von Adjektiv-Listen, mit denen Stimmungen beschrieben werden können, die Erlebnisdimension der Unzufriedenheit eher mit aggressiver Mißstimmung gekoppelt ist, während Belastung eher mit einer Stimmung einhergeht, die sich mit Begriffen wie Müdigkeit, Abgespanntheit und Erschöpfung beschreiben läßt. Der Schluß liegt also nahe, daß sich Hypertoniker unter Streß eher ihrer Umgebung anpassen und die auf sie einstürmenden Belastungen auf sich nehmen, was leicht zu einer Überforderung führen kann. Hier liegt eine interessante Parallele zu den tierexperimentellen Befunden von Henry u. Mitarb. [23] vor, die zeigen konnten, daß gerade jene Mäuse Krankheitssymptome entwickelten, die sich in der Streß-Situation nicht passiv verhielten, sondern auf die Anforderungen mit heftiger Aktivität reagierten.

Untersuchungen zur Persönlichkeitsstruktur von essentiellen Hypertonikern

Die Frage nach der Persönlichkeitsstruktur von essentiellen Hypertonikern eignet sich besonders, um das Spezifitätsproblem psychosomatischer Krankheiten zu erörtern. Dieses Problem enthält zwei grundlegende Fragen:

1. Warum erkrankt gerade eine bestimmte Person und nicht eine andere? Gibt es also eine Disposition, allgemein psychosomatische Symptome zu entwickeln?
2. Warum treten gerade die bestimmten Symptome auf? Hier handelt es sich um die Frage nach der „Wahl" des Organ- bzw. Funktionssystems.

Die vielleicht markanteste Annahme hierüber ist in der Spezifitätslehre F. Alexanders [94] formuliert, wonach jedem psychosomatischen Symptom eine spezifische Persönlichkeitsstruktur bzw. emotionale Konfliktkonstellation zugrunde liegt. Beim Hypertoniker wird unterdrückte Aggressivität als das entscheidende spezifische Merkmal angesehen. Als Alternative zur Spezifitätslehre läßt sich die Hypothese formulieren, daß alle psychosomatischen Störungen gehäuft bei emotional labilen und introvertierten Personen (Dysthymikern im Sinne Eysencks) auftreten [95].

Eine empirische Überprüfung von Hypothesen der Spezifitätslehre ist außerordentlich schwierig, da es bisher nicht gelungen ist, ein Merkmal wie unterdrückte Aggressivität befriedigend zu operationalisieren. Verschiedene empirische Befunde stehen jedoch im Einklang mit der Auffassung einer eher unspezifischen Persönlichkeitsstruktur, die für die Entwicklung psychosomatischer Symptome verschiedenster Art verantwortlich ist. So wurden etwa in mehreren Studien konsistent erhöhte Neurotizismus-Werte bei hypertensiven Patienten gefunden, jedoch im allgemeinen keine Beziehungen zwischen Blutdruck und Neurotizismus innerhalb der Gruppen [96-102].

Die Streß-Hypothese der essentiellen Hypertonie läßt sich mit dem in der Hypertonieforschung schon früh von Dunbar [103] vertretenen Persönlichkeitsansatz in der Weise verbinden, daß bei Hypertonikern erhöhte Werte in den Persönlichkeitszügen erwartet werden, die zum Erleben von Belastung disponieren. Hier kommen Ängstlichkeit oder emotionale Labilität und Introversion in Frage. Obwohl in diesem Fall eher eine unspezifische Ätiologie psychosomatischer Störungen angenommen werden kann, lassen sich im Rahmen der psychologischen Streßtheorie durchaus auch Spezifitätshypothesen formulieren und empirisch überprüfen. Hier wäre an das Konzept des „Coping" zu denken, wobei mit „Coping" die spezifischen Arten der Bewältigung von Streß-Situationen gemeint sind. Spezifische Bewältigungsmuster können einmal durch die Situation bestimmt sein [21], zum andern können sich Personen danach unterscheiden, zu welchen Formen der Bewältigung von Streß-Situationen sie neigen. Während manche Individuen bedrohliche Situationen direkt angehen, indem sie sich verstärkt mit ihnen auseinandersetzen und die Situationen sowie mögliche Reaktionsweisen durchspielen, vermeiden andere Personen solche Gedanken und befassen sich lieber nicht mit den bedrohlichen Ereignissen. Typologien solcher Coping-Prozesse [104, 105] und vereinzelte Versuche der Operationalisierung dieses Bereichs [106-109] liegen vor, obwohl eine befriedigende Lösung dieses Problems noch aussteht. Die Befunde mehrerer Autoren lassen einen spezifischen Coping-Stil von Hypertonikern vermuten, der in der Tendenz besteht, aggressive Impulse vornehmlich gegen die eigene Person zu richten und Ärgerreaktionen zu unterdrücken [49, 60, 94, 110].

Zur Untersuchung der unspezifischen Dysthymie-Hypothese (vgl. [95]) und der Aggressionsunterdrückungs-Hypothese wurde das Freiburger Persönlichkeitsinventar (FPI-Halbform A; 111) 205 essentiellen Hypertonikern und 415 nach eigenen Angaben gesunden Kontroll-Personen vorgelegt [102]. Bedeutsame Mittelwerts-Unterschiede fanden wir in den Skalen „Nervosität", „Offenheit", „emotionale Labilität" und „Maskulinität"; darüber hinaus fielen Differenzen in den Skalen „Aggressivität", „Depressivität", „Erregbarkeit", „Gehemmtheit" und „Extraversion" auf. Die Richtung der Differenzen erscheint mit beiden in Frage stehenden Hypothesen vereinbar.

Eine genauere statistische Überprüfung der Dysthymie-Hypothese und der Aggressionsunterdrückungs-Hypothese mit Hilfe einer Diskriminanzanalyse erbrachte zwar signifikante Ergebnisse im Sinne der Dysthymie-Hypothese, jedoch sind die Unterschiede zwischen den Gruppen insgesamt gering.

Tabelle 4 verdeutlicht dieses Ergebnis. Sie stellt eine Klassifikationsmatrix dar, die eine Zuteilung der Probanden zur Gruppe der Hypertoniker und Kontrollen lediglich aufgrund der Persönlichkeitsvariablen „Extraversion" und „emotionale Labilität" wiedergibt. Obwohl eine statistisch signi-

Tabelle 4. Klassifikationsmatrix einer Diskriminanzanalyse. Die Zuordnung erfolgte auf der Basis von Fragebogendaten (FPI, vgl. 111), die bei essentiellen Hypertonikern und normotensiven Kontrollpersonen zu den Persönlichkeitsdimensionen „Extraversion–Introversion" und „Neurotizismus" erhoben worden sind

		Tatsächliche Gruppenzugehörigkeit	
		Kontrollen	Essentielle Hypertoniker
Zuordnung durch	Kontrollen	232 (55,9%)	97 (47,3%)
Diskriminanzanalyse	Essentielle Hypertoniker	183 (44,1%)	104 (52,7%)
	Gesamt	415	205

fikante Trennung der Gruppen erreicht werden konnte, ist der Überlappungsbereich zwischen den Gruppen doch so groß, daß diese Ergebnisse nicht für eine Individualdiagnose nutzbar gemacht werden können. Sie geben lediglich einen allgemeinen Trend wieder, der keine Gültigkeit für den Einzelfall beanspruchen kann.

Allgemeinen Persönlichkeitsdimensionen, wie sie mit Fragebogen erfaßt werden, kommen nach diesen Ergebnissen nur eine geringe Bedeutung für die Ätiologie der essentiellen Hypertonie zu. Dieser Eindruck wird noch verstärkt, wenn Korrelationen zwischen Persönlichkeitsmerkmalen und Blutdruck *innerhalb* der Patienten- und Kontrollgruppe berechnet werden. Da diese Werte in keinem Falle ein substantielles Ausmaß erreichen, ist zumindest die Spezifitäts-Hypothese der essentiellen Hypertonie anzuzweifeln. Bestehende Persönlichkeitsunterschiede zwischen Patienten- und Kontrollgruppen sind ferner noch durch Selektionseffekte in ihrer ätiologischen Bedeutung eingeschränkt [98, 100]. Unsere Ergebnisse widersprechen allerdings nicht der Streß-Hypothese, da die Streß-Hypothese sowohl von Streß-disponierenden Persönlichkeitsbedingungen als auch situativen Bedingungen ausgeht. Da Streß als Zustand verstanden wird, der erst erreicht wird, wenn belastende situative Einflußfaktoren und persönlichkeitsspezifische Faktoren zusammentreffen, darf von einer Beschreibung der Persönlichkeitsstruktur allein auch keine befriedigende Vorhersage des Streßzustandes und seiner möglichen Konsequenzen erwartet werden.

Erweiterungen der Untersuchungsansätze

Die Fülle der Einzelbefunde rechtfertigt die Hypothese, daß bei der Ätiologie und Pathogenese der essentiellen Hypertonie psychosoziale Faktoren beteiligt sind. Da die meisten der hier genannten Befunde aus korrelativen und retrospektiven Studien gewonnen wurden, können freilich keine eindeutigen Schlüsse über die ursächliche Wirkung dieser Faktoren gezogen werden (vgl. [112]). Um die oft zu Recht kritisierte Mehrdeutigkeit korrelativer Ergebnisse zu verringern, sollten daher weitergehende Untersuchungsstrategien und Analyse-Modelle angewandt werden.

Eine Erweiterung scheint in zwei Richtungen denkbar. Einmal können mit Hilfe von Versuchsplänen, die die Zeit als eigenen Faktor berücksichtigen, Zeitreihenanalysen durchgeführt werden, die besser als Querschnittsanalysen Aufschluß über einen zugrunde liegenden verursachenden Prozeß geben. Besonders geeignet sind prospektive Untersuchungsansätze. Diese Ansätze basieren auf Zufallsstichproben, die nicht nach dem erst zu beobachtenden Ereignis wie etwa dem Auftreten einer Krankheit seligiert sein dürfen. Durch die Berücksichtigung des Zeitfaktors können sodann psychosoziale Antezedentien und physiologische Konsequenzen festgestellt werden. Besonders die prospektiven Untersuchungen, die im Rahmen der Erforschung der koronaren Herzkrankheit durchgeführt wurden, liefern Beispiele für solche Untersuchungsansätze [113].

In der Psychosomatik ist unseres Wissens noch nicht die Erhebung von Panel-Daten diskutiert worden, die aus zwei (oder mehreren) aufeinanderfolgenden Beobachtungsperioden hervorgehen und eine Entscheidung zwischen zwei konkurrierenden Hypothesen – x verursacht y oder y verursacht x – ermöglichen. Dieser Ansatz geht auf Campbell [114] zurück, der als erster die intuitive Idee beschrieb, daß x eine Ursache von y darstellt, wenn die Korrelation zwischen x zum Zeitpunkt t und y zum Zeitpunkt t + 1 größer ist als die Korrelation zwischen y zum Zeitpunkt t und x zum Zeitpunkt t + 1:

$$r_{x_t y_{t+1}} > r_{y_t x_{t+1}} \, .$$

Wie Kenny [115] gezeigt hat, müssen zusätzliche Annahmen im Rahmen eines formalisierten Kausalmodells gemacht werden, bevor eine solche Interpretation möglich ist. Dieser Untersuchungsansatz dürfte aber für psychosomatische Fragestellungen von großer Bedeutung sein, da mit erheblich weniger Aufwand als dies für eine prospektive Studie nötig ist, bestimmte Kausalhypothesen unter ökologisch validen Bedingungen ohne Manipulation von Variablen abgetestet werden können. Ferner ist aus den Überlegungen Kennys abzuleiten, daß auch bei prospektiven Studien die als relevant erachteten Variablen möglichst explizit kontrolliert werden sollten. Nicht erfaßte, sich im Untersuchungszeitraum jedoch ändernde Einflußgrößen können Schein-Assoziationen zwischen zeitlich früher und später gemessenen Variablen hervorrufen. Solche Schein-Assoziationen können nur ausgeschlossen werden, wenn die Kausalstruktur des Wirkungsmodells über die Zeit hinweg konstant bleibt (im Falle der Hypertonie-Genese sicher eine unrealistische Annahme) oder die sich ändernde Einflußgröße direkt gemessen wird.

Eine zweite Möglichkeit, die Mehrdeutigkeit korrelativer Untersuchungsergebnisse zu verringern, besteht darin, auch bei Querschnittdaten mit Hilfe komplexerer Modellvorstellungen Kausalstrukturen zu analysieren, die eine Menge gegebener korrelativer Zusammenhänge erklären können [116]. Mit diesen Analysemethoden steht ein Forschungsinstrument zur Verfügung, das erlaubt, aus theoretischen Überlegungen abgeleitete Muster von Ursache-Wirkungsbeziehungen einem empirischen Test zu unterziehen und die Wahrscheinlichkeit abzuschätzen, mit der unterschiedliche Erklärungsmodelle für korrelative Daten zutreffen. Folgendes Beispiel veranschaulicht diesen Untersuchungsansatz [7]. Es handelt sich um eine weiterführende Analyse der auf Seite 127 berichteten Untersuchungsergebnisse.

Ausgangspunkt dieser Analyse war das Modell von Lazarus, das in vereinfachter Form in Abb. 4 dargestellt ist. Streß als Resultat interner Bewertungsprozesse ergibt sich aus dem Zusammenwirken von situativen Bedingungen und Merkmalen der Persönlichkeitsstruktur. Eine von diesem Modell ausgehende Kausalanalyse der wichtigsten Variablen führte bei den Kontrollpersonen (n = 106) zu den in Abb. 5 dargestellten Beziehungen. Hier werden einige Prinzipien und Schlußfolgerungen verdeutlicht, die sich als Konsequenz bisheriger Ergebnisse der Streßforschung zeigen. So liegt ein hauptsächliches Ergebnis unserer Analyse in dem Nachweis, daß eine direkte Beziehung zu der physiologischen Variablen lediglich durch die subjektive Streßvariable, nämlich die Arbeits- und Berufsbelastung, gegeben ist. In Abb. 5 verläuft ein Pfeil, der eine gerichtete Beziehung symboli-

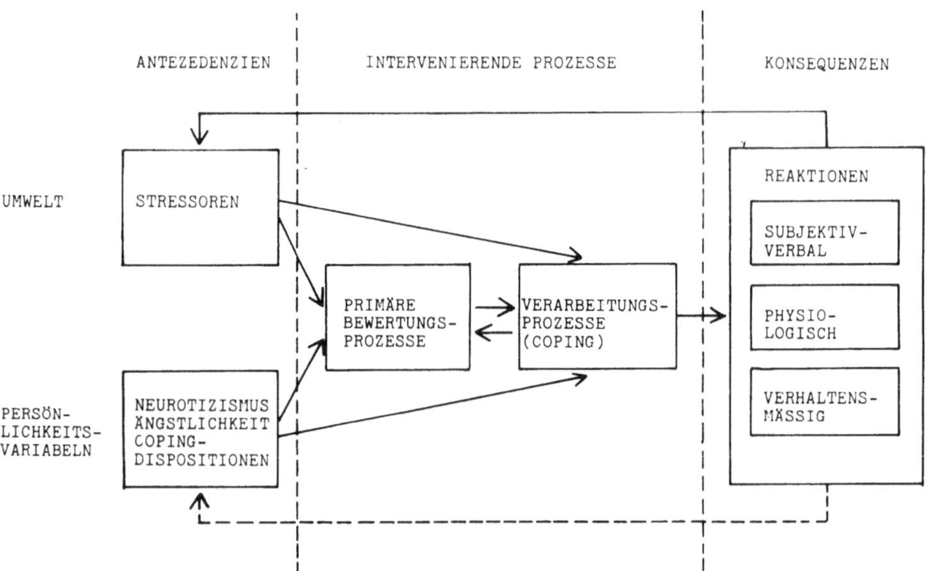

Abb. 4. Schematische Darstellung des Streßmodells von Lazarus (aus [7, S. 338] mit freundlicher Genehmigung des Verlags)

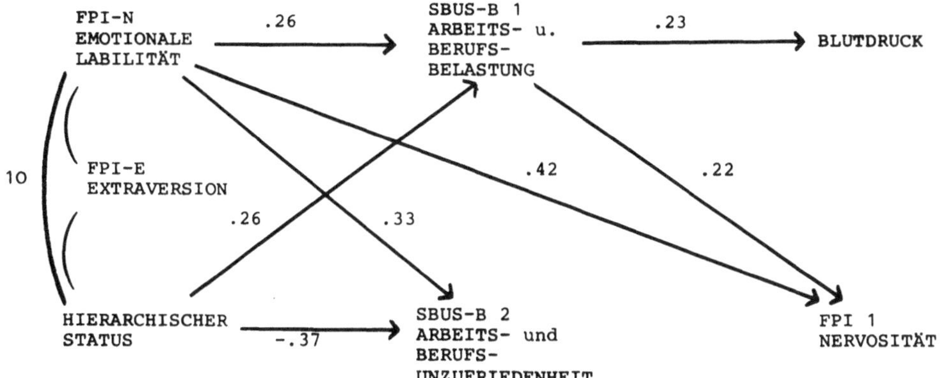

Abb. 5. Kausalmodell für Streßvariablen und Blutdruck (aus [7, S. 346] mit freundlicher Genehmigung des Verlags). Zur Erläuterung vgl. Text

siert, von der „Arbeits- und Berufsbelastung" zum Blutdruck. Dagegen haben isoliert betrachtete Persönlichkeitsfaktoren oder Umweltbedingungen keinen direkten Einfluß auf diese physiologische Variable. Beide subjektiven Streßvariablen, die „Arbeits- und Berufsbelastung" sowie die „Arbeits- und Berufsunzufriedenheit", weisen sowohl zu dem Persönlichkeitsmerkmal „Emotionale Labilität" als auch zu der sozioökologischen Variablen „Hierarchischer Status" eine Beziehung auf. Der individuelle Streßzustand ergibt sich aus dem Zusammenspiel von Merkmalen der Persönlichkeitsstruktur und objektiven Bedingungen am Arbeitsplatz. Die multiple Determination von Wirkfaktoren, ihre hierarchische Gliederung sowie die Analyse von Wirkungsketten stellen methodische Prinzipien nicht-experimenteller Kausalanalysen dar, die sich bereits bei diesem einfachen Modell zeigen. Ähnlich ist das von Schaefer und Blohmke [117] entwickelte Modell konstruiert, mit dem der Zusammenhang von pathophysiologischen und psychosozialen Risikofaktoren bei der Genese der Koronarerkrankungen beschrieben wird.

Die Stärke des Einflusses von Arbeits- und Berufsbelastung auf den Blutdruck wird durch einen Pfadkoeffizienten ausgedrückt, der als standardisierter partieller Regressionskoeffizient zu interpretieren ist. Obwohl diese Beziehung im Rahmen eines multivariaten Modells statistisch gesichert ist, bleibt sie doch (mit einem Koeffizienten von $a_{ij} = 0{,}23$) numerisch gering. Allerdings handelt es sich hier um die Beziehung innerhalb einer unausgelesenen Kontrollstichprobe. Wie die Ergebnisse des Gruppenvergleichs zwischen der Patientengruppe der essentiellen Hypertoniker und der Gruppe der Kontrollpersonen mit Hilfe einer Diskriminanzanalyse zeigen, erweisen sich die psychologischen Variablen bei der Trennung der beiden Gruppen deutlich trennschärfer (vgl. [7]). Obwohl die Variable „Nervosität“, eine Skala, die das Ausmaß wahrgenommener Beschwerden erfaßt, in dem Wirkungsmodell für die Kontrollgruppe keine Beziehung zur Blutdruckvariablen aufweist, trägt doch diese Variable zur Trennung der Gruppen bei. Diese Ergebnisse deuten darauf hin, daß in die Krankheitsdefinition „essentielle Hypertonie“ neben den ätiologisch bedeutsamen, eventuell auch spezifischen Streßvariablen allgemeinere psychologische Merkmale der Patienten eingehen. Diese können im Sinne einer allgemeinen Krankheitsanfälligkeit interpretiert werden. Sie machen wahrscheinlich die in der Literatur beschriebenen Selektionseffekte für Patientengruppen aus.

Ein Ätiologie-Modell enthält per se noch keine Aussagen über pathogenetische Mechanismen [118]. Insofern bietet das in Abb. 5 dargestellte Modell natürlich keine Erklärung dafür, *wie* psychosozialer Streß zur Organschädigung oder funktionellen Störung führt. Ein solches Modell kann lediglich zur Identifikation und Bestimmung des relativen Anteils derjenigen kausalen Faktoren führen, die die pathogenetischen Mechanismen der Blutdruckerhöhung aktivieren (vgl. hierzu vor allem [119]). Wenn ein solches Modell die Funktion hat, nachgewiesene oder vermutete Faktoren der Blutdruckerhöhung in ihrer relativen Wirkungsstärke, ihren auslösenden und vermittelnden Funktionen zu analysieren, scheint die Frage, welcher Forschungsansatz, der experimentelle oder epidemiologisch-nichtexperimentelle, vorzuziehen sei, müßig zu sein. Eine befriedigende Erklärung und Kontrolle der essentiellen Hypertonie wird erst dann erreicht sein, wenn sowohl die Mechanismen der Blutdruckerhöhung als auch die Bedingungen bekannt sind, unter denen diese Mechanismen ihre schädigende Wirkung entfalten. Um diesem Ziel näher zu kommen, wird man der Entwicklung solider psychologischer Meßinstrumente und dem Einsatz geeigneter Analysemethoden in der epidemiologisch-nichtexperimentellen Forschung mindestens ebenso große Aufmerksamkeit widmen müssen wie der sorgfältig kontrollierten experimentellen Analyse pathogenetischer Mechanismen [71].

Literatur

1. Cochrane, R.: High blood pressure as a psychosomatic disorder: a selective review. Brit. J. Soc. Clin. Psych., 1971, *10*, 61
2. Davies, M. H.: Is high blood pressure a psychosomatic disorder? A critical review of the evidence. J. Chron. Dis., 1971, *24*, 239
3. v. Eiff, A. W.: Essentielle Hypertonie und Streß. Euromed, 1978, *4*, 253
4. Henry, J. P., Stephens, P. M.: Stress, health, and the social environment: A sociobiologic approach to medicine. Springer, New York 1977
5. Pflanz, M.: Psychologische und soziale Faktoren bei der Entstehung des Hochdrucks. Internist, 1974, *15*, 124
6. Shapiro, A. P.: Behavioral and environmental aspects of hypertension. J. Human Stress, 1978, *4*, 9
7. Weyer, G., Hodapp, V.: Job-stress and essential hypertension. In: Sarason, I. G., Spielberger, C. D. (eds.): Stress and anxiety. Vol. VI, Hemisphere/Wiley, Washington, D.C., 1979

8. Chobanian, A. V., Gavras, H., Gavras, J., Bresnaham, M., Sullivan, P., Melby, J. C.: Studies on the activity of the sympathic nervous system in essential hypertension. J. Human Stress, 1978, *4*, 22
9. DeChamplain, J., Farley, L., Cosineau, D., van Ameringen, H.: Circulating catecholamine levels in human and experimental hypertension. Circ. Res., 1976, *38*, 109
10. DeQuattro, V., Miura, Y., Lurvey, A.: Increased plasma catecholamine concentrations and vas deferens norepinephrine biosynthesis in men with elevated blood pressure. Circ. Res., 1975, *36*, 118
11. v. Eiff, A. W.: Gegenwärtige Vorstellungen zur Pathogenese der essentiellen Hypertonie. Hippokrates, 1972, *43*, 18
12. Folkow, B., Hallbäck, M., Lundgren, Y., Sivertsson, R., Weiss, L.: Importance of adaptive changes in vascular design for establishment of primary hypertension, studied in man and in spontaneously hypertensive rats. Circ. Res., 1973, *32*, 2
13. Haeusler, G.: Cardiovascular regulation by central adrenergic mechanisms and its alteration by hypotensive drugs. Circ. Res., 1975, *36*, 223
14. Julius, S., Esler, M.: Autonomic nervous system regulation in borderline hypertension. Am. J. Cardiol., 1975, *36*, 685
15. Louis, W. J., Doyle, A. E., Anavekar, S. N.: Plasma noradrenaline concentration and blood pressure in essential hypertension, phaeochromocytoma and depression. Clin. Sci. Mol. Med., 1975, *48*, 239
16. Mendlowitz, M., Vlachakis, N. D.: The catecholamines in essential hypertension. Am. Heart J., 1976, *91*, 378
17. Neuhäuser, S., Netter, P., Schauren, M., Abdelhamid, S.: Patterns of catecholamines, physiological measures and personality in essential hypertension. International Symposium on Essential Hypertension, Oct. 23–27, 1978, Herceg Novi, Jugoslavia. Yearbook Medical. Publ. Inc., Chicago, London 1979
18. Philipp, Th., Distler, A., Cordes, U.: Sympathetic nervous system and blood pressure control in essential hypertension. Lancet, 1978, *11*, 959
19. Stone, R. A., Gunnells, J. C., Robinson, R. R.: Dopamine-β-hydroxylase in primary and secondary hypertension. Circ. Res., 1974, *34–35*, 47
20. Brod, J.: Haemodynamics and emotional stress. In: Koster, M., Musaph, H., Visser, P. (eds.): Psychosomatics in essential hypertension. Karger, Basel 1970
21. Obrist, P. A., Gaebelein, C. J., Teller, E. S., Langer, A. W., Grignolo, A., Light, K. C., McCubbin, J. A.: The relationship among heart rate, carotid dP/dt, and blood pressure in humans as a function of stress. Psychophysiology, 1978, *15*, 102
22. Richter-Heinrich, E., Knust, U., Müller, W., Schmidt, K.-H., Sprung, H.: Psychophysiological investigations in essential hypertension. J. of Psychosomatic Research, 1975, *19*, 251
23. Henry, J. P., Stephens, P. M., Santisteban, G. A.: A model of psychosocial hypertension showing reversibility and progression of cardiovascular complications. Circ. Res., 1975, *36*, 156
24. Dykman, R., Gantt, H.: Experimental psychogenic hypertension: blood pressure changes conditioned to painful stimuli (schizokinesis). Bulletin of the Johns Hopkins Hospital, 1960, *107*, 72
25. Fronkova, K., Ehrlich, V., Slegr, L.: Die Kreislaufänderungen beim Hunde während des bedingten und unbedingten Nahrungsreflexes und seiner Hemmung. Pflügers Archiv für Physiologie, 1957, *263*, 704
26. Forsyth, R.: Blood pressure responses to long-term avoidance schedules in the restrained rhesus monkey. Psychosom. Med. 1969, *31*, 300
27. Morse, W. H., Herd, J. A., Kelleher, R.,nGrose, S. A.: Schedule-controlled modulation of arterial blood pressure in the squirrel monkeys. In: H. D. Kimmel (Hrsg.): Experimental psychophathology. Academic Press, New York, 1971
28. Miminoshvili, D. I.: Experimental neurosis in monkeys. In: Utkin, J. A. (ed.): Theoretical and practical problems of medicine and biology in experiments on monkeys. Pergamon Press, New York 1960
29. Shapiro, A. P., Melhado, J.: Factors affecting the development of hypertensive disease in rats after renal injury. Proceedings of the Society of Experimental Biology and Medicine, 1957, *96*, 619

30. Lamprecht, F., Williams, R. B., Kopin, I. J.: Serum dopamine-β-hydroxylase during development of immobilization-induced hypertension. Endocrinology, 1973, *92*, 953
31. Friedman, R., Dahl, L. K.: The effect of chronic conflict on the blood pressure of rats with a genetic susceptibility to experimental hypertension. Psychosom. Med., 1975, *37*, 402
32. Graham, D. T., Kabler, J. D., Graham, F. K.: Physiological response to the suggestion of attitudes specific for hives and hypertension. Psychosom. Med., 1962, *24*, 159
33. Graham, D. T., Kunish, N. O.: Physiological responses of unhypnotized subjects to attitude suggestions. Psychosom. Med., 1965, *27*, 317
34. Hokanson, J. E., Burgess, M.: The effects of three types of aggression on vascular processes. J. Abnormal and Social Psychology, 1962, *64*, 446
35. Hokanson, J. E., Willers, K. R., Koropsak, E.: The modification of autonomic responses during aggressive interchange. J. Personality, 1968, *36*, 386
36. Engel, B. T., Bickford, A. F.: Response specificity. Stimulus-response and individual-response specificity in essential hypertensives. Archives Gen. Psychiatry, 1961, *5*, 478
37. Graff, Ch.: Das Verhalten einiger vegetativer Kriterien bei verschiedenen Schweregraden der arteriellen Hypertoniekrankheit. Verhandlungen der Deutschen Gesellschaft für experimentelle Medizin, 1967, *20*, 70
38. Jost, H., Ruilman, C. J., Hill, T. S., Gulo, M. J.: Studies in hypertension: II. Central and autonomic nervous system reactions of hypertensive individuals to simple physical and psychologic stress situations. J. Nerv. Ment. Dis., 1952, *115*, 152
39. Pflanz, M., Uexküll, Th. v.: Psychosomatische Untersuchungen an Hochdruckkranken. Medizinische Klinik, 1962, *9*, 345
40. Schachter, S.: Pain, fear, and anger in hypertensives and normotensives. Psychosom. Med., 1957, *19*, 17
41. Shapiro, A. P.: An experimental study of comparative responses of blood pressure to different noxious stimuli. J. Chron. Dis., 1961, *13*, 293
42. Stevenson, I. P., Duncan, C. H., Flynn, J. T., Wolf, S.: Hypertension as a reaction pattern to stress. Correlation of circulatory hemodynamics with changes in the attitude and emotional state. Am. J. Med. Sci., 1952, *224*, 286
43. Richter-Heinrich, E.: Der rückläufige bedingte hautgalvanische Reflex als Kriterium der nervalen Reaktionslage bei der Hypertonie. Das Deutsche Gesundheitswesen, 1964, *19*, 1990
44. Richter-Heinrich, E., Sprung, H.: Aufnahme und Verarbeitung akustischer Reize bei Hypertonikern. In: Nitschkoff, S., Griwizkaja, G. (Hrsg.): Lärmbelastung, akustischer Reiz und neurovegetative Störungen. Leipzig 1968
45. Lacey, J. I., Kagan, J., Lacey, B. C., Moss, H. A.: The visceral level: situational determinants and behavioral correlates of autonomic response patterns. In: Knapp, P. H. (eds.): Expression of the emotions in man. International University Press, New York 1963
46. Hodapp, V., Weyer, G., Becker, J.: Situational stereotypy in essential hypertension patients. J. Psychosom. Res., 1975, *19*, 113
47. Brod, J.: Die Haemodynamik bei der essentiellen Hypertonie und beim emotionalen Stress. Therapiewoche, 1974, *24*, 1737
48. Lacey, J. I.: Somatic response patterning and stress: Some revisions of activation theory. In: Appley, M. H., Trumbull, R. (eds): Psychological stress. Issues in research. Appleton-Century-Crofts, New York 1967
49. Graham, D. T., Lundy, R. M., Benjamin, L. S., Kabler, J. D., Ldwis, W. C., Kunish, N. O., Graham, F. K.: Specific attitudes in initial interviews with patients having different psychosomatic diseases. Psychosom. Med., 1962, *24*, 257
50. Julius, S., Schork, M. A.: Borderline hypertension – a critical review. J. Chron. Dis., 1971, *23*, 723
51. Graham, J. D. P.: High blood pressure after battle. Lancet, 1945, *1*, 239
52. Ruskin, A., Beard, O. W., Schaefer, R. L.: Blast hypertension: Elevated arterial pressure in victims of the Texas City desaster. Am. J. Med., 1948, *4*, 228
53. Mjasnikow, A. L.: Hypertoniekrankheit. VEB Volk und Gesundheit, Berlin 1961
54. Uexküll, Th. v., Wick, W.: Situationshypertonie. Archiv für Kreislaufforschung, 1962, *39*, 236

55. Wolf, S., Pfeiffer, J. B., Ripley, H. S., Winter, O. S., Wolff, H. G.: Hypertension as a reaction to stress; summary of experimental data on variations in blood pressure and renal blood flow. Annals of Internal Medicine, 1948, 29, 1055
56. Wolf, S., Wolff, H. G.: A summary of experimental evidence relating life stress to the pathogenesis of essential hypertension in man. In: Bell, E. T. (ed.): Hypertension. University of Minnesota Press, Minneapolis 1951
57. Wolff, H. G.: Life stress and cardiovascular disorders. Circulation, 1950, 1, 187
58. Wolff, H. G., Wolf, S.: The management of hypertensive patients. In: Bell, E. T. (ed.): Hypertension. University of Minnesota Press, Minneapolis 1951
59. Hinkle, L. E., Jr., Wolff, H. G.: The role of emotional and environmental factors in essential hypertension. In: Cort, J. H., Fencl, V., Hejl, Z., Jirka, J. (eds.): The pathogenesis of essential hypertension. State Medical Publishing House, Prag 1961
60. Harburg, E., Erfurt, J. C., Hauenstein, L. S., Chape, C., Schull, W., Schork, M. A.: Socio-ecological stress, suppressed hostility, skin color, and black-white male blood pressure: Detroit. Psychosom. Med., 1973, 35, 276
61. Kasl, S. V., Cobb, S.: Blood pressure changes in men undergoing job loss: A preliminary report. Psychosom. Med., 1970, 32, 19
62. Cobb, S., Rose, R. M.: Hypertension, peptic ulcer, and diabetes in air traffic controllers. J. Am. Med. Ass., 1973, 224, 489
63. Rose, R. M., Jenkins, C. D., Hurst, M. W.: Health change in air traffic controllers: A prospective study. I. Background and description. Psychosom. Med., 1978, 40, 142
64. Scotch, N. A.: Sociocultural factors in the epidemiology of Zulu hypertension. Am. J. Public Health, 1963, 53, 1205
65. Scotch, N. A., Geiger, H. J.: The epidemiology of essential hypertension. A review with special attention to psychic and sociocultural factors. II: Psychologic and sociocultural factors in etiology. J. Chron. Dis., 1963, 16, 1183
66. Henry, J. P., Cassel, J. C.: Psychosocial factors in essential hypertension. Recent epidemiologic and animal experimental evidence. Am. J. Epidemiology, 1969, 22, 171
67. Syme, S. L., Torfs, C. P.: Epidemiologic research in hypertension: A critical appraisal. J. Human Stress, 1978, 4, 43
68. Harris, R. E., Singer, M. T.: Interaction of personality and stress in the pathogenesis of essential hypertension. Hypertension, neural control of arterial pressure. Proceedings of the Council for High Blood Pressure Research, 1968, 16, 104
69. Sokolow, M., Werdegar, D., Perloff, D. B., Cowan, R. M., Brennenstuhl, H.: Preliminary studies relating portably recorded blood pressure to daily life events in patients with essential hypertension. In: Koster, M., Musaph, H., Visser, P. (eds.): Psychosomatics in essential hypertension. Karger, Basel 1970
70. Lazarus, R. S.: A strategy for research on psychological and social factors in hypertension. J. Human Stress, 1978, 4, 35
71. Rose, R. M., Levin, M. A.: The crisis in stress research: A critical reappraisal of the role of stress in hypertension, gastrointestinal illness, and female reproductive dysfunction. J. Human Stress, 1979, 5, 2
72. Katzenstein, A., Gaefke, J., Kriegel, E.: Zur Vielfalt der Wechselbeziehungen psychischer Einflüsse bei Entstehung und Verlauf des Hypertonus. Verhandlungen der Deutschen Gesellschaft für experimentelle Medizin, 1967, 20, 79
73. Lazarus, R. S.: Psychological stress and the coping process. McGraw Hill, New York 1966
74. Kahn, R. L.: Some propositions toward a researchable conceptualization of stress. In: McGrath, J. E. (ed.): Social and psychological factors in stress. Holt-Rinehart-Winston, New York 1970
75. Kiritz, S., Moos, R. H.: Physiological effects of social environments. Psychosom. Med., 1974, 36, 96
76. McGrath, J. E.: A conceptual formulation for research and stress. In: McGrath, J. E. (ed.): Social and psychological factors in stress. Holt-Rinehart-Winston, New York 1970
77. Christian, P.: Beurteilung psychischer Belastungssituationen bei der Entstehung von Krankheiten. Ärztliche Praxis, 1965, 17, 1215
78. Christian, P.: Berufswelt und Krankheit. Verhandlungen der Deutschen Gesellschaft für Innere Medizin, 1967, 73, 90

79. Matussek, P.: Individuelle Streßbereitschaft. Therapiewoche, 1978, *28*, 38
80. Pflanz, M.: Psychosomatische Aspekte der essentiellen Hypertonie. In: Heintz, R., Losse, H. (Hrsg.): Arterielle Hypertonie. Pathogenese – Klinik – Therapie. Thieme, Stuttgart 1969
81. Weyer, G., Hodapp, V.: Entwicklung von Fragebogenskalen zur Erfassung der subjektiven Belastung. Archiv für Psychologie, 1975, *127*, 161
82. Weyer, G.: Self-report measures in research on job-related stress: Some conceptual and methodological issues. In: Krohne, H. W., Laux, L. (eds.): Achievement, stress, and anxiety. Hemisphere, Washington, D.C. 1982
83. Cooper, C. L., Marshall, J.: Occupational sources of stress: A review of the literature relating to coronary heart disease and mental ill health. J. Occupational Psychology, 1976, *49*, 11
84. French, J. R. P., Jr., Caplan, R. D.: Organizational stress and individual strain. In: Marrow, A. J. (ed.): The failure of success. Amacom, New York 1973
85. French, J. R. P., Jr., Kahn, R. L.: A programmatic approach for studying the industrial environment and mental health. J. of Social Issues, 1962, *18*, 1
86. Kahn, R. L.: Conflict, ambiguity and overload: Three elements in job stress. Occupational and Mental Health, 1973, *3*, 2
87. Kahn, R. L., French, J. R. P., Jr.: Status and conflict: Two themes in the study of stress. In: McGrath, J. E. (ed.): Social and psychological factors in stress. Holt-Rinehart-Winston, New York 1970
88. Thomae, H.: Arbeitsunfall und seelische Belastung. Ergebnisse einer Untersuchung. Karger, Basel 1963
89. Ostfeld, A. M., d'Atri, D. A.: Rapid sociocultural change and high blood pressure. In: Kael, S. V., Reichsman, F. (eds.): Advances in Psychosomatic Medicine. Vol. 9: Epidemiologic Studies in Psychosomatic Medicine. Karger, Basel 1977
90. Weyer, G., Hodapp, V.: Subjektive Belastung und Kindheitserinnerungen bei Patienten mit essentieller Hypertonie. Zeitschrift für Klinische Psychologie und Psychotherapie, 1976, *24*, 76
91. Weyer, G., Hodapp, V., Neuhäuser, S.: Weiterentwicklung von Fragebogenskalen zur Erfassung der subjektiven Belastung und Unzufriedenheit im beruflichen Bereich (SBUS-B). Psychologische Beiträge, 1980, *22*, 335
92. World Health Organization. Arterial hypertension and ischaemic heart diseases: Preventive aspects. Technical Report Series, New York 1962, *231*
93. Hodapp, V.: Versuche zur Typenfindung (Cluster-Analyse). In: Koller, S., Berger, J. (Hrsg.): Klinisch-statistische Forschung. Bericht über die 19. Jahrestagung der Deutschen Gesellschaft für Medizinische Dokumentation und Statistik in der DGD e. V. (GMDS) vom 30. September bis 2. Oktober in Mainz. Schattauer, Stuttgart 1976
94. Alexander, F.: Psychosomatische Medizin. De Gruyter, Berlin 1951
95. Delius, L., Fahrenberg, J.: Ein kritischer Beitrag zur Psychosomatik der essentiellen Hypertonie. Medizinische Klinik, 1963, *53*, 1102
96. Bulpitt, C. J., Hoffbrand, B. I., Dollery, C. T.: Psychological features of patients with hypertension attending hospital follow-up clinics. J. Psychosom. Res. 1976, *20*, 403
97. Cochrane, R.: Neuroticism and the discovery of high blood pressure. J. Psychosom. Res. 1969, *13*, 21
98. Cochrane, R.: Hostility and neuroticism among unselected essential hypertensives. J. Psychosom. Res. 1973, *17*, 215
99. Kidson, M. A.: Personality and hypertension. J. Psychosom. Res. 1973, *17*, 35
100. Robinson, J. O.: A study of neuroticism and casual blood pressure. British J. Social and Clinical Psychology, 1963, *2*, 56
101. Sainsbury, P.: Neuroticism in unselected out-patients attending physical medicine and orthopaedic departments. Annals of Physical Medicine, 1960, *5*, 310
102. Weyer, G., Hodapp, V.: Persönlichkeitseigenschaften bei essentiellen Hypertonikern. Zeitschrift für Klinische Psychologie, 1977, *6*, 70
103. Dunbar, H. F.: Psychosomatic diagnosis. Hoeber, New York 1943
104. Krohne, H. W.: Angst und Angstverarbeitung. Kohlhammer, Stuttgart 1975
105. Lazarus, R. S., Launier, R.: Stress-related transactions between person and environment. In: Pervin, L. A., Lewis, M. (eds.): Perspectives in interactional psychology. Plenum Press, New York, 1978

106. Blacha, M., Fancher, R. E.: A content validity study of the defense mechanism inventory. J. Personality Assessment, 1977, *41*, 402
107. Haan, N.: Coping and defending: Process of self-environment organization. Academic Press, New York 1977
108. Janke, W., Erdmann, G., Boucsein, W.: Der Streßverarbeitungsfragebogen. Ärztliche Praxis, 1978, *30*, 1208
109. Sidle, A., Moos, R., Adams, J., Cady, P.: Development of a coping scale. Arch. Gen. Psychiatry, 1969, *20*, 226
110. McClelland, D. C.: Inhibited power motivation and high blood pressure in men. J. Abnorm. Psychology, 1979, *88*, 182
111. Fahrenberg, J., Selg, H., Hampel, R.: Das Freiburger Persönlichkeitsinventar FPI. Hogrefe, Göttingen 1973[2]
112. Cohen, D. H., Obrist, P. A.: Interactions between behavior and the cardiovascular system. Circ. Res., 1975, *37*, 693
113. Jenkins, C. D.: Recent evidence supporting psychological and social risk factors for coronary disease. New England J. Med., 1976, *294*, 987, 1033
114. Campbell, D. T.: From description to experimentation: Interpreting trends as quasi-experiments. In: Harris, C. W. (ed.): Problems in measuring change. University of Wisconsin Press, Madison 1963
115. Kenny, D. A.: Cross-lagged panel correlation. A test for spuriousness. Psychological Bulletin, 1975, *82*, 887
116. Hummell, H. J., Ziegler, R. (Hrsg.): Korrelation und Kausalität. Enke, Suttgart 1976, Bd. 1–3
117. Schaefer, H., Blohmke, M.: Herzkrank durch psychosozialen Streß. Hüthig, Heidelberg 1977
118. Wolf, S., Goodell, H.: Causes and mechanisms in psychosomatic phenomena. J. Human Stress, 1979, *5*, 9
119. Weiner, H.: Psychobiology and human disease. Elsevier, New York 1977

Überlegungen, Wege und Beispiele zur Identifikation von Untertypen der essentiellen Hypertonie

P. Netter und S. Neuhäuser

Da es sich hier um den Versuch einer Einordnung der Hypertonie in einen psychosomatischen Kontext handelt, sollen zunächst einige Modelle und Denkansätze aufgezeigt werden, wie man sich die Verknüpfung von psychischem und physiologischem Geschehen vorstellen kann und nach denen pathogenetische Mechanismen psychosomatischer Erkrankungen denkbar sind.

Modelle und Ansätze zur Erfassung psychophysiologischer Zusammenhänge

Mögliche Modellvorstellungen zur Verknüpfung psychischer und physiologischer Mechanismen bei der Pathogenese der essentiellen Hypertonie

Wenn man die essentielle Hypertonie in den Rahmen psychophysiologischer Erkrankungsprozesse stellt, so wird man sich mit dem Gedanken auseinandersetzen müssen, in welcher Weise psychische und physiologische Vorgänge bei der Entstehung dieser Erkrankung miteinander in Verbindung gebracht werden können. Einige Überlegungen dieser Art finden sich z. B. in einer schematischen Darstellung von Thomas [1]. Hier wird die Hypertonie betrachtet entweder

1. als direkte Folge psychischer Einflüsse oder
2. als Mittler zwischen einem ursächlichen Faktor X und einer Folgeerscheinung im psychischen Bereich oder
3. als eine mit psychischen Veränderungen gleichzeitige Resultante eines Faktors X.

Heute würde man vermutlich die Modellvorstellungen etwas differenzierter sehen, da die Vielfalt der pathogenetischen Mechanismen in ihrer gegenseitigen Bedingung und Abhängigkeit stärker betont wird. Es lassen sich Modelle denken wie sie in Abb. 1 dargestellt sind.

Modell 1 würde bedeuten, daß ein erhöhter Blutdruck auf drei verschiedene Weisen hervorgerufen werden kann, die sich untereinander gegenseitig beeinflussen können.

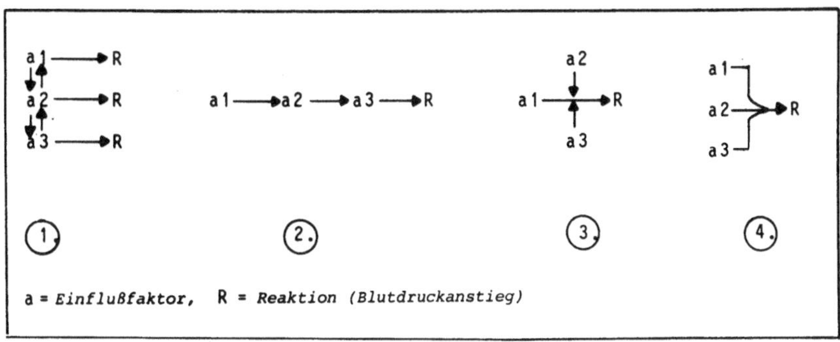

Abb. 1. Mögliche Modellvorstellungen über das Zusammenwirken verschiedener Einflußfaktoren ($a_1 - a_3$) auf die Reaktion (R) des Blutdruckanstiegs

Modell 2 würde besagen, daß die Einflußfaktoren in einer Art Kettenreaktion den Hypertonus auslösen und somit nicht isoliert, sondern jeweils kausal bedingt, nämlich durch eine vorangehende Komponente wirksam werden können.

Die Modelle 3 und 4 würden die Tatsache symbolisieren, daß nur bei gleichzeitiger Anwesenheit der Faktoren a_1, a_2 und a_3 ein dauerhaft erhöhter Blutdruck möglich ist, wobei im Falle von Modell 3 die Faktoren a_2 und a_3 quasi als Katalysatoren für den Auslösefaktor a_1 fungieren, während im Modell 4 die drei Komponenten additiv zusammenwirken.

Beispiele dafür, daß diese Modelle in der Realität verschiedenen Untersuchungsansätzen zugrunde liegen, lassen sich leicht aus den pathophysio-

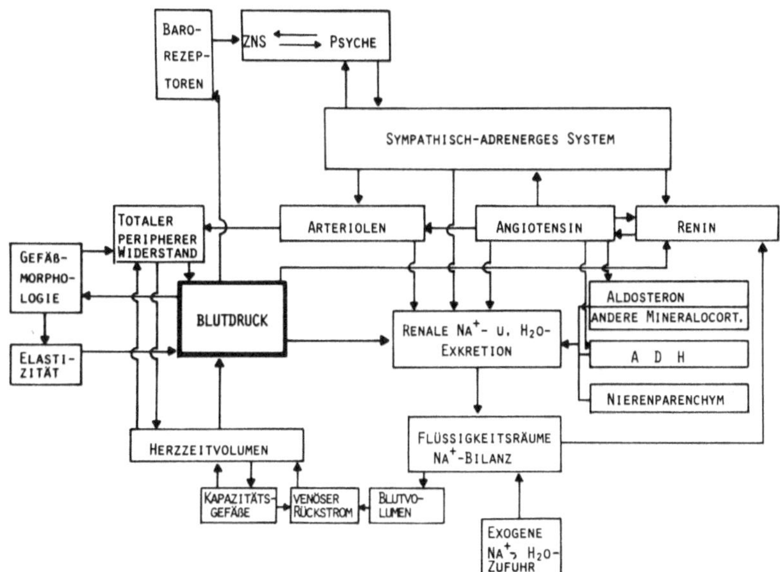

Abb. 2. Pathophysiologische Mechanismen der Blutdruckregulation (modifiziert nach Bock 1975 [3])

logischen Schemata ableiten, wie sie z. B. von Weiner [2, S. 162] oder Bock [3] schematisch dargestellt worden sind. Zur Verdeutlichung sei das nach Bock modifizierte Schema wiedergegeben, in dem 4 Systeme erkennbar werden, die an der Pathogenese des Hochdrucks beteiligt sind (das ZNS in Kombination mit dem sympathisch-adrenergen System, das Renin-Angiotensin-System, die renale Natrium-Wasser-Exkretion und die eigentlichen Herz-Kreislauf-Parameter).

Denkbar wären nach diesem Modell alle vier der beispielhaft aufgeführten Pathogenesevorstellungen:

a) der arterielle Blutdruck könnte durch isolierte Vermehrung des Herzzeitvolumens, des totalen peripheren Widerstandes, aufgrund von Arteriolenverengung oder der veränderten Gefäßelastizität erhöht werden;
b) es könnte im Sinne von Modell 2 eine kettenartige Verknüpfung der Einflußfaktoren von dem sympathisch-adrenergen System über das Renin-Angiotensin-System, die renale Wasserausscheidung, das Blutvolumen und das Herzzeitvolumen gedacht werden;
c) vereinbar mit diesem Schema wäre auch, daß nur bei gleichzeitigem Eintritt mehrerer Faktoren der arterielle Blutdruck zunimmt, bzw., daß
d) im Sinne von Modell 4 nur bei Zusammenwirken des sympathisch-adrenergen Systems und des Angiotensinsystems eine Arteriolenverengung zustande kommt, die auf dem Umweg über den peripheren Widerstand den Blutdruck steigert.

Obwohl hier die psychischen Mechanismen nur eine Komponente unter den vier Hauptfaktoren darstellen, ließe sich ein ähnliches Schema für die Psychopathogenese des erhöhten Blutdrucks konzipieren.

Mögliche Ansätze zur Erfassung psychischer und physischer Zusammenhänge

Bei der Erforschung der Beziehungen zwischen psychischen und physischen Phänomenen ist man auf eine Reihe von Grundansätzen angewiesen, die hier kurz schematisch dargestellt werden sollen, da sie die Basis für die weiteren Ansätze und Methoden bei der Definition von psychophysiologisch determinierten Untertypen der essentiellen Hypertonie bilden.

Wie die vereinfachte Darstellung von Abb. 3 zeigt, bewegen sich die Untersuchungen über die Zusammenhänge zwischen psychischen und physiologischen Variablen im wesentlichen auf zwei Dimensionen: a) auf der Dimension: psychische – physische Merkmale und b) auf der Dimension: habituelle – akuelle Merkmale. Die aktuellen Merkmale bzw. Maße sind meist gedacht als Reaktionswerte auf einen experimentell induzierten Reiz.

Im Rahmen der Hypertonieforschung sind alle durch die vier Grundlinien gekennzeichneten Wege beschritten worden, wobei die physiologischen und psychischen Variablen gleichermaßen wie die habituellen und aktuellen Maße als Ausgangs- und als Zielgrößen in den empirischen Untersuchungen verwendet wurden (daher Kennzeichnung mit 1 und 2).

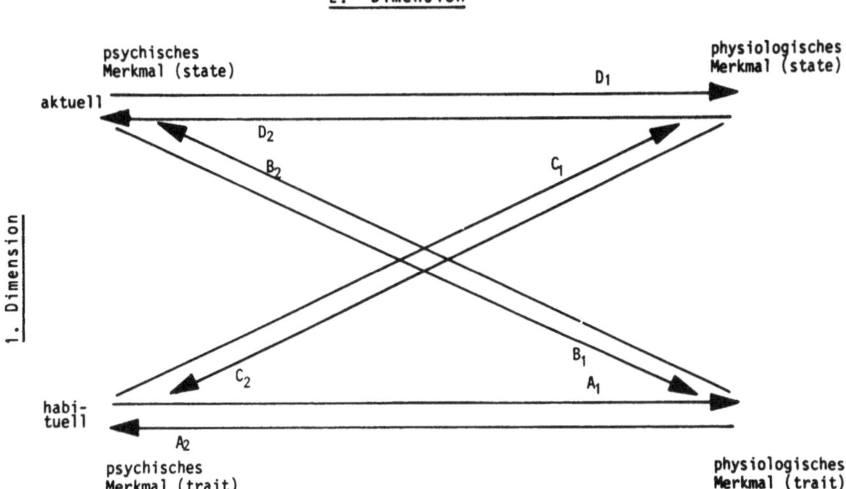

Abb. 3. Schematische Darstellung möglicher Ansätze zur Untersuchung psychophysischer Zusammenhänge. (Zur Erläuterung s. Text)

Der Ansatz A_1 würde besagen, daß Personen mit unterschiedlicher Persönlichkeitsstruktur auch unterschiedliche Blutdruckwerte oder andere habituelle Unterschiede in biochemischen oder physiologischen Maßen aufweisen (z. B. [4–9]).

Dagegen wäre der Ansatz A_2 ein solcher, in dem das habituelle Maß einer chronischen Blutdruckerhöhung als unabhängige Variable in bezug auf habituelle Persönlichkeitscharakteristika untersucht würde (z. B. in bezug auf Neurotizismus [10–20] oder Aggressivität [11, 12, 21–24]).

Untersuchungen vom Typ B_2 sind etwa solche, wie sie Richter-Heinrich [17] durchgeführt hat, indem sie Konditionierbarkeit oder Wahrnehmungsschwellen bei Hypertonikern und Kontrollpersonen untersuchte. Der umgekehrte Ansatz B_1 mit vertauschter abhängiger und unabhängiger Variable ist dabei ebenso denkbar.

Ebenso wird der Ansatz C häufig beschritten, wenn z. B. Personen mit hohen bzw. niedrigen Neurotizismus-Werten oder mit hohem bzw. niedrigem Angstniveau in bezug auf ihre Reagibilität in psychologischen Belastungssituationen untersucht werden [25–28]. Im Sinne von Ansatz D werden aktuelle psychische und physiologische Variablen, etwa als Reaktionen auf einen Stressor, miteinander korreliert (vgl. [29, 30, 31]), was natürlich wiederum zu der habituellen Komponente des erhöhten Blutdrucks durch Vergleich von Hypertonikern und Kontrollpersonen in Beziehung gesetzt werden kann.

Hinweise auf die Uneinheitlichkeit der Erkrankung

Die physiologische Heterogenität des Krankheitsbildes

Verdeutlicht man sich anhand der vereinfachten Darstellung des Schemas in Abb. 2 (nach Bock [3]) die vielfältigen Mechanismen, die bei der Entstehung der essentiellen Hypertonie zusammenwirken, so wird trotz der Simplifizierung der wahren Verhältnisse deutlich, daß durch die Störung einer einzigen Stelle in diesem Netzwerk das ganze System aus dem Gleichgewicht gebracht werden kann und u. U. vielfältige gegenregulatorische und kompensatorische Mechanismen in Gang gesetzt werden. Dieses Gefüge aus biochemischen und physiologischen Werten unterliegt zudem intraindividuell durch den chronologischen Ablauf des Erkrankungsgeschehens einem kontinuierlichen Wandel, da zu unterschiedlichen Phasen des Krankheitsgeschehens verschiedene pathophysiologische Verhältnisse vorherrschen (vgl. [2], ebenso den Beitrag von Brod in diesem Band).

Als Folge dieser je nach Schweregrad, Erkrankungsdauer oder Alter des Patienten unterschiedlichen Befundmuster ergibt sich:

a) Viele Autoren finden je nach Selektion ihrer Stichprobe beim Pauschalvergleich gegenüber Normkollektiven widersprüchliche Ergebnisse, wie aus verschiedenen Übersichtsartikeln z. B. zum Thema Renin, Aldosteron oder Noradrenalin hervorgeht, für die bald erhöhte, bald normale oder gar erniedrigte Werte mitgeteilt werden [32, 33, 34];

b) Bei fast allen Gegenüberstellungen zwischen Hypertonikern und Gesunden ergibt sich für die Gruppe der Patienten eine größere Varianz (z. B. [35–39]), die z. T. für die nicht signifikant gegenüber der Kontrollgruppe veränderten Werte verantwortlich ist;

c) Daher bemüht man sich, durch Einteilung der Hypertonikerkollektive nach Alter [40, 41, 42], Schweregrad [17, 43–46], Dauer oder Konstanz des Blutdrucks [47, 48] Untergruppierungen zu bilden, um diese Varianz zu verringern.

Die psychische Heterogenität der Krankheitsgruppe

Wie im physiologischen Bereich, so gilt auch für Versuche zur psychologischen Charakterisierung der Hypertonikerpersönlichkeit, daß unterschiedliche Merkmale als bedeutsam hervorgehoben werden und einzelne Arbeiten widersprüchliche Befunde zu Korrelationen zwischen essentieller Hypertonie bzw. Blutdruckerhöhung und einer bestimmten Persönlichkeitsdimension referieren. Auch hier werden meist innerhalb der Patientengruppen größere Varianzen beobachtet.

Selbst die wenigen Merkmale, die relativ durchgängig in verschiedenen Untersuchungen als gegenüber Kontrollgruppen erhöht gefunden werden, wie vegetative Beschwerden und psychische Labilität [14, 15, 16, 18, 19, 20, 40] lassen sich dann nicht mehr als hypertoniespezifisch charakterisieren, wenn unausgelesene Stichproben verwendet werden, deren Hypertonie nicht zum Arztbesuch bzw. zur Einweisung in eine Klinik geführt hat [10, 11, 13, 49].

Außer der Kollektivselektion entscheidet auch die zugrunde liegende Theorie, ob das Charakteristische der Hypertonie mehr in einer spezifischen, psychodynamischen Konfliktsituation [50] mit der Resultante erhöhter unterdrückter Aggression [21, 22, 23, 51], in äußerem sozialem Streß [52, 53] und stärkerem Belastungserleben [20, 54], in bestimmten Bewältigungs- und Abwehrmechanismen [55, 56] oder mehr als dem koronar-kranken-Typ-A-Verhalten verwandt gesehen wird [57, 58, 59].

Versuche zur Identifikation der Varianzquellen für die psychophysiologische Heterogenität der essentiellen Hypertonie

Sowohl in physiologischen als auch in mehr psychologisch orientierten Untersuchungen zur essentiellen Hypertonie ist man häufig bestrebt, die Heterogenität der somatischen und psychischen Befunde einzuschränken bzw. die Varianzquellen zu identifizieren. Dies kann auf verschiedenen Wegen geschehen:

Ausschaltung der Varianzquellen

Glaubt man, daß bestimmte Strukturmerkmale, wie Alter, Geschlecht, Gewicht, Sozialstatus oder Intelligenz, als Hintergrundsfaktoren verantwortlich sein können für Scheinkorrelationen zwischen Hypertonie und physiologischen oder psychischen Befunden, so bieten sich zwei Wege an, diese Variablen auszuschalten:

a) Durch Bildung von matched pairs, (d. h. von jeweils einem hypertonen und einem gesunden Paarling, die sich in allen auszuschaltenden Merkmalen gleichen) kann eine Hypertonie- und eine Kontrollgruppe entstehen, die zwar in sich jeweils eine relativ hohe Varianz besitzt, bei der jedoch die zur Paarung verwendeten Strukturmerkmale als Ursache für heterogenitätsbedingte Scheinkorrelationen entfallen. Versuche dieser Art sind z.B. in den Arbeiten von Baer u. Mitarb. [60], Berglund u. Mitarb. [61], Gressel u. Mitarb. [62], Handkins und Munz [63] und Lake u. Mitarb. [64] unternommen worden.

b) Bei genügend großem Stichprobenumfang lassen sich auch durch Stratifikation nach bestimmten Strukturmerkmalen homogene Teilstichproben bilden, die zwar einen adäquaten Vergleich zwischen Hypertoniker- und Kontrollgruppe gestatten, aber doch nur Ergebnisse mit einem geringeren Verallgemeinerungsgrad liefern. Die Ergebnisse aus solchen Teilstichproben können durchaus inhomogen sein, so daß z.B. ein Zusammenhang zwischen Neurotizismus und Hypertonie nur in einer Altersgruppe beobachtet wird [40].

Prüfung der Einflußstärke der Varianzquellen

Viele Autoren bemühen sich, die fehlenden oder vorhandenen Unterschiede zwischen Hypertonikern und Kontrollpersonen bzw. die Heterogenität der Befunde innerhalb ihrer Hypertoniker-Stichproben auf bestimmte Strukturmerkmale zurückzuführen. Dies geschieht durch Vergleich von Untergruppen, die entlang einer Dimension gebildet werden. Im physiologischen Bereich können als Beispiele hierfür die Vergleiche zwischen Hypertonikern mit hohem und niedrigem Reninspiegel [65, 66, 67], zwischen Personen unterschiedlicher Schweregrade der Hypertonie oder zwischen Patienten mit labilem und dauerhaftem Hochdruck [68, 69, 70] herangezogen werden.

Auch im psychologischen Bereich sind Versuche unternommen worden, Hypertoniker und Kontrollgruppen durch Untergliederung entlang einer psychischen Dimension in Untergruppen aufzuteilen, wie z.B. in der Arbeit von Baer u. Mitarb. [60] nach den vier faktoren-analytisch gewonnenen Skalen „resentment", „attention seeking", „anxiety" und „anger/arousal", die mit anderen psychologischen Maßen als abhängige Variablen in Beziehung gesetzt wurden.

Diese Form der Unterteilung entlang einer Dimension ist bereits ein Weg, um Untertypen zu gewinnen.

Wege zur Aufdeckung von hypertoniespezifischen Strukturzusammenhängen und mehrdimensionalen Untertypen

Die Untersuchung von Korrelationsdifferenzen

Die im vorigen Abschnitt referierte Beobachtung, daß Zusammenhänge zwischen Blutdruck und Persönlichkeitsmerkmalen ggf. nur in einzelnen Teilstichproben nachweisbar sind, ließe sich gezielt auch in Form von Fragen nach signifikanten Korrelationsdifferenzen zwischen Hypertonikern und Gesunden verfolgen. Diese können Aufschluß darüber geben, ob bestimmte physiologische oder psychophysiologische Kovariationen entkoppelt sind, sofern Sollwertverstellungen, Änderungen der Rezeptorempfindlichkeit oder Gewöhnung bzw. Bewältigungsmechanismen im psychischen Bereich geänderte Bedingungen gerschaffen haben, die bei Gesunden vorhandene Zusammenhänge auflösen bzw. neue entstehen lassen.

Ein Beispiel für die Untersuchung solcher Korrelationsdifferenzen sei kurz anhand von den Daten geschildert, die im Rahmen eines psychophysiologischen Experiments an Hypertonikern und Gesunden gewonnen wurden [31]. In diesem Versuch wurden durch wiederholte Messungen vier experimentelle Bedingungen [Ruhe, Reaktionszeitmessung, Wörterbilden (als mentale Belastung) und Pause ohne Instruktion] in ihrer Wirkung auf Blutdruck, Herzfrequenz, Adrenalin und Noradrenalin im Plasma sowie psychisches Befinden erfaßt.

Tabelle 1. Korrelationen zwischen Katecholaminen (Adrenalin und Noradrenalin), Herzfrequenzmittelwerten (HF x̄) sowie Befindlichkeitsmaßen (Selbstsicherheit, Aktiviertheit, Angst) in verschiedenen experimentellen Versuchsphasen bei Hypertonikern (Hy) und Kontrollen (Ko). (Zeichenerklärung vgl. Tabelle 2)

Mit HF x̄	Phase	Gruppe	Korrelationen von	
			Adrenalin	Nor-adrenalin
	Ruhe	Hy	− 0,02	0,56 **
		Ko	0,24	0,30 (*)
	Reaktionsversuch Farbe/Ton	Hy	− 0,01	0,26
		Ko	0,01	− 0,04
	Abklingphase a	Hy	0,02	0,36 (*)
		Ko	0,08	0,05
	b	Hy	0,01	0,33 (*)
		Ko	0,04	0,03
	c	Hy	0,02	0,32 (*)
		Ko	0,08	0,01
	Wörterbilden	Hy	0,39 *	0,48 **
		Ko	− 0,24	0,05
	Abklingphase a	Hy	0,25	0,54 **
		Ko	− 0,22	0,07
	b	Hy	0,19	0,51 **
		Ko	− 0,32 (*)	0,03
	c	Hy	0,29	0,50 **
		Ko	− 0,31 *	0,00
	Nach 5′ Pause	Hy	− 0,01	0,43 *
		Ko	− 0,36 *	0,12

Mit Selbstbeurteilungs-Skala

	Phase	Gruppe	Adrenalin	Nor-adrenalin
Ruhe	Selbstsicherheit	Hy	0,53 **	0,17
		Ko	− 0,23	− 0,08
	Aktiviertheit	Hy	0,20	0,24
		Ko	− 0,03	0,44 **
	Angst	Hy	− 0,21	− 0,15
		Ko	− 0,06	− 0,14
Nach Reaktionsversuch	Selbstsicherheit	Hy	0,47 (*)	0,43 (*)
		Ko	− 0,19	0,24
	Aktiviertheit	Hy	0,26	0,21
		Ko	− 0,04	0,21
	Angst	Hy	− 0,19	− 0,25
		Ko	− 0,15	− 0,03
Nach 5′ Pause	Selbstsicherheit	Hy	0,26	0,39 (*)
		Ko	0,25	0,24
	Aktiviertheit	Hy	0,32	0,48 *
		Ko	0,06	0,43 **
	Angst	Hy	− 0,24	− 0,22
		Ko	− 0,55 ***	− 0,10

Die Korrelationen zwischen den Katecholaminen Andrenalin und Noradrenalin im Plasma einerseits und der Herzfrequenz sowie drei Skalen zum subjektiven Befinden andererseits sind auszugsweise für einige Meßzeitpunkte in Tabelle 1 zusammengestellt, während in Tabelle 2 die Korrelationen zwischen Herzfrequenz und Befindensmaßen wiedergegeben sind.

Wie aus Tabelle 1 hervorgeht, hat

1. das Adrenalin für Hypertoniker und Kontrollpersonen eine unterschiedliche Wirkung auf die Herzfrequenz, nämlich eine positive bei Hypertonikern in der Reizverarbeitungssituation (Wörterbilden) und eine negative bei Kontrollpersonen, vor allem in der zweiten Hälfte des Experiments;
2. das Noradrenalin einen durchgängig signifikant positiven Zusammenhang mit der Herzfrequenz bei Hypertonikern, während bei den Kontrollpersonen (außer im Anfangswert) die Korrelationen um 0 schwanken; damit ergibt sich, daß
3. Noradrenalin und Adrenalin bei Hypertonikern quantitativ verschieden, aber qualitativ gleich wirken, während ihr Bezug zur Herzfrequenz bei den Kontrollpersonen eher gegensinnig verläuft.

Obwohl diese Befunde natürlich keinen kausalen Erklärungswert für unterschiedliche physiologische oder pathophysiologische Mechanismen bei Hypertonikern und Gesunden haben, liefern sie Hypothesen, die später experimentell überprüft werden könnten. So ließe sich z.B. annehmen, daß bei Hypertonikern der üblicherweise auf exogen zugeführtes Noradrenalin erfolgende Vagusreflex, der den Anstieg der Herzfrequenz verhindert oder diese sogar senkt, bei hohen Noradrenalinwerten nicht vorhanden ist, so daß das Noradrenalin im Sinne eines Beta-Rezeptorenstimulators wirksam wird.

Auch in ihrer Beziehung zu psychischen Merkmalen scheinen Katecholamine und Herzfrequenz bei Hypertonikern und Gesunden unterschiedliche Bedeutung zu haben, wie die Ergebnisse zeigen, die in der unteren Hälfte der Tabelle 1 und in Tabelle 2 dargestellt sind: Bei Hypertonikern stehen sowohl hohe Adrenalin- als auch hohe Noradrenalinspiegel offenbar mit Selbstsicherheit, Aktiviertheit und Angstfreiheit in Beziehung, während dies bei den Kontrollpersonen nur für das Noradrenalin gilt; Gesunde mit hohem Adrenalinspiegel neigen dagegen eher zu einem Mangel an Selbstsicherheit. Ebenso scheinen die Herzfrequenzen bei Hypertonikern und Gesunden mit unterschiedlichen psychischen Zuständen assoziiert zu sein, wobei sich differente Korrelationen vor allem im Bereich der subjektiven Aktiviertheit ergeben (Tabelle 2). Tachykarde Hypertoniker fühlen sich aktiviert, Gesunde mit hoher Herzfrequenz eher ängstlich, von geringer Selbstsicherheit und desaktiviert.

Es bilden sich also Merkmals-Cluster, die für Kranke und Gesunde teils gleichsinnig, teils gegensinnig miteinander verknüpft sind, wie dies als zusammenfassende Veranschaulichung in Abb. 4 dargestellt ist.

Ähnliche Korrelationsdifferenzen lassen sich auch im Bereich von Änderungs- und Reaktionswerten nachweisen, wenn das gruppenbildende

Tabelle 2. Korrelationen zwischen Herzfrequenz (HF$\bar{x}$) und Befindlichkeitsskalen (Selbstsicherheit, Aktiviertheit, Angst) in verschiedenen experimentellen Versuchsphasen bei Hypertonikern (Hy) und Kontrollen (Ko). (*) $p \leqq 0,10$; * $p \leqq 0,05$; ** $p \leqq 0,01$. □ Korrelationsdifferenz $r_{Hy} - r_{Ko}$: $p \leqq 0,10$

Phase	Gruppe	Korrelation von Herzfrequenzmittelwert HF$\bar{x}$ mit Befindlichkeitsskala		
		Selbstsicherheit	Aktiviertheit	Angst
Ruhe	Hy	0,06	0,16	0,11
	Ko	− 0,43 **	− 0,06	0,33 *
Nach Reaktions-versuchsphase a	Hy	0,02	0,44 *	0,04
	Ko	− 0,33 (*)	− 0,39	0,33 *
Nach 5′ Pause im Anschluß an Wörterbilden	Hy	0,01	0,07	0,06
	Ko	− 0,31 *	− 0,07	0,36 *

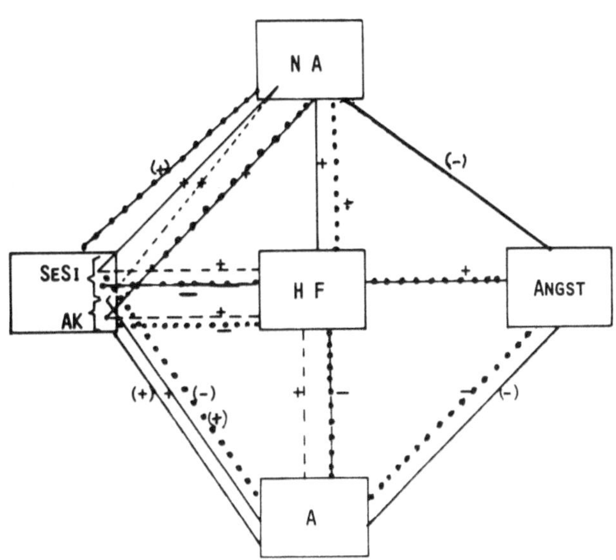

Abb. 4. Korrelationszusammenhänge zwischen Noradrenalinwert (NA), Adrenalinwert (A) einerseits und Herzfrequenz (HF), Selbstsicherheit/Aktivität (SeSi/AK) und Angst andererseits bei Hypertonikern (Hy) und Kontrollen (Ko) ———— durchgängige Korrelation by Hy; . − . − . − . durchgängige Korrelation bei Ko; − − − − − − Korrelation nur in einer Phase bei Hy; . . . . . . Korrelation nur in einer Phase bei Ko. Richtung und Signifikanz der Korrelationen: + positiv, signifikant; − negativ, signifikant; (+) positiv, nicht signifikant; (−) negativ, nicht signifikant

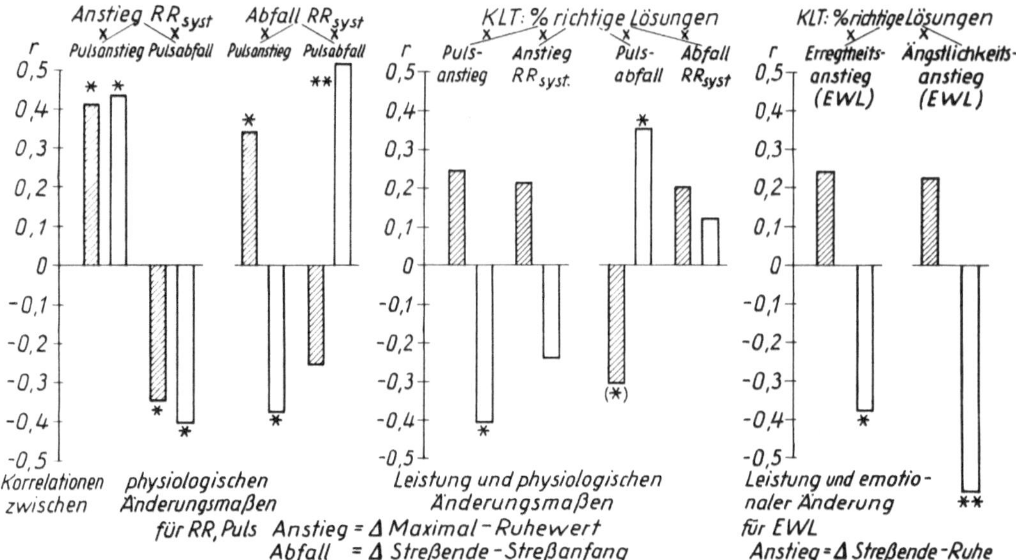

Abb. 5. Darstellung der signifikant unterschiedlichen Korrelationen zwischen Reaktionsmaßen unter Streß bei Vpn mit hoher (HS) und geringer (LS) subjektiv erlebter Berufsbelastung (Diff. r: p≦0.05). ▨ HS Hohe Berufsbelastung (über Median); ☐ LS Geringe Berufsbelastung (unter Median); × Korreliert mit; Signifikanz d. Korrelationen: **p≦0,01, *p≦0,05, (*)p≦0.10; EWL Eigenschaftswörter-Liste; KLT Konzentrationsleistungstest

Merkmal statt der Erkrankungsdimension eine Persönlichkeitsvariable ist. In einer Untersuchung dazu wurden gesunde männliche Personen in Gruppen mit hoher und geringer subjektiv erlebter Berufsbelastung unterteilt und einem Streßexperiment (Konzentrationsleistungstest mit Störreizen) ausgesetzt, in dessen Verlauf die streßbedingten Blutdruck-, Puls- und Befindlichkeitsänderungen registriert wurden [28]. Wie Abb. 5 zeigt, unterscheidet sich vor allem die Abklinggeschwindigkeit des Blutdruckanstiegs sowie die Konzentrationsleistung in ihrer Korrelationsstruktur bei Personen mit hoher und geringer Belastung: Während Personen, die sich wenig belastet fühlen, eher synchrone physiologische Veränderungen von Herzfrequenz und Blutdruck aufweisen und die besten Leistungen bei nur geringem Anstieg dieser Werte und schnellem Wiederabklingen erbringen, scheinen Personen, die sich subjektiv stark belastet fühlen, mit Herzfrequenz und Blutdruck eher diskordant zu reagieren. Die richtigen Lösungen erbringen sie offensichtlich mit höherem physiologischen Aufwand. Dies spiegelt sich dann auch in den entsprechenden subjektiven Befindlichkeitsmaßen wider.

Auch hier können die Ergebnisse Hypothesen zu unterschiedlichen Regulationsprinzipien liefern, die das Erleben subjektiver Belastung mitbestimmen.

Prinzipien mehrdimensionaler Typenfindung

Diese mehr bivariate Betrachtungsweise der Aufdeckung von Korrelationsdifferenzen leitet über zur Definition mehrdimensional determinierter Typen. Betrachtet man Typen nicht (wie es z.B. in der faktorenanalytischen Theorie getan wird) als Extreme einer Meßdimension, sondern als Gruppen, die mehrdimensional definiert sind, so lassen sich verschiedene Wege der Gewinnung von Merkmalskonstellationen beschreiten, die einen Typus

Tabelle 3. Fiktive Merkmalsausprägungen von 5 Variablen bei 15 Vpn. $+1$ erhöhter Wert; 0 normaler Wert; -1 erniedrigter Wert; f beobachtete Frequenz; e erwartete Frequenz bei Unabhängigkeit der Merkmale; *** $p < 0{,}001$ (df $=1$); • Fälle mit gleicher Konfiguration

$\Sigma(+1) \to$	13	9	7	4	3	= Merkmals-„Schwierigkeit"
Merkmale	a	b	c	d	e	$\Sigma(+1) =$ Summenindex
Vp						
• A	$+1$	$+1$	0	-1	0	2
• B	$+1$	$+1$	0	-1	0	2
• C	$+1$	$+1$	0	-1	0	2
• D	$+1$	$+1$	-1	-1	0	2
E	$+1$	$+1$	$+1$	$+1$	$+1$	5
F	$+1$	-1	-1	0	-1	1
G	$+1$	$+1$	$+1$	-1	$+1$	4
H	0	-1	$+1$	-1	-1	1
I	$+1$	-1	$+1$	$+1$	0	3
J	0	-1	$+1$	-1	0	1
K	$+1$	0	-1	-1	0	1
• L	$+1$	$+1$	0	-1	0	2
M	$+1$	-1	$+1$	$+1$	-1	3
• N	$+1$	$+1$	0	-1	$+1$	3
O	$+1$	$+1$	$+1$	$+1$	0	4

						f	e	X^2
Typ 1: Häufigste Einzelausprägungen	$+1$	$+1$	$+1$	-1	0	0		
Typ 2: Durchschnittswerte	(0,9) $+1$	(0,27) 0	(0,27) 0	(−0,4) 0	(0) 0	0		
Typ 3: Häufigste Konfiguration	$+1$	$+1$	0	-1	0	5	1,16	12,71***

Anzahl erhöhter Werte (Summenindex)	5	4	3	2	1

Häufigkeitsverteilung	×	×	×	×	×
		×	×	×	×
			×	×	×
				×	×
				×	

definieren. Diese Wege seien schematisch in Tabelle 3 dargestellt, in der fünf fiktive Merkmale an 15 Personen, die das Kollektiv einer Hypertonikergruppe darstellen könnten, als erhöht (+ 1), normal (0) oder erniedrigt (−1) gekennzeichnet sind. Die erhöhten Werte, die den Kliniker meistens als pathologische Varianten interessieren, sind, sozusagen unter allgemeinpsychologischem Gesichtspunkt, für jedes Merkmal addiert und zeigen eine absteigende Folge der Häufigkeit innerhalb dieses Personenkollektivs.

Ebenso lassen sich quasi unter differentiell-psychologischem Gesichtspunkt für jedes Individuum die Zahlen der erhöhten Werte auszählen, wie es häufig in Form von Indizes, d. h. Summenwerten aus Einzelsymptomen bei Schweregradbestimmungen von Erkrankungen (z. B. Augenhintergrundsymptome für Schweregrad der Hypertonie oder Apgar-Summe für den Zustand des Neugeborenen) im medizinischen Bereich geschieht. Die Verteilung dieser Symptom-Indizes findet sich am unteren Rand der Tabelle und erweist sich als links-schief verteilt mit einem Modalwert von 2.

Diese Addition stellt die dimensionale Betrachtungsweise der Erkrankung dar. Die typologische könnte sich nun auf die drei als Typ 1, 2 und 3 dargestellte Weise vollziehen: bei Typ 1 wird die im Kollektiv vorkommende häufigste Einzelausprägung als typencharakteristisch aufgestellt, ein Vorgehen, wie es z. B. Kretschmer bei der Gewinnung seiner Konstitutionstypen gewählt hat. Es resultiert eine Typenkonfiguration, die in der Realität niemals verwirklicht ist und damit, obwohl sie von Kretschmer als Durchschnittstyp bezeichnet wurde, eine Form beschreibt, die dem sog. klassischen Lehrbuchfall entspricht, der in der Realität nur selten anzutreffen ist.

Die zweite Art der Typengewinnung wäre ähnlich, nur, daß diesmal das arithmetische Mittel der Spalte statt des häufigsten Merkmals gewählt wird; daraus resultiert wiederum bei Aufrundung eine Konfiguration, die im Beobachtungsgut nicht vorkommt. Dieses Vorgehen wird bei quantitativen Merkmalen verwendet und entspricht einem Laborwertprofil bei bestimmten Erkrankungen.

Der dritte Weg zur Typengewinnung wäre der, die häufigste Merkmalskonfiguration als Ganzes auszuzählen und anhand der Randverteilungen mit der Zufallserwartung zu vergleichen. Dies ist für die 5 Versuchspersonen geschehen, die mit • gekennzeichnet sind, und die offensichtlich ein überzufällig häufiges Merkmalsmuster zeigen. Dies Vorgehen entspricht dem der Konfigurationsfrequenzanalyse [71], die Merkmalsunabhängigkeit voraussetzt und als statistischer Nachweis für das Vorhandensein eines Syndroms im medizinischen Sinne verwendet werden kann.

Die Verteilungen der Merkmale entsprechen etwa denen, die bei der Konstellation der Symptome a = systolischer Blutdruck, b = diastolischer Blutdruck, c = Herzfrequenz, d = Reninwert, e = Adrenalinwert resultieren würden. Je nach Art des typologischen Vorgehens würden also die Forscher, die den Ansatz 1 (= Typ 1) wählen, einen erniedrigten Reninwert (d = −) als charakteristisch für die Hypertonie beschreiben, während bei Beschreitung des zweiten Zugangsweges (= Typ 2) die Existenz eines solchen Symptoms negiert würde (d = 0). Die konfigurale Auswertung (= Typ 3) hingegen gestattet die Beantwortung der Frage, ob nur unter der Bedin-

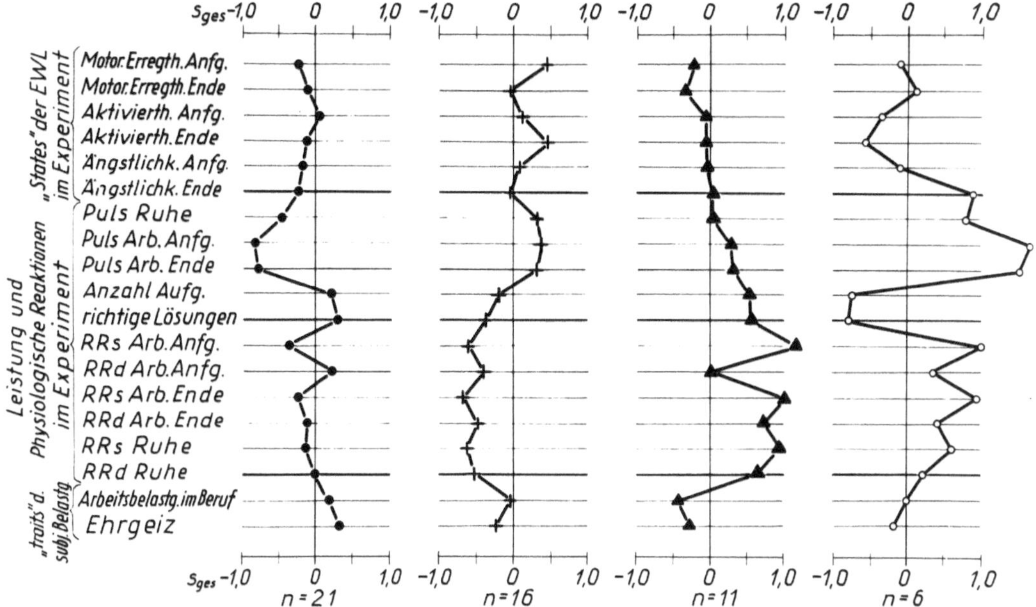

Abb. 6. Ergebnisse einer Clusteranalyse von zwei „trait"-Skalen subjektiver Belastung und psychischen und physischen Reaktionsmaßen, die unter Streß (Kopfrechnen unter Zeitdruck mit Störeinflüssen) gewonnen wurden. Mittelwerte in Standardeinheiten (s_ges) für 4 Clustergruppen

gung der erhöhten Werte in den Merkmalen a und b, und der normalen Werte in c und e ein erniedrigter Reninwert (d = –) auftaucht. Sie läßt auch andere Untertypen zu, bei denen andere Konfigurationen von Merkmalen vorherrschen.

Die konfigurale Auswertung aufgrund von Häufigkeitsanalysen kann als Verfahren angesehen werden, das geeignet ist, Bedingungskonfigurationen aufzudecken, die evtl. auch pathophysiologisch oder vom Krankheitsverlauf her definierte Gruppen repräsentieren[1].

Dieser Ansatz erscheint, selbst wenn er zunächst keine kausalen pathogenetischen Verknüpfungen zu enthalten scheint, informative Hinweise dafür zu liefern, welche Merkmale vergesellschaftet sind. Für die Hypothesengenerierung ist dies zumindest ein gangbarer Weg.

Dem Vorgehen bei Typ 3 verwandt ist die Typenfindung durch Clusteranalyse, die pauschal als Typ 4 gekennzeichnet werden kann, obwohl verschiedene Techniken und verschiedene Ähnlichkeitsmaße verwendet werden. Gegenüber der Konfigurationsfrequenzanalyse hat dieser Weg der Typenfindung den Vorteil, daß auch mit geringeren Fallzahlen Untergruppen von Personen mit ähnlichen Merkmalen auffindbar sind.

---

1 Der Auswertungsansatz erfordert jedoch sehr große Kollektive, wenn Erwartungswerte > 5 resultieren sollen, die bei Chi²-Berechnungen zugrunde gelegt werden müßten.

Als Beispiel einer auf parametrischen Daten basierenden Clusteranalyse seien hier die Ergebnisse der oben geschilderten Untersuchung an belasteten und nichtbelasteten Gesunden [28] wiedergegeben.

Abb. 6 zeigt die Originalwerte der Ausgangs- und Reaktionsmaße im physiologischen, psychologischen sowie im Leistungsbereich in Kombination mit zwei habituellen Dimensionen, nämlich Arbeitsbelastung im Beruf und Ehrgeiz. Es wird aus den Mittelwertsprofilen der vier resultierenden Gruppen erkennbar, daß einige Individuen mit sehr geringer Herzfrequenzsteigerung und ohne große psychische Beteiligung relativ gute Leistungen erbringen (Gruppe: Typ 1, n = 21), während andere (Gruppe: Typ 3, n = 11) die beste Leistung mit relativ hohen Blutdruckanstiegen erreichen. Wieder andere (Gruppen: Typ 2 und 4, n = 16 bzw. n = 6) liegen in ihren Leistungen unter dem Gesamtmittelwert. Dies ist mit Herzfrequenzbeschleunigungen verbunden und bei Gruppe 4 außerdem mit einem starken Blutdruckanstieg, ohne daß jedoch das Gefühl der Aktivierung eintritt. Bei Gruppe 2 dagegen geht mit der Pulsbeschleunigung eher eine geringe Blutdruckreaktion, aber ein höheres Maß an Aktivierung einher.

Untertypen als Instrumente zur Prüfung von Unterschieden in abhängigen Variablen

Die wichtigste Frage bei der Identifikation von Untertypen ist natürlich die, ob sie einen prognostischen Wert in bezug auf andere abhängige physiologische oder psychische Maße besitzen. Die Validierung dieser Typenkonzepte müßte also an Reaktionswerten oder anderen abhängigen Maßen erfolgen, die die Typenbildung als Instrument zur Verhaltensvorhersage rechtfertigen. Dies kann sowohl für Typen geschehen, die auf dem Wege der Clusteranalyse oder der Konfigurationsfrequenzanalyse gewonnen wurden, als auch für Merkmalskombinationen, die a priori vorgegeben sind und in fester Kombination in die Auswertungsprozedur eingehen. Da der zweite Weg meist mit geringeren Fallzahlen gangbar ist, sei hier ein Auswertungsbeispiel genannt, bei dem einmal die Kombinationen aus zwei habituellen physiologischen Maßen (Adrenalin und Noradrenalin) und zum anderen die Kombinationen aus zwei habituellen Persönlichkeitsdimensionen (Arbeitsbelastung und Unzufriedenheit) zu unterschiedlichen Ergebnissen in den abhängigen Maßen geführt haben.

Untertypen der Katecholamin-Konstellation als Beispiel für Unterschiede im Persönlichkeitsbereich

Ausgehend von der Beobachtung, daß Adrenalin und Noradrenalin zum Teil gegensinnige Korrelationen bei Hypertonikern und Kontrollpersonen aufwiesen und zudem eine unterschiedliche physiologische Rezeptorspezifität besitzen, schien es angezeigt, diese beiden Parameter durch Kombination der mediandichotomisierten Ausgangswerte ($A \leqq 39$ und $\geqq 40$ ng/1; $NA \leqq 194$ und $\geqq 195$ ng/1) zu folgenden vier Teilgruppen zu kombinieren:

Gruppe		I (A+ NA+)	II (A+ NA–)	III (A– NA+)	IV (A– NA–)
Hypertoniker:	n = 9	7	7	6
Kontrollen:	n = 5	11	11	9

Als abhängige Maße wurden sowohl aktuelle physiologische als auch aktuelle und habituelle psychische Maße verwendet. Die Katecholamin-konstellation war sowohl in der Hypertoniker- als auch in der Kontroll-gruppe ausschlaggebend für Veränderungen bestimmter Erlebnis- und Er-fahrungsvariablen, wie sie in Abb. 7 wiedergegeben sind (vgl. [72]). Höhere

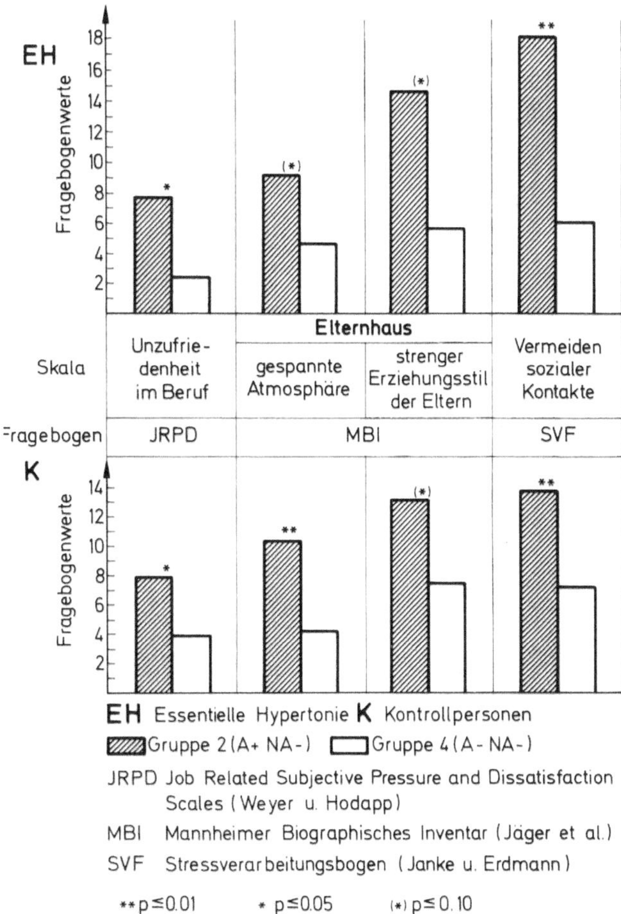

Abb. 7. Fragebogenmittelwerte, die signifikante Differenzen zwischen den Gruppen 2 (A + NA –) und 4 (A – NA –) bei Hypertonikern (EH) und Kontrollen (K) aufweisen. A Adrenalin; NA Noradrenalin; + Werte < Median; – Werte $\leqq$ Median

Meßwerte für Berufsunzufriedenheit, negative Einschätzung des Familienlebens in der Kindheit und die Bewältigungsstrategie „Kontaktvermeiden" in Streßsituationen treten in beiden Kollektiven immer dann auf, wenn eine Gruppe bei niedrigem Noradrenalinspiegel zugleich hohe Adrenalinwerte aufweist im Vergleich zu einer Gruppe, bei der beide Katecholamin-Werte gleichermaßen niedrig sind. Solche Befunde besagen im Sinne einer Wechselwirkung, daß der Zusammenhang zwischen erhöhtem Adrenalinspiegel und negativen Erlebnisreaktionen bei den Probanden nur dann sichtbar werden kann, wenn der Noradrenalinspiegel zugleich niedrig ist, so daß die Andrenalinwirkung nicht durch diesen überdeckt wird.

Untertypen der Konstellation aus Belastung und Unzufriedenheit als Beispiele für Unterschiede in physiologischen Reaktionsmaßen

In der gleichen Untersuchung [31] wurde die Hypothese verfolgt, ob sich Personen, die sich in unterschiedlicher Weise emotional mit ihrer Berufsbelastung auseinandersetzen, auch in ihren physiologischen Reaktionsmaßen unterscheiden. Es wurden daher die habituellen Dimensionen der Berufs-

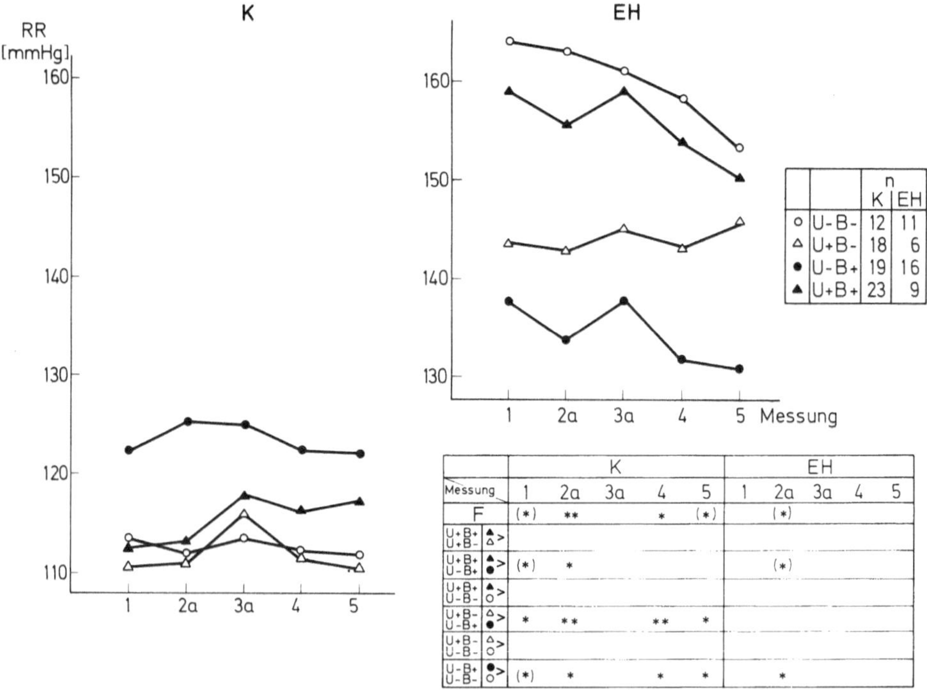

		n	
		K	EH
○	U-B-	12	11
△	U+B-	18	6
●	U-B+	19	16
▲	U+B+	23	9

Messung		K					EH				
		1	2a	3a	4	5	1	2a	3a	4	5
F		(*)	**		*	(*)		(*)			
U+B+ / U+B-	▲/△ >										
U+B+ / U-B+	▲/● >	(*)	*					(*)			
U+B+ / U-B-	▲/○ >										
U+B- / U-B+	△/● >	*	**		**	*					
U+B- / U-B-	△/○ >										
U-B+ / U-B-	●/○ >	(*)	*		*	*		*			

Abb. 8. Verläufe der systolischen Blutdruckwerte bei 4 Untergruppen, erstellt nach den Skalen Unzufriedenheit (U) und Arbeitsbelastung (B) des Berufsbelastungsbogens für die Kollektive essentieller Hypertoniker (EH) und Kontrollen (K). + Werte > Median; − Werte ≦ Median. Signifikanz der F-Werte und linearen Kontraste in der einfachen Varianzanalyse beim Vergleich der systolischen Blutdruckwerte. (*)$p \leqq 0{,}10$, *$p \leqq 0{,}05$, **$p \leqq 0{,}01$

belastung und der Unzufriedenheit im Beruf in ähnlicher Weise kombiniert wie die Katecholaminausgangswerte. Wie Abb. 8 zeigt, unterscheiden sich die Blutdruckverläufe während der 5 abgebildeten experimentellen Meßzeitpunkte in den 4 Gruppen sowohl bei Hypertonikern als bei Kontrollen signifikant. Interessant ist jedoch, daß in der Kontrollgruppe Personen, die die Belastung im Beruf akzeptieren, ohne auch Zeichen der Unzufriedenheit zu äußern, den höchsten Blutdruck aufweisen, während sie bei den Hypertonikern hinsichtlich des Blutdrucks den niedrigsten Rangplatz unter den 4 Gruppen einnehmen. In der Gruppe der essentiellen Hypertoniker erreichen die Fälle, die keine Belastung angeben und sich auch im Beruf für völlig zufrieden halten, die höchsten Blutdruckwerte, während diese in der gesunden Kontrollgruppe die niedrigsten Werte haben. Diese Befunde legen die Hypothese nahe, daß sich speziell in der Gruppe der essentiellen Hypertoniker die Unfähigkeit, Belastungen zuzugeben und Zeichen der Unzufriedenheit zu äußern, im Sinne einer Somatisierung offensichtlich nur im Symptom des Blutdrucks niederschlägt, während die Fähigkeit, Belastungserleben zugeben zu können, ohne darüber unzufrieden zu sein, bei den Hypertonikern mit einem geringeren Grad an hypertonen Reaktionen einhergeht. Diese psychische Konstellation führt jedoch bei Kontrollpersonen im Normbereich zu erhöhten Blutdruckwerten, d.h. die „stillen Dulder" sprechen physiologisch mit dem Blutdruck stärker an als die Unbelasteten oder lediglich Unzufriedenen. (Die Wechselwirkung zwischen Situationen und Gruppen wurde hier nicht getestet.)

Es läßt sich also zeigen, daß durch die Verwendung vorgegebener Variablenkonstellationen sinnvolle Untergruppierungen gefunden werden können, die eine Vorhersage über Verhaltensmaße aus anderen Bereichen gestatten.

Zusammenfassung

Vergegenwärtigt man sich noch einmal die Möglichkeit der Bildung von Untertypen anhand der einzelnen Schritte, die sukzessive bei der Auswertung eines Datensatzes aufeinander folgen können, so gelangt man zu den in Tabelle 4 zusammengefaßten Möglichkeiten.

Man wird bei Vergleichsstudien zwischen Hypertonikern und Kontrollen zur Aufeckung der pathogenetischen Mechanismen der Hypertonie vielleicht zunächst in einem Screening-Verfahren grobe Mittelwertsdifferenzen zwischen den Gruppen feststellen. Sowohl bei Vorhandensein als auch bei Fehlen solcher Differenzen lohnt sich die weitergehende Frage nach der Aufdeckung von Strukturmerkmalen, die in beiden Gruppen getrennt als Varianzquellen für physiologische oder psychische Verhaltensmerkmale aufgefunden werden können und insofern die Bildung von Untergruppen gestatten. Ein Vergleich solcher Untergruppen käme der einfachsten Art der Typenfindung gleich.

Tabelle 4. Zusammenfassende Übersicht über Ansätze zur Erfassung von Hypertonie-spezifischen Verhaltenscharakteristika

---

1.   Mittelwertsvergleiche Hypertoniker (Hy) vs. Kontrollen (Ko)

2.   Einführung einzelner Strukturmerkmale zur Varianzaufklärung = eindimensionale Unter„typen"

3.   Untersuchung von Strukturdifferenzen bei Hy und Ko

3.1.   Betrachtung von Korrelationsdifferenzen korrespondierender Variablenpaare bei Hy und Ko

3.2.   Gewinnung von mehrdimensional determinierten Untertypen bei Hy und Ko

3.2.1.   Durch Konfigurationsfrequenzanalyse

3.2.2.   Durch Clusteranalyse

3.3.   Prüfung abhängiger Variablen auf Unterschiede in mehrdimensional definierten Teilgruppen bei Hy und Ko

3.3.1.   Bei taxometrisch gewonnenen Untertypen (Verfahren 3.2.1 u. 3.2.2)

3.3.2.   Bei hypothesengeleitet vorgegebenen Merkmalskonstellationen

---

Die Aufdeckung von Strukturdifferenzen zwischen Gesunden und Kranken kann sich in drei Schritten vollziehen:

1. Korrelationsdifferenzen korrespondierender Variablenpaare bei Gesunden und Kranken können Hypothesen dafür liefern, daß auch kausale Mechanismen ggf. durch die Krankheit verändert sind.

2. Die Ermittlung von überzufällig selten oder häufig auftretenden Konfigurationen einzelner Merkmalsausprägungen durch Clusteranalyse oder Konfigurationsfrequenzanalyse ermöglicht die Identifikation von Untertypen, wobei diese aus psychischen, physiologischen, aktuellen und habituellen Maßen kombiniert werden können.

3. Schließlich kann bei vorgegebenen Merkmalskonfigurationen die Auswirkung dieser Gruppierungen auf abhängige Variablen untersucht werden, wobei alle in Abb. 3 dargestellten Kombinationen physiologischer und psychischer abhängiger bzw. unabhängiger Maße denkbar sind.

Literatur

1. Thomas, C. B.: The psychological dimensions of hypertension. In: Stamler, J., Stamler, R., Pullman, T. N. (eds.): The epidemiology of hypertension. Grune & Stratton, New York 1967

2. Weiner, H.: Psychobiology and human disease. Elsevier-North Holland, Amsterdam 1977

3. Bock, K. D.: Hochdruck. Ein Leitfaden für die Praxis. Thieme, Stuttgart 1975, 2. Aufl.

4. Eysenck, H. J.: The biological basis of personality. Thomas, Springfield 1967

5. Frankenhäuser, M., Patkai, P.: Interindividual differences in catecholamine excretion during stress. Scand. J. Psychol., 1965, *6*, 117

6. Johannson, G., Frankenhäuser, M., Magnusson, D.: Catecholamine output in school children as related to performance and adjustment. Scand. J. Psychol., 1973, *14*, 20

7. Malmo, R. B., Shagass, C.: Studies of blood pressure in psychiatric patients under stress. Psychosom. Med., 1952, *14*, 20

8. Ostfeld, A. M., Shekelle, R. B.: Psychological variables and blood pressure. In: Stamler, J., Stamler, R., Pullman, T. N. (eds.): The epidemiology of essential hypertension. Grune & Stratton, New York 1967

9. Pflanz, M.: Psychologische und sozialmedizinische Aspekte der Hypertonie. Verhandlungen der Deutschen Gesellschaft für Innere Medizin, 1974, *80*, 53

10. Bulpitt, C. J., Hoffbrand, B. I., Dollery, C., T.: Psychological features of patients with hypertension attending hospital follow up clinics. J. Psychosom. Res., 1976, *20*, 403

11. Cochrane, R.: Hostility and neuroticism and the discovery of high blood pressure. J. Psychosom. Res., 1969, *13*, 21

12. Cochrane, R.: Hostility and neuroticism among unselected essential hypertensives. J. Psychosom. Res., 1973, *17*, 215

13. Davies, M.: Blood pressure and personality. J. Psychosom. Res., 1970, *14*, 89

14. Delius, L., Fahrenberg, J.: Ein kritischer Beitrag zur Psychosomatik der essentiellen Hypertonie. Medizinische Klinik, 1963, *53*, 1102

15. Harburg, E., Julius, S., McGinn, N. F., McLeod, J., Hobbler, S. W.: Personality traits and behavioural patterns associated with systolic blood pressure levels in college males. J. Chron. Dis., 1964, *17*, 405

16. Kidson, M. A.: Personality and hypertension. J. Psychosom. Res., 1973, *16*, 35

17. Richter-Heinrich, E., Knust, U., Müller, W., Schmidt, K. H., Sprung, H.: Psychophysiological investigations in essential hypertensives. J. Psychosom. Res., 1975, *19* (4), 251

18. Sainsbury, P.: Neuroticism in unselected outpatients attending physical medicine and orthopaedic departments. Annals of Physical Medicine, 1960, *5*, 310

19. Sainsbury, P.: Neuroticism and hypertension in an out-patient population. J. Psychosom. Res., 1964, *8*, 235

20. Weyer, G., Hodapp, V.: Job-stress and essential hypertension. In: Sarason, J. G., Spielberger, C. D. (eds.): Stress and anxiety. Vol. 6, Hemisphere/Wiley, Washington, D. C., 1980

21. Enke, H., Gercken, G.: Der seelische Befund bei essentiellen Hypertonikern. Klinische Wochenschrift, 1955, *33*, 551

22. Harburg, E., Erfurt, J. C., Hauenstein, L. S., Chape, C., Schull, W. J., Schork, M. A.: Socio-ecological stress, suppressed hostility, skin color, and black-white male blood pressure in Detroit. Psychosom. Med., 1973, *35*, 276

23. Quint, H.: Beitrag zur Frage der psychodynamischen Faktoren bei der essentiellen Hypertonie. Zeitschrift für Psychosomatische Medizin, 1957/58, *4*, 243

24. Stokvis, B.: The problem of specificity in psychosomatic practice investigated by structural-analytic means. Ned. Tijschr. Geneesk, 1953, *97*, 3043

25. Bond, A. J., James, D. C., Lader, M. H.: Physiological and psychological measures in anxious patients. Psychological Medicine, 1974, *4*, 374

26. Elmadjan, F., Hope, J. M., Lamson, E. T.: Excretion of epinephrine and norepinephrine in various emotional states. J. Clin. Endocrin., 1957, *17*, 608

27. Manuck, S. B., Corse, C. D., Winkelman, P. A.: Behavioral correlates of individual differences in blood pressure reactivity. J. Psychosom. Res., 1979, *23*, 281

28. Netter, P., Aengevelt, L.: Psychische und physische Belastungsreaktionen bei Personen unterschiedlichen subjektiven Belastungserlebens. Poster auf der 18. Tagung der experimentell arbeitenden Psychologen, Bochum 1976

29. Adler, R., Herrmann, J. M., Schaefer, N., Schmidt, T., Schonecke, O. W., v. Uexküll, T.: A context study of psychological conditions prior to shifts in blood pressure. Psychother. Psychosom., 1976/77, *27*, 198

30. Fahrenberg, J.: Psychophysiologische Persönlichkeitsforschung. Hogrefe, Göttingen 1967

31. Netter, P., Neuhäuser, S., Schauren, M.: Psychometrische und psychophysiologische Untersuchungen an klinischen Gruppen und Kontrollen. Zwischenbericht über ein DFG-Projekt, unveröff. Bad Godesberg 1979

32. Axelrod, J.: Catecholamines and hypertension. Clin. Science and Molec. Med., 1976, *51*, 415

33. Editorial: Catecholamines in essential hypertension. Lancet, 1977, *1*, 1088

34. Laragh, J. H., Baer, L. H., Brunner, H. R., Bühler, F. R., Sealy, J. E., Vaugham, E. D.: Renin angiotensin and aldosterone in pathogenesis and management of hypertensive vascular diseases. Am. J. Med., 1972, *52*, 633

35. Esler, M. D., Nestel, P. J.: Renin and sympathetic responsiveness to adrenergic stimuli in essential hypertension. Am. J. Cardiol., 1973, *32*, 643
36. Lorimer, A. R., McFarlane, P. W., Provan, G., Duffy, T., Lawrie, T. D. Y.: Blood pressure and catecholamine responses to stress in normotensive and hypertensive subjects. Cardiovasc. Res., 1971, *5*, 169
37. Nestel, P. J., Esler, M. D.: Patterns of catecholamine excretion in urine in hypertension. Circ. Res., 1970, *27*, Suppl. 2, 75
38. Peart, W. S.: Catecholamines and hypertension. Pharmacol. Rev., 1966, *18*, 667
39. Schachter, J.: Pain, fear, and anger in hypertensives and normotensives. Psychosom. Med., 1957, *19*, 17
40. Robinson, J. O.: A study of neuroticism and casual arterial blood pressure. J. Soc. Clin. Psychol., 1963, *2*, 56
41. Schultz, N. J., Dineen, J. T., Elias, M. F., Pentz, C. A., Wood, W. G.: WAIS performance for different age groups of hypertensive and control subjects during the administration of a diuretic. J. Gerontol., 1979, *34* (2), 246
42. Wood, W. G., Elias, M. F., Schultz, W. R., Pentz, C. A.: Symptoms reported on the Cornell medical index in relationship to hypertension and age. Exp. Aging Res., 1978, *4* (5), 421
43. Graff, Ch.: Das Verhalten einiger objektiver Kriterien bei verschiedenen Schweregraden der essentiellen Hypertoniekrankheiten. Verh. Dt. Ges. Exp. Med., 1967, *20*, 70
44. Graff, Ch., Baumann, R., Ziprian, H., Gödicke, W., Hartrodt, W.: Das Verhalten vegetativer und biochemischer Parameter bei essentiellen Hypertonikern während psychischer Streßsituationen. Das Deutsche Gesundheitswesen, 1971, *26*, 6
45. Keith, N.: Some different types of essential hypertension: Their course and prognosis. Am. J. Med. Sci., 1939, *197*, 332
46. Scheuch, K., Pietruschka, W.-D., Schreinicke, G., Gruber, G., Hübner, B.: Differentiation of young persons suffering from essential hypertension by means of psychophysilogical examinations and their comparison with regard to the reaction of their physiological parameters to physical stress. Deutsches Gesundheitswesen, 1979, *34*, 12, 547
47. Julius, S., Schork, M. A.: Borderline hypertension – a critical review. J. Chron. Dis., 1971, *23*, 723
48. Safar, M. E., Kamieniecka, H. A., Levenson, J. A., Dimitriu, V. M., Pauleau, N. F.: Hemodynamic factors and Rorschach testing in borderline and sustained hypertension. Psychosom. Med., 1978, *40* (8), 620
49. Cochrane, R.: High blood pressure as a psychosomatic disorder: A selective review. Brit. J. Soc. Clin. Psych., 1971, *10*, 61
50. Alexander, F.: Psychosomatic Medicine. Norton, New York 1950
51. Pflanz, M. v. Uexküll, Th.: Psychosomatische Untersuchungen an Hochdruckkranken. Medizinische Klinik, 1962, *57*, 345
52. Henry, J. P., Cassel, J. C.: Psychosocial factors in essential hypertension. Recent epidemiologic and animal experimental evidence. Am. J. Epidemiol., 1969, *90*, 171
53. Stephenson, I. P.: Hypertension as a reaction pattern to stress. Am. J. Med. Sci., 1952, *224*, 286
54. Weyer, G., Hodapp, V.: Subjektive Belastung und Kindheitserinnerungen bei Patienten mit essentieller Hypertonie, Z. Klin. Psychol. Psychother., 1976, *24* (1), 76
55. Lazarus, R. S.: A strategy for research on psychological and social factors in hypertension. J. Human Stress, 1978, *4* (3), 35
56. Sapira, J. D., Scheib, E. T., Moriarty, R., Shapiro, A. P.: Differences in perception between hypertensive and normotensive populations. Psychosom. Med., 1971, *33*, 239
57. Smyth, K.: Elevated blood pressure and type A in women: A method of case finding. Image (NY), 1978, *10* (3), 60
58. Smyth, K., Call, J., Hansell, S., Sparacino J., Strodtbeck, F. L.: Type A behavior pattern and hypertension among inner-city black women. Nurs. Res., 1978, *27*, (1), 30
59. Sparacino, J., Hansell, S., Smyth, K.: Type A (coronary-prone) behavior and transient blood pressure change. Nurs. Res., 1979, *28* (4), 198
60. Baer, P. E., Collins, F. H., Bourianoff, G. G., Ketchel, M. F.: Assessing personality factors in essential hypertension with a brief self-report instrument. Psychosom. Med., 1979, *41*, 321

61. Berglund, G., Wilhelmsen, L., Werkö, L.: Blood pressure development and characteristics of subjects with moderate blood pressure elevation. Acta Med. Scand. 1974, *196*, 301
62. Gressel, G. C., Shobe, F. O., Saslow, G., Dubois, P. H., Schroeder, H. A.: Personality factors in arterial hypertension. J. Am. Med. Ass., 1949, *140*, 265
63. Handkins, R. E., Munz, D. C.: Essential hypertension and self-disclosure. J. Clin. Psychol., 1978, *34* (4), 870
64. Lake, C. R., Ziegler, M. G., Coleman, W., Kopin, I. J.: Plasma norepinephrine and dopamine-β-hydroxylase in hypertension. Federation Proceedings, 1976, *35*, 398
65. Buehler, F. R., Bertel, O., Kiowski, D. W.: Plasma noradrenaline and adremaline and beta-adrenoreceptor responsiveness in renin subgroups of essential hypertension. Clin. Sci. Mol. Med., 1978, *55*, Suppl. 4, 57
66. Dequattro, V., Campese, V., Miura, Y., Meijer, D. J.: Increased plasma catecholamines in high renin hypertension. Am. J. Cardiol., 1976, *38* (6), 801
67. Esler, M. D., Julius, S., Zweifler, A., Randall, O., Harburg, E., Gardner, H., DeQuattro, V.: Mild high-renin hypertension. New Engl. J. Med., 1977, *296*, 405
68. Esler, M. D., Julius, S., Randall, O. S., Esler, C. N., Kashima, T.: Relation of renin status to neurogenic vascular resistance in borderline hypertension. Am. J. Cardiol., 1975, *36*, 708
69. Julius, S., Randall, O. S., Esler, M. D., Kashima, T., Ellis, C. N., Benett, J.: Altered cardiac responsiveness and regulation in the normal cardiac output type of borderline hypertension. Circ. Res., 1975, *36–37*, Suppl. 1, 199
70. Tarazi, R. C., Dustan, H. P., Fröhlich, E. D., Gifford, R. W., Hofmann, G. C.: Plasma volume and cronic hypertension. Relationship to arterial pressure levels in different hypertensive diseases. Arch. Intern. Med., 1970, *125*, 835
71. Krauth, J., Lienert, G. A.: Die Konfigurationsfrequenzanalyse. Alber, Freiburg 1973
72. Neuhäuser, S., Netter, P., Schauren, M., Abdelhamid, S.: Patterns of catecholamines, physiological measures and personality in essential hypertension. In: International Symposium on Essentiell Hypertension. Oct. 23–27, 1978, Herceg Novi Jugoslavia. Yearbook Medical Publ. Inc., Chicago, London 1979

Kontrolle der essentiellen Hypertonie durch Entspannungstechniken

D. Vaitl

Es besteht kein Zweifel, daß psychische und soziale Faktoren bei der Entstehung und Aufrechterhaltung der essentiellen Hypertonie eine Rolle spielen können. Welche Faktoren es aber sind und in welchem Ausmaß sie Ätiologie und Pathogenese dieser Regulationsstörung beeinflussen, ist noch völlig unklar [1]. Trotz verschiedener empirischer Ansätze, beachtenswerter Einzelbefunde und meist sehr spekulativer Integrationsversuche bleibt ein Unbehagen bestehen, denn eindeutige Aussagen über spezifische, mit dem Hypertoniegeschehen eng verknüpfte psychische und soziale Faktoren sind derzeit noch nicht möglich.

Geradezu vermessen erscheint beim gegenwärtigen Wissensstand das Bemühen, den Bluthochdruck mit psychologischen Methoden unter Kontrolle zu bringen, wie dies in den vergangenen beiden Jahrzehnten versucht worden ist. Eine primäre Rechtfertigung haben psychologische Methoden zweifellos dort, wo Verhaltensweisen geändert werden müssen, damit Behandlungsformen, deren Wirkweise und Effizienz bekannt ist, auch ihre Wirksamkeit voll entfalten können (z. B. zur Förderung der Arzt-Patienten-Compliance in der medikamentösen Hochdruck-Therapie). Eine sekundäre Rechtfertigung läßt sich nur unter klinisch-pragmatischen Gesichtspunkten herleiten, wonach jedes Verfahren legitim ist, welches unter akzeptablen Kosten-Nutzen-Relationen zu einer Senkung des Bluthochdrucks beiträgt. Dabei ist zunächst von untergeordneter Bedeutung, ob die Wirkweise der Methode und die ihr zugrundeliegenden Mechanismen bekannt sind. Ist ihre Effizienz erst einmal nachgewiesen, dann lohnt es sich auch zu ergründen, weshalb sie erfolgreich ist. Meist laufen diese beiden Erkenntnisprozesse parallel: der Effekt-Nachweis impliziert in der Regel immer auch Hinweise auf die Effekt-Determinanten.

Unter vorwissenschaftlichen Gesichtspunkten wird zum gegenwärtigen Zeitpunkt den sog. Entspannungsverfahren eine gewisse sekundäre Rechtfertigung als psychologischer Methode zugeschrieben. Ihr möglicher Stellenwert innerhalb der Hochdruck-Therapie soll im folgenden kritisch erörtert werden [1]. Der Oberbegriff „Entspannungsverfahren bzw. Relaxationsmethoden" umfaßt all jene psychologischen Behandlungsverfahren, die eine körperliche und psychische Beruhigung bzw. Desaktivierung zum Ziel ha-

---

1 Andere psychologische Verfahren wie z. B. Psychotherapie wurden von Shapiro et al. [2, 3] kritisch auf ihre antihypertensiven Effekte hin untersucht.

ben und zu Veränderungen der neurovegetativen Funktionen führen. Sie wurden primär zwar nicht zur Senkung des Blutdrucks entwickelt, doch scheinen sie in gewissem Ausmaß blutdrucksenkende Wirkung zu haben.

Allgemeine Anwendung und Wirkweise von Entspannungstechniken

Entspannungstechniken sind im wesentlichen übende Verfahren, die ein längeres Training voraussetzen, um eine Senkung des psychophysiologischen Aktivierungsniveaus zu erreichen und dieses zu stabilisieren. Die einzelnen Entspannungstechniken lassen sich in dreifacher Hinsicht unterscheiden:

1. nach der Art und Weise, wie die körperliche Entspannung eingeleitet wird (= Entspannungsinduktion);
2. hinsichtlich der physiologischen und psychischen Veränderungen, die durch die verschiedenen Entspannungsinduktionen erreicht werden (= Entspannungsreaktion);
3. nach dem Ausmaß, in dem das Individuum aktiv bzw. passiv am Entspannungsvorgang beteiligt ist (Ausmaß an Auto- bzw. Heterosuggestionen) (= Selbstkontrolle).

Als zusätzliches Unterscheidungskriterium kann noch herangezogen werden, inwieweit sich die einzelnen Verfahren bei der Entspannungsinduktion mehr auf peripher-pysiologische, körperliche oder auf psychische, vor allem kognitive Veränderungen konzentrieren. Welche dieser Komponenten bei den Entspannungsverfahren, die wir hier näher betrachten wollen, vorwiegend realisiert wird, ist schematisch in Abb. 1 dargestellt.

Entspannungsmethode	Entspannungsinduktion				Entspannungsreaktion	
	auto-suggestiv	hetero-suggestiv	aktiv	passiv	körperlich	psychisch
Biofeedback	○	○	●	○	●	○
Autogenes Training	●	○	○	●	●	○
Meditation (Transzendentale Meditation meditationsverwandte Verfahren)	●	○	○	●	◐	◐
Progressive Relaxation	●	○	●	○	●	○
Yoga-Praktiken (Atemübungen)	●	○	●	○	●	○

● vorwiegend
◐ teilweise
○ selten oder nie realisiert

Zur Erläuterung s. Text

Abb. 1

Aus der Fülle der z. Z. praktizierten Entspannungsmethoden sollen nur diejenigen auf ihre antihypertensive Wirkung hin untersucht und kritisch erörtert werden, zu denen empirisches Material vorliegt, nämlich die Bio-feedback-Techniken, meditationsverwandte Verfahren, das autogene Training, die progressive Relaxation sowie dem Yoga entliehene Praktiken. Bisher wurde untersucht,

a) ob die einzelnen Verfahren überhaupt zu Blutdrucksenkungen bei Hypertonikern führen,
b) ob Kombinationen aus verschiedenen Entspannungsverfahren zu größeren Blutdrucksenkungen führen als nur eine einzige Methode und
c) welche zusätzlichen Effekte zur pharmakologischen Hochdruck-Behandlung durch sie erzielt werden.

Sämtliche Verfahren gehen von der allgemeinen Modellvorstellung aus, daß der depressorische Effekt darin besteht, daß durch sie eine Reduktion der sympathikotonen Erregungsbereitschaft erreicht werden kann (zur Diskussion dieser Frage vgl. [4]). Als peripher-physiologische Kennzeichen dafür konnten nach längerer Anwendung der einzelnen Verfahren nachgewiesen werden:

a) Senkung des Tonus der Skelettmuskulatur
b) periphere Vasodilatation
c) Verlangsamung und Gleichmäßigkeit der Atmung
d) Reduktion des O_2-Verbrauchs und der CO_2-Abgabe
e) Verlangsamung der Herzschlagfrequenz
f) Zunahme des Hautwiderstands.

Damit verbunden waren psychische Veränderungen des Befindens und Erlebens, die im allgemeinen gekennzeichnet sind durch Gefühle zunehmender körperlicher und psychischer Gelöstheit, durch Indifferenz gegenüber Außenreizen, eine abgeschwächte Vigilanz und das Erlebnis von Erholung und geistiger Frische nach Beendigung der einzelnen Übungen. Neben diesen mehr allgemeinen psychophysiologischen Effekten treten noch spezifische Veränderungen auf, die für die jeweiligen Entspannungsinduktionsmethoden charakteristisch sind. Je nachdem, welches Entspannungsverfahren verwendet wird, können auch die allgemeinen psychophysiologischen Veränderungen unterschiedlich stark ausgeprägt sein.

Es ist vielfach diskutiert worden, wodurch ein sog. Entspannungszustand gekennzeichnet sei. Der Anstoß hierzu kam vor allem aus der Hypnose-Forschung, der es um den Nachweis ging, daß der Versenkungszustand während der Hypnose ein Bewußtseinszustand sui generis ist. Aufgrund der vorliegenden neuropsychologischen Untersuchungen zu den zentralnervösen Prozessen, die während der zur Diskussion stehenden Entspannungsverfahren ablaufen, kann diese Annahme als widerlegt angesehen werden. Es handelt sich bei dem während der Entspannung auftretenden Zustand um zentralnervöse Vorgänge, die auf dem Kontinuum von Wachsein und Schlafen im Bereich der Voreinschlaf-Periode lokalisiert werden können [4]. Die potentiell desaktivierende Wirkung von Entspannungsverfahren legt es daher nahe, sie als Methoden der Wahl allein oder in Kombination mit medizinischen und psychotherapeutischen Maßnahmen bei all jenen psychophysiologischen Störungsformen einzusetzen, bei denen eine permanente sympathikotone Übererregung im Vordergrund der Symptomatik steht. Sofern diese Komponente bei der Entstehung und Aufrechterhaltung des hohen Blutdrucks zusammen mit anderen pathogenetischen Faktoren eine Rolle spielt, scheint es unmittelbar gerechtfertigt, zu überprüfen, inwieweit sich Entspannungsverfahren zur Behandlung der essentiellen Hypertonie eignen.

Allgemein läßt sich sagen, daß diese Verfahren vorwiegend bei Patienten angewendet wurden, deren Hypertonie dem Schweregrad I und II (nach den Kriterien der WHO) zuzuordnen ist. Legt man ferner jenes Untersuchungsschema, nach dem neu entwickelte Medikamente auf ihre klinische Wirksamkeit hin überprüft werden, auch der Effizienzkontrolle von Entspannungsverfahren im Rahmen der Hypertonie-Behandlung zugrunde, so finden sich überwiegend Studien, die zur Phase I zu zählen sind. Studien dieser ersten Evaluationsphase haben den Effekt einer klinischen Maßnahme erst an einer kleinen Stichprobe von Patienten nach relativ kurzen Behandlungszeiträumen nachgewiesen. Studien der Phase II, in denen an größeren Stichproben im Vergleich zu bereits etablierten Behandlungsmethoden nach dem Verfahren eines Doppelblindversuchs spezifische Effekte festgestellt worden wären, liegen noch nicht vor [2, 3]. Dies bedeutet natürlich, daß die Datenbasis für empirisch fundierte Aussagen über die antihypertensive Wirkung von Entspannungsverfahren gegenwärtig noch sehr schmal ist. In den vorliegenden Daten zeichnet sich jedoch ein Trend ab, der vorläufige Aussagen über die depressorische Wirkung einzelner Entspannungsmethoden erlaubt [5, 6].

Die blutdrucksenkende Wirkung von Entspannungsverfahren

Zwei verschiedene Ansätze sind zur Senkung des hohen Blutdrucks versucht worden: die Biofeedback-Techniken und die Entspannungsverfahren im engeren Sinne (meditationsverwandte Verfahren, autogenes Training, progressive Relaxation, Yoga-Praktiken). Wie aus den nachfolgenden Erörterungen noch genauer hervorgeht, unterscheiden sich diese beiden Gruppen von Verfahren hinsichtlich der Technik und Wirkweise, durch die die Blutdruckkontrolle erzielt wird. Biofeedback-Techniken streben eine Blutdrucksenkung durch eine mehr oder weniger spezifische Rückmeldung der symptomatischen Variable an, während Entspannungsverfahren im engeren Sinne eher unspezifisch das psychophysiologische Aktivierungsniveau senken, was eine Blutdrucksenkung zur Folge haben kann.

Biofeedback-Methoden

Biofeedback-Methoden sind ursprünglich nicht als Entspannungsverfahren entwickelt worden, sondern als Techniken, mit deren Hilfe eine Kontrolle über jene peripher-psysiologischen Prozesse erlernbar werden sollte, die bisher willentlich nicht zu beeinflussen waren. Das Prinzip dieser in den vergangenen 15 Jahren entwickelten Methoden besteht darin, daß der Übende durch optische oder akustische Signale eine Rückmeldung über peripher-physiologische Prozesse (z. B. Muskeltonus, Herzfrequenz, Atemaktivität, Hirnstromtätigkeit) erhält und so in die Lage versetzt wird, diese Körpervorgänge zu beeinflussen. Hinweise auf die Registriertechnik, Methode der Rückmeldung, Ergebnisse der Grundlagenforschung und auf den derzeitigen Stand der Konzeptbildung zur Wirkweise dieser Verfahren finden sich in der Literatur [7, 8, 9].

Mit Hilfe dieser Techniken soll folgendes erreicht werden:

1. eine Intensivierung der Wahrnehmung für Veränderungen der rückgemeldeten Körperprozesse;
2. eine Unterscheidung (Diskrimination) von anderen körperlichen Vorgängen, die mit der gewünschten Reaktion (= Veränderung der rückgemeldeten Variablen) einhergehen, sie begünstigen oder verhindern;
3. eine Diskrimination von psychischen Prozessen, die die gewünschte Reaktion direkt oder über andere körperliche Vorgänge (Mediatoren) beeinflussen;
4. eine Auswahl und vermehrter Einsatz jener psychischen und physiologischen Prozesse, die sich als förderlich für die gewünschte Reaktion erwiesen haben.

Sinn dieses Vorgehens ist das sukzessive Erlernen individueller Kontrollstrategien, mit denen sich die Variable, die zurückgemeldet wird (z. B. Muskeltonus, Herzschlag, Hirnströme), willentlich beeinflussen läßt. Daß dies ein längeres Üben erfordert, ist natürlich. Und daß außerdem nur Effekte innerhalb der physiologisch vorgegebenen, intraindividuellen Schwankungsbreite zu erwarten sind, ist ebenfalls einleuchtend.

Die klinische Effizienz dieser Methoden ist für verschiedene Störungsformen nachgewiesen worden (z. B. Stuhl-Inkontinenz [10], neuromuskuläre Störungen [11], Raynaudsche Krankheit [12]). Erste Erfahrungen über die Anwendung von Biofeedback-Verfahren zur Behandlung bestimmter Störungen der Herz-Kreislauffunktionen liegen ebenfalls vor [13].

Ungeklärt ist bislang allerdings noch, inwieweit sich diese Methoden auch zur Senkung des Bluthochdrucks eigenen. Ehe auf die vorliegenden Befunde zur Effizienzkontrolle bei dieser Störungsform eingegangen werden kann, wird zunächst kurz die Technik des Blutdruck-Feedback erläutert.

Methode der Rückmeldung des Blutdrucks

Es sind verschiedene Techniken entwickelt worden, mit denen Blutdruck-Änderungen zurückgemeldet werden können. Sie basieren, bis auf wenige Ausnahmen, auf dem Prinzip der indirekten, auskultatorischen Blutdruckmessung. Sämtliche Schwächen (systematische und zufällige Meßfehler, kurzfristige phasische Blutdruckveränderungen), mit denen diese Methode bekanntlich behaftet ist, gehen folglich auch in die Feedback-Prozeduren mit ein.

Ende der sechziger Jahre wurden in den USA in der Arbeitsgruppe von D. Shapiro die ersten Experimente zur Blutdruckveränderung mit Hilfe externer Signale durchgeführt. Die dort entwickelte halbautomatisierte Feedback-Methode [14], die inzwischen am häufigsten angewendet wird, beruht auf einem sehr einfachen Prinzip: ausgehend vom Lernprinzip der sukzessiven Verhaltensformung (shaping) wird der Manschettendruck über einen bestimmten Zeitraum (meist 50 Herzschläge) auf einem Niveau konstant gehalten, welches annähernd dem vorher bestimmten mittleren systolischen Blutdruck entspricht. Hat der Patient beispielsweise die Aufgabe, den systolischen Blutdruck zu senken, so erhält er immer dann eine Rückmeldung (z. B. optisches Signal), wenn bei einem Herzschlag kein Korotkoff-Geräusch auftritt. Bei Überschreiten des Manschettendrucks unterbleibt die Rückmeldung. Sinkt während der Zeitspanne von etwa 50 Herzschlägen der mittlere systolische Blutdruck, wird der Manschettendruck weiter abgelassen (um etwa 2 mm Hg), damit der Patient noch häufig genug ein Feedback-Signal erhält (Kriterium für das Ablassen des Manschettendrucks war ein Ausbleiben der Korotkoff-Geräusche bei 75% der Herzschläge pro Versuchsdurchgang). Analog dazu wird bei der Rückmeldung des diastolischen Blutdrucks verfahren. Je nach der Veränderung des Blutdrucks innerhalb einer Meßphase sowie der gestellten Aufgabe (Steigerung oder Senkung) wird der Manschettendruck verändert. So erhält der Patient eine Information über Abweichungen seines Blutdrucks von einem festgelegten Kriteriumswert. Die Anzahl der Über- bzw. Unterschreitungen dieser kritischen Schwelle kann zur Grundlage weiterer experimenteller Manipulationen (z. B. Verabreichung von Verstärkern) gemacht werden.

Eine Verbesserung dieses Verfahrens wurde von Miller und Dworkin [15] für die Rückmeldung des diastolischen Blutdrucks eingeführt. Über ein Reglersystem wird der Manschettendruck so gesteuert, daß die akustischen Charakteristiken der Korotkoff-Geräusche konstant bleiben. Die Variationen des Manschettendrucks spiegeln dann die Veränderungen der Blutdruckwerte während jeder einzelnen Herzreaktion indirekt wider.

Alle weiteren in der Literatur beschriebenen Blutdruck-Feedback-Methoden unterscheiden sich insichtlich
a) der Manschetten-Position (z. B. am Zeigefinger; [26])
b) der Meß- und Rückmeldehäufigkeit (z. B. nur einmalige, einminütige Messungen zur Festlegung der Feedback-Signale; [17])
c) der Art des Feedback (z. B. Video-Rückmeldung der halbautomatisch in einminütigen Abständen gemessenen Blutdruckwerte oder der Mittei-

lung „richtig" bzw. „falsch", wenn der systolische Blutdruck 5 mm Hg
unter bzw. über den Baseline-Werten lag; [18])
d) der zusätzlichen verbalen Verstärkung für Blutdruckänderungen [19].

Um die Schwächen der diskontinuierlichen Erfassung des Blutdrucks zu
umgehen, wurde in jüngster Zeit versucht, die relativen Blutdruckschwankungen kontinuierlich mit Hilfe der Pulswellengeschwindigkeit zu bestimmen [20, 21]. Änderungen dieser Variablen sollen hoch mit den Schwankungen des mittleren arteriellen Blutdrucks korrelieren [22]. Die Pulswellengeschwindigkeit ist aber nur dann mit dem Blutdruck gekoppelt, wenn
nicht der QRS-Komplex des EKG als Zeitpunkt für den Beginn der Pulslaufzeit genommen wird, sondern die mechanische Kontraktion des Ventrikels und außerdem vorausgesetzt werden kann, daß sich die Elastizitätsmo-
dule der Gefäßstrecke, entlang deren die Pulslaufzeit gemessen wird, konstant verhalten. Beide Einschränkungen lassen die Pulswellengeschwindigkeit unter hämodynamischen Gesichtspunkten als ein ungeeignetes indirek-
tes Maß für Blutdruckänderungen erscheinen, selbst wenn die Vorteile dieser Methode (z.B. geringe Belastung für die Patienten) immer wieder betont werden.

Feedback-induzierte Blutdruckänderungen
bei Normotonikern

Die ersten positiven Ergebnisse über Feedback-induzierte Blutdruckänderungen stammen aus der Arbeitsgruppe um D. Shapiro [23, 24]. Die innerhalb einer Sitzung erzielten Steigerungen bzw. Senkungen des systolischen
wie diastolischen Blutdrucks waren allerdings sehr gering. Sie überschritten
kaum 5 mm Hg und lagen somit insgesamt innerhalb des Bereichs systematischer Meßfehler. In keinem der anschließenden Experimente, die von dieser Arbeitsgruppe durchgeführt wurden [25, 26], war es möglich, Blutdruckänderungen bei Normotonikern zu erzeugen, die von jenen ersten
Ergebnissen bedeutsam abwichen, die den Anstoß dazu gegeben haben,
Biofeedback-Methoden überhaupt zur Blutdruckveränderung einzusetzen.
An dieser Situation änderte sich auch kaum etwas, als man in anderen Ar-
beitsgruppen die Effekte mit Kontrollbedingungen (z.B. nicht-kontingentes
Feedback, Placebo-Bedingungen) verglich, zusätzlich verbale Verstär-
kungen für Blutdruckänderungen einführte [27] oder die Versuchspersonen
über mehrere Sitzungen hin trainieren ließ [28].
Aus diesen Untersuchungen können folgende Schlußfolgerungen gezogen werden:

a) Prinzipiell ist es möglich, Blutdruckänderungen zu erzeugen, wenn eine
kontingente Rückmeldung gegeben wird; d.h. bis zu einem gewissen
Ausmaß ist der Blutdruck unter Stimulus-Kontrolle zu bringen. Die Veränderungsbeträge sind allerdings minimal.
b) Die systolischen Blutdruckwerte lassen sich im Durchschnitt um einen
größeren Betrag verändern als die diastolischen.
c) Die für diese Änderungen verantwortlichen Mechanismen sind unklar.

Einsatz von Biofeedback-Verfahren bei Hypertonikern

Im Vergleich zu den an Normotonikern gewonnenen Ergebnissen sind die Feedback-induzierten Blutdrucksenkungen bei Hypertonikern wesentlich deutlicher. Sie sind jedoch – faßt man die in der Literatur berichteten Ergebnisse zusammen – im Durchschnitt nicht größer als 20 mm Hg für den systolischen bzw. 15 mm Hg für den diastolischen Blutdruck. Außerdem schwanken die Angaben der einzelnen Studien über die depressorischen Effekte des Blutdruck-Feedback ganz erheblich [2, 3, 5, 6]. Im Unterschied zu den Biofeedback-Studien an Normotonikern sind die Hypertoniker über einen weitaus größeren Zeitraum mit dieser Methode behandelt worden.

Zunächst sollen jene Einzelfall-Studien referiert werden, die ausschließlich ein Blutdruck-Feedback ohne Kombination mit anderen Entspannungsverfahren verwendeten.

Einzelfall-Studien

Über einen beachtlichen Erfolg eines Einzelfalls berichtet Miller [29]. Nach einem 10wöchigen Training (5 Sitzungen pro Woche) konnte bei einer hospitalisierten Hypertonikerin der diastolische Blutdruck nach einer Baseline (durchschnittlich 97 mm Hg) auf 76 mm Hg gesenkt werden. Außerdem nahm im Laufe der Behandlung die Einnahme von Antihypertensiva ab. Am Ende der Behandlung war die Patientin frei von Medikamenten. Als nach einem Intervall von zweieinhalb Jahren der Blutdruck wieder anstieg und die Patientin daher Medikamente einnahm, ließ sich der Blutdruck durch ein erneutes Feedback-Training relativ rasch wieder unter Kontrolle bringen und auf jenes Niveau absenken, welches am Ende der ersten Behandlungsphase erreicht worden war. Miller nimmt an, daß neben direkten Feedback-Einflüssen auch noch andere Faktoren (z. B. Placebowirkung, gute Arzt-Patienten-Beziehung) wirksam gewesen sind. Dieser Einzelfall-Befund ließ sich jedoch an weiteren 27 Hypertonie-Patienten nicht replizieren [30].

Benson et al. [31] trainierten sieben Hypertoniker nach der Methode von Tursky (s. o.). Baseline-Bestimmung und Anzahl der Trainingssitzungen waren jeweils auf den einzelnen Fall abgestimmt. Es wurden daher so viele Baseline-Sitzungen (Dauer: 30 min) durchgeführt, bis der systolische Blutdruck in fünf aufeinanderfolgenden Sitzungen nicht mehr weiter abfiel. Das mittlere Ausgangsniveau dieser sieben Patienten betrug systolisch 165 mm Hg. Daraufhin erhielten sie so viele tägliche Trainingssitzungen, bis ihr Blutdruck über 5 Sitzungen hin konstant blieb (Streuung: 8–34 Sitzungen). Die innerhalb der Feedback-Sitzungen erzielten Senkungen des systolischen Blutdrucks lagen bei durchschnittlich 17 mm Hg, während in den Kontroll-Sitzungen ohne Feedback kein signifikanter Blutdruckabfall auftrat. Berücksichtigt man, daß von den sieben Patienten ein Patient keinen erhöhten Blutdruck hatte und bei einem zweiten eine renale Hypertonie vorlag, liegt der mittlere Senkungsbetrag der verbleibenden fünf Patienten weitaus höher, nämlich bei 24 mm Hg (Anzahl der Trainingssitzungen: 12–34). Ein Nachteil dieser Studie ist sicherlich das Fehlen einer Kontrollgruppe, eines follow-up und die Mitteilung darüber, ob auch außerhalb der Trainingssitzungen der systolische Blutdruck abnahm.

Die Studie von Kristt und Engel [32], die an fünf hospitalisierten essentiellen Hypertonikern durchgeführt wurde, verdient besondere Beachtung, da hier erstmals über Veränderungen des Blutdrucks auch außerhalb der Feedback-Sitzungen berichtet wird. Die Autoren verwendeten die Methode von Tursky. Sie ließen die Patienten zunächst in mehreren Sitzungen den systolischen Blutdruck steigern und dann in weiteren Sitzungen senken. In einer nächsten Phase sollten sie auf ein optisches Signal hin den Blutdruck innerhalb einer Sitzung abwechselnd steigern und dann wieder senken. Dadurch sollte das Erlernen individueller Techniken zur Blutdruck-Kontrolle erleichtert werden, nämlich das Vermeiden von blutdrucksteigernden und der vermehrte Einsatz von blutdrucksenkenden Kontrollstrategien. Dieses Training wurde in 42 Sitzungen während eines dreiwöchigen Klinikaufenthaltes durchgeführt. Nach ihrer Entlassung aus der Klinik sollten die Patienten zu Hause täglich einmal ihren Blutdruck selbst messen, den Manschettendruck im Bereich ihres systolischen Blutdrucks konstant halten und versuchen, die Korotkoff-Töne zum Verschwinden zu bringen; bei Blutdrucksenkungen wurde der Manschettendruck entsprechend der Methode von Tursky sukzessive auf ein niedrigeres Niveau eingestellt und auf diesem konstant gehalten. Nach einem dreimonatigen Training zu Hause sank der Blutdruck um 18/8 mm Hg unter das Baseline-Niveau vor der Behandlung (163/95 mm Hg). Außerdem nahm bei drei von fünf Patienten die Anzahl der eingenommenen Antihypertensiva ab. Die in der Trainingssituation erlernten Techniken zur Blutdruckkontrolle wurden offensichtlich durch ein weiteres Üben zu Hause stabilisiert. Aus dieser Studie kann allerdings nicht der Schluß gezogen werden, daß diese Effekte ausschließlich auf die Feedback-Methode zurückzuführen sind. Ebensogut könnte auch die Tatsache, daß sich die Patienten zu Hause für eine gewisse Zeit entspannten (z. B. während der Blutdruckmessung) entscheidend zu ihrer Wirksamkeit beigetragen haben.

Kontrollierte Gruppenvergleichs-Studien

Die zum gegenwärtigen Zeitpunkt vorliegenden kontrollierten Gruppenvergleichs-Studien lassen im Unterschied zu den berichteten Einzelfall-Studien wieder Zweifel aufkommen, ob sich mit Biofeedback-Verfahren der Bluthochdruck entscheidend beeinflussen läßt.

Positive Ergebnisse berichten Elder et al. [19] und Elder und Eustis [33]. In der ersten Studie wurden drei Gruppen von Hypertonikern (je 6 Patienten) stationär mit drei verschiedenen Methoden behandelt:

a) Feedback des diastolischen Blutdrucks (optisches Signal in 2minütigen Abständen);

b) zusätzlich zum Feedback verbale Verstärkung für Blutdrucksenkungen und

c) Entspannungsinstruktion (= Kontrollgruppe).

Das Training umfaßte sieben 40minütige Sitzungen, die im Laufe von 3 Wochen durchgeführt wurden. Der diastolische Blutdruck sank bei der Gruppe, die für Blutdrucksenkungen eine verbale Verstärkung erhalten hatte, um 20% unter das Baseline-Niveau, während er bei der anderen Feedback-Gruppe erst in den letzten beiden Sitzungen lediglich um 7% abnahm. Keine Veränderungen traten bei der Kontrollgruppe auf. In einer weiteren Studie untersuchten Elder und Eustis [33] bei ambulanter Durchführung des Feedback-Trainings bei 23 Hypertonikern den Einfluß des Zeitabstandes zwischen den einzelnen Sitzungen (10 Sitzungen innerhalb von 12 Tagen gegenüber 8 Sitzungen über 7 Wochen verteilt) auf die Blutdrucksenkungen. Durch die rasche Aufeinanderfolge der Trainingssitzungen ließen sich zwar größere Blutdrucksenkungen erzielen, insgesamt waren die Effekte (Senkung des diastolischen Blutdrucks um 3% unter das Baseline-Niveau) im Vergleich zur Untersuchung an stationären Patienten aber so gering, daß die Ergebnisse als zufällig betrachtet werden müssen.

Goldman et al. [34] führten bei 7 essentiellen Hypertonikern, die zur Zeit der Untersuchung keine Medikamente einnahmen, über 9 Wochen ein Feedback-Training (9 Sitzungen; Dauer 2 Std) nach der Methode von Tursky zur Senkung des systolischen Blutdrucks durch. Eine Kontrollgruppe von 4 Patienten erhielt nur die Aufforderung, sich so gut als möglich zu entspannen. Die Feedback-Gruppe konnte über die Sitzungen hinweg ihren Blutdruck von 167/109 mm Hg (Baseline-Werte der ersten Sitzung) auf 159/94 mm Hg senken, während bei der Kontrollgruppe im gleichen Zeitraum der systolische Blutdruck nur um 4 mm Hg abnahm. Bei dieser Untersuchung ist beachtenswert, daß in der Feedback-Gruppe lediglich der Abfall des diastolischen Blutdrucks um 15 mm Hg über die Sitzungen hin statistisch signifikant war, während die Veränderungen des systolischen Blutdrucks, der der Feedback-Prozedur zugrunde lag, im Zufallsbereich blieben. Die Daten enthalten keinen Hinweis darauf, wie dieses Phänomen zu erklären ist.

Von derselben Arbeitsgruppe stammt eine zweite Untersuchung [35], die an 8 essentiellen Hypertonikern durchgeführt wurde. Sie verwendete dieselbe Methode wie in der vorausgegangenen Studie [34]. Verglichen wurden hier nicht eine Feedback- und eine zusätzliche Kontrollgruppe, sondern die Patienten dienten als eigene Kontrolle. An 3 wöchentliche Kontroll-Sitzungen (Dauer je 2 Std) schlossen sich 9 wöchentliche Feedback-Sitzungen an. Zusätzlich dazu sollten die Patienten ihren Blutdruck fünfmal täglich zu Hause und während der Arbeit selbst messen. Während der dreiwöchigen Kontroll-Periode vor dem Training konnten keine signifikanten Veränderungen des Blutdrucks festgestellt werden. Im Laufe des Feedback-Trainings jedoch sank der Blutdruck von 152/92 mm Hg auf

148/88 mm Hg ab. Signifikante Änderungen konnten von der ersten bis zur neunten Sitzung nur für den systolischen Blutdruck festgestellt werden. Legt man jedoch die Werte der Blutdruck-Selbstmessung der statistischen Analyse zugrunde, so ergeben sich für denselben Zeitraum sowohl für den systolischen als auch für den diastolischen Blutdruck signifikante Veränderungen (8/9 mm Hg). Nach Abschluß des Trainings konnten 3 Patienten die während des Trainings erzielten Blutdrucksenkungen über 4 Monate hin aufrechterhalten.

Nicht alle kontrollierten oder quasi-kontrollierten Feedback-Studien führten zu ähnlich positiven Ergebnissen. Es scheint eher so zu sein, daß Studien, die die Erfolglosigkeit des Blutdruck-Feedback demonstrieren, zu jenem Typus von Untersuchungen gehören, die sich um bessere experimentelle Kontrollen bemüht haben.

Hierzu zählen die Arbeiten von Shoemaker und Tasto [36], Surwit et al. [37], Blanchard et al. [18] und Frankel et al. [38]. Die depressorischen Effekte, die bei diesen Studien festzustellen waren, traten, wenn überhaupt, meist in den Kontroll-Bedingungen auf (z. B. bei Entspannungsmethoden). Auf sie wird daher im entsprechenden Abschnitt (s. S. 177 ff.) näher eingegangen.

Zu erwähnen sind abschließend noch jene Studien, die anstelle des Blutdruck-Feedback eine andere physiologische Variable als den Blutdruck zurückgemeldet haben, um auf diesem indirekten Wege Blutdrucksenkungen zu erreichen. Zwei Variablen werden hierzu herangezogen: das EMG und die elektrodermale Aktivität (psychogalvanischer Hautreflex). Die Autoren dieser Studien gehen von der Annahme aus, daß infolge einer Senkung eines allgemeinen zentralnervösen bzw. sympathischen Erregungsniveaus auch ein Abfall des Blutdrucks zustande kommt. Periphere Indikatoren für diesen Desaktivierungsprozeß seien die Senkung der Herzfrequenz, Abnahme des neuromuskulären Tonus sowie der spontanen Fluktuationen der elektrodermalen Aktivität.

Sedlacek et al. [39] berichten über ein 10wöchiges Trainingsprogramm, an dem 30 essentielle Hypertoniker teilnahmen, die seit mindestens zwei Jahren an Bluthochdruck litten und unter konstanter antihypertensiver Medikation gehalten wurden. Die Biofeedback-Gruppe (N = 10) erhielt über 4 Wochen (2 Sitzungen pro Woche) ein EMG-Feedback-Training (Entspannung der Stirnmuskulatur) und anschließend über weitere 4 Wochen ein Temperatur-Feedback zur Steigerung der Vasodilatation in den Händen. Außerdem sollten sie zweimal pro Tag zu Hause 15–20 min lang Entspannungsübungen entsprechend den Instruktionen einer Tonbandkassette durchführen. Verglichen wurden die Blutdrucksenkungen dieser Gruppe mit einer Relaxations-Gruppe [sie sollte die „Relaxation Response" nach der Methode von Benson (s. u.) einüben] und einer Kontrollgruppe, die nur ihren Blutdruck selbst messen sollte. Nach dem 10wöchigen Trainingsprogramm war der Blutdruck der Biofeedback-Gruppe von 144/95 mm Hg auf 130/83 mm Hg gesunken. Bei einem follow-up 4 Monate nach Trainingsabschluß blieben diese Werte relativ stabil (136/85). Keine der beiden anderen Gruppen zeigte eine vergleichbar deutliche Blutdruckveränderung nach dem Training bzw. während des follow-up. Es kann aus diesen Befunden jedoch nicht der Schluß gezogen werden, daß die Feedback-Methode allein zu diesen positiven Ergebnissen geführt hat, denn die Feedback-Gruppe hatte zweimal pro Woche über einen Zeitraum von 10 Wochen Kontakt mit ihrem Therapeuten, während die Relaxations-Gruppe nur einmal pro Woche und zwar in der Hälfte der Zeit, nämlich 5 Wochen, mit ihm Kontakt aufnahm. Es besteht offensichtlich eine Interaktion der Variablen „Anzahl der Kontakte" und „Behandlungsform".

In jenen anderen Studien, die ebenfalls EMG-Feedback als Behandlungsmethode einsetzten, traten keine nennenswerten Blutdrucksenkungen auf [18, 38]. Die einzigen Untersuchungen, in denen EMG- und elektrodermales Feedback einzeln oder in Kombination zu deutlichen Blutdrucksenkungen geführt haben, stammen von Patel et al. [40–44]. Da aber außer den Feedback-Methoden noch andere Entspannungsmethoden (z.B. Atemübungen, Yoga-Praktiken) gleichzeitig eingesetzt wurden und offensichtlich den Erfolg determiniert haben, wird auf diese Studien an anderer Stelle näher eingegangen (s. u.).

Persönlichkeitsvariablen und Feedback-induzierte Blutdrucksenkungen

Man kann davon ausgehen, daß so spezifische Methoden wie die Biofeedback-Techniken nicht von allen Patienten gleichermaßen als hilfreich für eine willentliche Blutdruckkontrolle empfunden werden. Die differentielle Wirksamkeit des Blutdruck-Feedback wurde erstmals im Arbeitskreis von Richter-Heinrich [17, 45] untersucht.

Achtunddreißig essentielle Hypertoniker des Schweregrades I und II sollten in 4 Sitzungen ihren Blutdruck mit Hilfe einer Rückmeldung des systolischen Blutdrucks im Abstand von 1 min zu senken versuchen. Der Trainingserfolg in diesen 4 Sitzungen wurde mit den Test-Scores des Freiburger Persönlichkeitsinventars [46] verglichen. Es zeigte sich, daß bei abnehmender Nervosität, Aggressivität, Depressivität, Erregbarkeit und emotionaler Labilität („Neurotizismus") die Trainingserfolge zunahmen, während sie sich bei abnehmender Gelassenheit offensichtlich verringerten. Richter-Heinrich und ihre Mitarbeiter ziehen daraus den Schluß, daß Patienten mit ausgeprägter emotionaler Instabilität von einem Feedback-Training nur wenig profitieren. Außerdem untersuchten sie, ob sich durch Dämpfung des zentralnervösen Erregungsniveaus mit Hilfe eines Psychopharmakons (20 mg Medazepam) bessere Trainingserfolge erzielen lassen. Das Feedback-Training fand in der beschriebenen Weise wiederum an 4 aufeinanderfolgenden Tagen statt. Unter Medazepam erreichten 10 Hypertoniker bereits in der zweiten Trainingssitzung Blutdruckwerte, die unter Placebo (ebenfalls N = 10 Hypertoniker) erst in der vierten Sitzung auftraten. Verantwortlich dafür scheinen allerdings die durch Medazepam deutlich gesenkten Ruhe-Ausgangswerte des Blutdrucks zu sein. Die Feedback-induzierten Blutdrucksenkungen sind unter dem Psychopharmakon dagegen nicht so deutlich ausgeprägt, daß ihm eine übungserleichternde Funktion zuzusprechen wäre.

Ein Extremgruppen-Vergleich von Patienten mit hoher bzw. niedriger Angst (entsprechend den Testwerten des Angst-Fragebogens von Spreen [47]) zeigte, daß Medazepam bei Patienten mit hohem Angstniveau das Ausgangsniveau des Blutdrucks stärker senkte als bei solchen mit relativ niedrigen Angst-Werten. Dadurch erreichten die Patienten während des Feedback-Trainings von der dritten Sitzung an systolische Blutdruckwerte von durchschnittlich 121 mm Hg, die weder von den beiden anderen Medazepam-Gruppen noch von der Placebo-Gruppe erreicht worden sind [48].

Diese Arbeiten von Richter-Heinrich und ihren Mitarbeitern sind insofern beachtenswert, als sie als erste darauf aufmerksam gemacht haben, daß sich eine pharmakologische Unterstützung des Blutdruck-Feedback günstig auf die Blutdrucksenkung auswirken kann und daß außerdem die Berücksichtigung persönlichkeitsspezifischer Variablen zu präziseren Annahmen führt, bei welchen Personen diese Maßnahmen erfolgversprechend sind.

Zusammenfassung und kritische Betrachtung der Biofeedback-Studien

Die empirischen Befunde kontrollierter klinischer Studien zum Effekt-Nachweis reichen beim gegenwärtigen Stand nicht aus, um Blutdruck-Feedbackmethoden als klinisch effiziente Verfahren bezeichnen zu können. Die in Einzelfall-Studien berichteten positiven Resultate konnten in Gruppenvergleichs-Studien nicht repliziert werden. Die Schwäche dieser Untersuchungen und infolgedessen ihre mangelnde Vergleichbarkeit liegt in folgenden Punkten:

1. *Die Selektion der Patienten*
   In den meisten Studien finden sich keine Angaben zu den Selektionskriterien (Alter, Dauer und Schweregrad der Erkrankung, Körpergewicht) der Patienten.
2. *Medikamentöse Behandlung*
   Nur in wenigen Studien [19, 31, 32] wird erwähnt, ob die Patienten überhaupt antihypertensive Medikamente während des Feedbacktrainings eingenommen haben, nicht kontrolliert wurde aber die Konstanz der Medikamenteneinnahme. Andere Medikamente, wie z.B. Psychopharmaka werden nicht erwähnt.
3. *Baseline-Bestimmung*
   Um den Effekt einer Methode abschätzen zu können, müssen zuverlässige und stabile Ausgangswerte vorliegen. Der Blutdruck kann bekanntlich erheblichen Schwankungen unterliegen. Blutdruckveränderungen nur auf eine einzige Baseline zu beziehen, die zudem noch unmittelbar vor einer Feedback-Sitzung erhoben wird, kann zur Überschätzung der tatsächlichen depressorischen Effekte lediglich aufgrund überhöhter

Ausgangswerte führen. Blutdrucksenkungen innerhalb einer oder über mehrere Sitzungen hin sind ebenso auch als Effekte zunehmender Adaptation an die neue Situation zu interpretieren (vgl. hierzu [17]). Hinzu kommt noch die Tatsache, daß die Tagesprofile der Blutdruckverläufe vom Individuum zu Individuum sehr verschieden sind. Daraus folgt, daß

a) vor einem Feedback-Training über einen längeren Zeitraum hin das mittlere Blutdruckniveau bestimmt werden muß;

b) das Training zu konstanten Tageszeiten durchgeführt werden sollte und

c) Kontrollbedingungen zur Abschätzung des Adaptationseffekts eingeführt werden müssen.

4. *Follow-up*

Biofeedback-Verfahren können erst dann als klinisch effektiv bezeichnet werden, wenn die Trainingseffekte auch über längere Zeit hin bestehen bleiben. Nur vereinzelt liegen verläßliche Angaben über Langzeiteffekte vor [32]. Nachgewiesen zu haben, daß Blutdrucksenkungen nach einem längeren Zeitraum in einer Labor-Situation wieder auftreten, reicht hierfür nicht aus. Es müssen situationsunabhängige Messungen vorgenommen werden (möglichst auch von unabhängigen Personen), die denen einer ausgedehnten Baseline-Bestimmung vor Trainingsbeginn äquivalent sind.

Trotz der methodischen Schwächen der vorliegenden Untersuchungen ist dennoch die Annahme gerechtfertigt, daß durch Feedback-Methoden der Blutdruck beeinflußt werden kann. Unklarheit besteht vorwiegend über das Ausmaß und die Stabilität der Effekte. Im allgemeinen sind die Blutdrucksenkungen bei Hypertonikern deutlicher ausgeprägt als bei Normotonikern.

Dies kann verschiedene Gründe haben:

a) Hypertoniker werden im allgemeinen einem längeren Training unterzogen;

b) ihre Motivation, mit Hilfe von Feedback-Methoden den Blutdruck unter Kontrolle zu bringen, ist wahrscheinlich höher als bei Normotonikern;

c) das Feedback-Training findet in einem therapeutischen Rahmen statt (es kann nicht ausgeschlossen werden, daß die Therapeut-Patienten-Beziehung als unspezifischer Faktor bei der Blutdruck-Senkung eine Rolle spielt);

d) bei höheren Ausgangswerten sind sehr wahrscheinlich auch höhere Veränderungsbeträge zu erwarten.

Entspannungsverfahren im engeren Sinne

Zur Senkung des Bluthochdrucks wurden bisher folgende Entspannungsmethoden eingesetzt: meditationsverwandte Verfahren (meist Varianten der transzendentalen Meditation), das autogene Training, die progressive Relaxation nach Jacobson sowie Yoga-Praktiken.

Die Methoden der Entspannungsinduktion, wie sie von den einzelnen Verfahren verwendet werden, sollen hier kurz skizziert werden:

Meditationsverwandte Verfahren

Hergeleitet aus fernöstlichen Meditationsverfahren, enthalten sie Praktiken, die der Selbstentäußerung und Selbstregulation dienen. In einer Umgebung, die möglichst arm an Außenreizen ist, soll der Übende seine Aufmerksamkeit auf bestimmte wiederkehrende Vorgänge ausrichten. Ziel dieser konzentrativen Übungen ist eine Unterbrechung gewohnter Denk- und Assoziationsabläufe; ein Zustand mentaler und körperlicher Entspannung kann die Folge sein. Die Übungsvorschriften sind, außer der Bedingung kontinuierlichen Übens (etwa zweimal täglich 20 min) über einen längeren Zeitraum, sehr offen gehalten. Die in der Hochdruck-Forschung bekannteste Methode ist die von Benson [49] entwickelte. Sie knüpft den Aufbau einer Entspannungsreaktion an folgende Vorbedingungen:

a) konstantes Beobachten eines sich wiederholenden Stimulus (Atmung, Herzschlag, Wort, Klang etc.)
b) passive Einstellung gegenüber störenden Gedanken
c) muskuläre Entspannung
d) ruhige Umgebung.

Bei der transzendentalen Meditation, die in zunehmendem Maße in den USA und Europa propagiert wird und ebenfalls zur Blutdruckkontrolle eingesetzt worden ist, konzentriert sich der Übende auf ein Mantra (eine aus dem Sanskrit entnommene Vokal-Konsonanten-Klangfolge), in der für meditative Verfahren typischen Weise einer repetierenden Ausrichtung der Aufmerksamkeit auf eben diesen internen Reiz.

Hinweise auf den ideengeschichtlichen Hintergrund der Meditationsverfahren sind bei Naranjo und Ornstein [50] zu finden. Eine Einführung in die Technik der meditationsverwandten Verfahren gibt Benson [49]. Die psychophysiologischen Effekte dieser Verfahren sind bei Woolfolk [51], Davidson [52], Treichel et al. [53] und Vaitl [4] beschrieben.

Autogenes Training

Das autogene Training gehört zwar zu den bekanntesten Entspannungsverfahren, ist aber relativ selten auf seine blutdrucksenkende Wirkung hin untersucht worden.
Durch Autosuggestion soll der Übende in den sog. Unterstufen-Übungen folgende Effekte willentlich erzeugen:

a) neuromuskuläre Entspannung der Extremitäten (sog. Schwere-Übungen)
b) Vasodilatation in der Peripherie (Wärme-Übungen)
c) Gleichmäßigkeit des Herzschlags (Herz-Übung)
d) Gleichmäßigkeit der Atmung (Atem-Übung)
e) Mehrdurchblutung im gastrointestinalen Bereich (Sonnengeflecht-Übung)
f) Erlebnis einer kühlen Stirn (Stirnkühle-Übung).

Von diesen sechs Unterstufen-Übungen lassen sich am sichersten die Effekte der ersten beiden Übungen, die muskuläre Entspannung und die periphere Vasodilatation, erzeugen. Die Gleichmäßigkeit der Atmung kann eine zusätzliche, entspannungsvertiefende Wirkung haben. Die anderen Übungen dagegen sind sowohl hinsichtlich ihrer Reihenfolge als auch ihrer physiologischen Basis eher als zweitrangig zu betrachten. Die mehr meditativ konzipierten Oberstufen-Übungen des autogenen Trainings wurden in der Hochdruck-Forschung nie eingesetzt.

Innerhalb der umfangreichen, aber nicht sehr überzeugenden Literatur zum autogenen Training, die bisher erschienen ist, gibt das Werk von Luthe [54] wohl den besten Überblick über Techniken, Ergebnisse der Grundlagenforschung und klinische Anwendung.

Progressive Relaxation nach Jacobson

Das Grundverfahren dieser von Jacobson 1938 [55] entwickelten Technik besteht darin, nacheinander die quergestreiften Muskelpartien des oberen Körpers, des Bauchraums, der Ober- und Unterschenkel sowie der Füße kurzfristig willentlich anzuspannen und anschließend wieder zu lockern. Dabei soll sich der Übende vor allem auf das Gefühl der Entspannung konzentrieren, das sich nach Lockerung der Spannung in den jeweiligen Muskelpartien einstellt. Auf diese Weise vermittelt er sich selbst ein Gefühl sowohl für den Verspannungsgrad einzelner Körperbereiche als auch für deren Entspannung und Lockerung. Die Ausbildung einer generalisierten Entspannung wird vom kontinuierlichen Üben erwartet. Ziel der Übungen ist auch hier wieder der sukzessive Aufbau einer Entspannungsreaktion, welche sich durch Vorstellungen individueller Formeln oder Signalworte auslösen läßt.

Eine detaillierte Beschreibung des Verfahrens gibt Jacobson [55]. Bei Bernstein und Borkovec [56] finden sich Hinweise auf praktisch-klinische Aspekte der Anwendung der progressiven Relaxation. In einem kritischen Überblick erörtern Borkovec und Sides [57] die prozeduralen Variablen, die zu den physiologischen Effekten dieser Methode führen.

Yoga-Praktiken

In einzelnen Untersuchungen wurden dem Yoga entliehene Methoden zur Blutdrucksenkung angewandt. Es handelt sich hierbei ausschließlich um bestimmte Atemübungen (Beobachtung der Atmung, bewußtes Ausatmen, verlängerte Pause zwischen Ein- und Ausatmen). Andere Techniken des Yoga zur Körperbeherrschung fanden dabei keine Verwendung.

Die durch Yoga-Praktiken hervorgerufenen psychophysiologischen Veränderungen werden z. B. von Elson et al. [58] beschrieben.

Einsatz von Entspannungsverfahren im engeren Sinne bei Hypertonikern

Im Vergleich zu Biofeedback-Studien zeichnen sich die Relaxations-Studien durch eine höhere Qualität der Effektivitätskontrolle aus [6]: die Stichproben der behandelten Hypertoniker sind größer, zahlreicher sind die Angaben über Blutdruckveränderungen auch außerhalb der Trainingssitzungen, und länger sind schließlich auch die follow-up Perioden der meisten Studien. So lassen sich die depressorischen Effekte dieser Methoden besser einschätzen. Die durchschnittlichen Blutdruckveränderungen über die Sitzungen hinweg liegen für den systolischen Wert zwischen 7–14 mm Hg, diejenigen für den diastolischen zwischen 4–10 mm Hg (vgl. [6]). Zwischen den einzelnen Studien ist die Streubreite der erzielten Blutdrucksenkungen erheblich. Sie schwanken zwischen maximalen Effekten von 37/23 mm Hg [59] und solch minimalen von nur 7/4 mm Hg [60, 61].

Ergebnisse von Einzel-Gruppen-Untersuchungen

Hierzu zählen jene Studien, die ohne Hinzunahme einer Kontrollgruppe an einer mit Entspannungsverfahren behandelten Gruppe von Hypertonikern Blutdruck-Veränderungen nachgewiesen haben.

Datey et al. [59] behandelten 47 Hypertoniker mit dem Yoga entliehenen Atemtechniken (langsames Atmen, Beobachtung der Atmung, lange Pausen zwischen Ein- und Ausatmen). Nach etwa drei Wochen beherrschten die Patienten diese Methode, nachdem sie täglich für eine Stunde diese Übungen durchgeführt hatten. Angaben über die durchschnittliche Behandlungsdauer liegen nicht vor. Zehn medikamentös nicht behandelte Patienten mit einem mittleren Blutdruck von 184/109 mm Hg, senkten ihren systolischen Blutdruck um 37/23 mm Hg nach der Behandlung. In einer zweiten Gruppe befanden sich 22 Patienten, deren Blutdruck durch Medikamente auf einem durchschnittlichen Niveau von 137/86 mm Hg gehalten werden konnte. Nach der Entspannungsbehandlung ließ sich bei 13 Patienten die Medikamenten-Dosis um durchschnittlich 32% senken, ohne daß danach deutliche Blutdruckanstiege aufgetreten wären. Bei einer dritten Gruppe von 15 Patienten, bei der sich der Hochdruck medikamentös nicht weiter unter Kontrolle bringen ließ (durchschnittlich 167/105 mm Hg), kam es nach dem Relaxationstraining zu einer zusätzlichen mittleren Blutdrucksenkung von 9/9 mm Hg. Außerdem konnte bei 6 dieser 15 Patienten die Medikamenten-Dosis um 29 % reduziert werden. Die Autoren geben an, daß 29 (61.1%) der insgesamt 47 Patienten positiv auf diese Entspannungsmethode angesprochen haben, wenn als Erfolgskriterium Blutdrucksenkung und Reduktion der Medikament-Einnahme zugrundegelegt wird.

In zwei Einzelgruppen-Studien untersuchten Benson und seine Mitarbeiter den blutdrucksenkenden Effekt der transzendentalen Meditation [60, 61]. In der ersten Studie wurden 22 Patienten ohne Medikation nach einer Baseline von 6 Wochen in relativ kurzer Zeit (6 Sitzungen) in die Technik der transzendentalen Meditation eingeführt. Während der nachfolgenden 6 Wochen sollten die Patienten zweimal pro Tag für je 20 min die Meditationsübungen durchführen. Die in dieser Zeit registrierten Blutdrucksenkungen waren minimal. Sie betrugen bei einem mittleren Ausgangsniveau vor der Behandlung von 146/95 mm Hg nur 7/4 mm Hg. Der Blutdruck einer zweiten Gruppe [61], deren Hypertonie allerdings gleichzeitig noch medikamentös behandelt worden war, veränderte sich bei gleicher Vorgehensweise ebenfalls nur um 11/5 mm Hg. Blackwell et al. [62] versuchten, diese Ergebnisse in einer Langzeitstudie an sieben Hypertonikern zu replizieren. Gegenüber den Werten vor der Behandlung traten in der neunten bis zwölften Woche der Meditationsübungen bei 6 Patienten

Blutdrucksenkungen bei der Selbstmessung zu Hause auf (Streubreite: 4–15 mm Hg systolisch, 3–18 mm Hg diastolisch). Die in der Klinik gemessenen Blutdrucksenkungen unterschieden sich nur geringfügig von diesen (Streubreite: 8–12 mm Hg systolisch, 5–8 mm Hg diastolisch). Bei der Nachuntersuchung nach 6 Monaten konnte jedoch nur bei 2 Patienten eine signifikante Blutdrucksenkung festgestellt werden. Zu ähnlichen Ergebnissen kamen auch Pollack et al. [63]. Die depressorischen Effekte, die durch Meditationsübungen erzielt wurden, hielten nicht lange an.

Befunde aus Einzelgruppen-Studien liegen auch zum autogenen Training und seinen blutdrucksenkenden Effekten vor [54, 64]. Luthe [54] berichtet über eine Gruppe von Fällen, die über 6–8 Wochen mit dem autogenen Training behandelt worden war. Von 79 Patienten mit essentieller oder labiler Hypertonie (wahrscheinlich Stadium II oder I) zeigten 37 keine Besserung der Symptomatik, während 19 „gebessert" und 29 „etwas gebessert" wurden. Die mittleren Blutdrucksenkungen werden für den systolischen Wert mit 10–20%, diejenigen des diastolischen mit 5–10% angegeben. In der Studie von Klumbies und Eberhardt [64] zeigten die Patienten mit einem mittleren Ausgangsniveau von 165/100 mm Hg nach viermonatigem autogenen Training Blutdruckwerte von 130/80 mm Hg. Während bei der Untersuchung von Luthe unklar bleibt, welche Übungen des autogenen Trainings in welcher Häufigkeit durchgeführt wurden, legten Klumbies und Kleinsorge bei ihrem Training vor allem Wert auf die Ruhigstellung der Patienten (Ruhe-Formel), die muskuläre Entspannung und auf eine intensive Vasodilatation in den Extremitäten (Schwere- und Wärme-Übungen). Sie wiesen darauf hin, daß die Übungen für die Patienten relativ schwer zu erlernen waren und von anfänglich 89 Patienten letztlich nur 26 das Training fortgesetzt haben.

Die Einzelgruppen-Studien lassen also keineswegs den Schluß zu, daß die beobachteten Effekte allein durch die Entspannungsverfahren zustande gekommen sind.

Alternative Erklärungen für die beobachteten Blutdrucksenkungen nach einem Entspannungstraining (wie natürlich auch nach einem Biofeedback-Training) können sein (vgl. [65]):

a) unspezifische Faktoren im Umfeld der Therapeut-Patienten-Beziehung;
b) nicht geplante Konsequenzen der Behandlung (z.B. Änderung des Eßverhaltens, bessere Compliance bei der Medikamenten-Einnahme);
c) veränderte Umgebungsbedingungen (z.B. können Menschen der näheren Umgebung eines Patienten gelassener auf sein Verhalten reagieren, wenn sie wissen, daß er sich in Behandlung befindet);
d) Reduktion der Medikamenten-Einnahme: sie ist kein eindeutiges Erfolgskriterium, denn der Blutdruck kann auch bei Einschränkung der Medikamente über längere Zeit hin auf einem niedrigeren Niveau bleiben, ohne daß irgendeine andere Behandlung durchgeführt wird.

Bis zu einem gewissen Grad können diese alternativen Erklärungsmöglichkeiten durch kontrollierte Gruppenvergleichs-Studien auf ihren Aussagewert hin überprüft werden.

Die hierzu vorliegenden Untersuchungen unterscheiden sich jedoch hinsichtlich der erzielten Blutdrucksenkungen erheblich. Sie sollen im folgenden getrennt für die jeweiligen Entspannungstechniken dargestellt werden.

Meditationsverfahren

Zwei Untersuchungen [37, 66], die entweder keinen Effekt feststellen konnten oder deren Befunde keine entsprechenden Schlußfolgerungen erlauben, stehen zwei neuere Untersuchungen gegenüber [67, 68], die für eine gewisse Effizienz der meditativen Verfahren sprechen.

Surwit et al. [37] verglichen die depressorischen Effekte der Relaxationsmethode von Benson mit zwei unterschiedlichen Biofeedback-Methoden, eine Kombination aus Blutdruck- und Herzfrequenz-Feedback und EMG-Feedback. Nach zwei einstündigen Baseline-Sitzungen erhielten insgesamt 24 Borderline-Hypertoniker, die nach Zufall zu je 8 Patienten auf drei Gruppen aufgeteilt wurden, 8 einstündige Trainingssitzungen (2 per Woche). Nach 6 Wochen sowie nach einem Jahr fanden follow-up Untersuchungen statt. Bei keiner Gruppe trat ein signifikanter Blutdruckabfall auf, weder innerhalb der einzelnen Sitzungen noch über alle Sitzungen hinweg. Jedoch zeigten sich deutliche Unterschiede (ca. 20/15 mm Hg) zwischen den Blutdruckwerten einer vorausgegangenen ärztlichen Untersuchung und jenen, die die Patienten während des Trainings erzielten. Die Autoren führen dies auf das typische Blutdruckverhalten von Borderline-Hypertonikern zurück, die, sind sie einmal an eine Untersuchungssituation gewöhnt, kaum noch mit erhöhten Blutdruckwerten reagieren. Der mangelnde Erfolg ist demnach offensichtlich das Resultat niedriger Ausgangswerte.

Die Studie von Stone und DeLeo [66] ist insofern kritisch zu betrachten, als die blutdrucksenkenden Effekte eines meditationsähnlichen Verfahrens (Konzentration auf die Atemzüge, Zählen der Atemzüge) bei 14 relativ jungen Hypertonikern (mittleres Alter 28 Jahre!) mit denen einer Kontrollgruppe (6 Blutdruckmessungen über einen Zeitraum von 6 Monaten) verglichen wurde, die nur aus 7 Personen bestand. Die berichteten Unterschiede zwischen den Gruppen sind jedoch als zufällig zu betrachten, da bei der verschiedenen Gruppengröße keine Adjustierung des statistischen Vertrauensniveaus vorgenommen wurde.

Zu den wohl am besten kontrollierten Gruppenvergleichs-Studien zählt die von Seer und Raeburn [67]. Sie ist vorwiegend als Methoden-Studie konzipiert, um jene methodischen Schwächen, mit denen die vorangegangenen Therapieerfolgs-Messungen behaftet waren, weitgehend zu vermeiden. Verglichen wurden zwei Behandlungsmethoden: ein Entspannungsverfahren, das in den wesentlichen Zügen der transzendentalen Meditation entlehnt war, und eine weitere Entspannungsmethode, die zwar der transzendentalen Meditationstechnik glich, aber darauf verzichtete, die Aufmerksamkeit auf ein Mantra zu lenken (Placebo-Kontrollgruppe). Als Kontroll-Gruppe diente eine Warteliste-Gruppe. Einundvierzig essentielle, medikamentfreie Hypertoniker wurden nach Zufall den einzelnen Behandlungsgruppen zugeteilt. Ihre über 4 Wochen ermittelten Baseline-Blutdruckswerte waren annähernd gleich. Innerhalb von 5 Sitzungen, die sich über einen Zeitraum von 13 Wochen erstreckten, erlernten die Patienten die entsprechende Entspannungstechnik, die sie dann ohne Anleitung im Laufe von weiteren 12 Wochen zu Hause selber anwenden sollten. Darauf folgten zwei follow-up Sitzungen (im Abstand von einer Woche). Nach der Trainingsperiode von 13 Wochen nahm der Blutdruck bei der Meditations-Gruppe um 5/7 mm Hg ab (Ausgangswerte: 152/103 mm Hg; diese Werte wurden aus den Rohdaten nachträglich berechnet, da die Autoren nur relative Veränderungswerte angaben), bei der Placebo-Kontrollgruppe um 3/8 mm Hg (Ausgangswerte: 147/100 mm Hg), bei der Warte-Kontrollgruppe stieg dagegen der Blutdruck um 2/3 mm Hg an (Ausgangswerte: 150/102 mm Hg). Während der follow-up-Messungen war der Blutdruck gegenüber den Ausgangswerten vor der Behandlung bei der Meditations-Gruppe um 2/7 mm Hg niedriger, bei der Placebo-Kontrollgruppe dagegen um 8/12 mm Hg.

Statistisch signifikant ist jedoch nur der Unterschied der diastolischen Blutdruckreduktion dieser beiden Gruppen gegenüber der unbehandelten Warte-Kontrollgruppe. Die geringen Unterschiede zwischen diesen beiden Gruppen sind wahrscheinlich dadurch zu erklären, daß die Konzentration auf ein Mantra zwar von den Vertretern der transzendentalen Meditation als ein zentrales Agens angesehen wird, aber keinesfalls zu irgendwelchen Blutdrucksenkungen führt, die nicht auch ohne diese Praktik zu erreichen sind. Möglicherweise wirkt schon die bloße Unterbrechung der täglichen Aktivitäten und das bewußte Sich-Ruhig-Stellen für eine gewisse Zeit blutdrucksenkend. Dies gilt wahrscheinlich für alle zu Hause praktizierten Entspannungsverfahren. Dafür sprechen außerdem die an relativ großen Kollektiven, allerdings nur an Normotonikern gewonnenen Befunde, daß sich solche bewußten Unterbrechungen auf längere Zeit hin günstig auf die kardiovaskulären Reaktionen auswirken (vgl. [69, 70]).

Nun wirken offensichtlich solche Entspannungsverfahren nicht in gleicher Weise bei allen, die sich einer solchen Behandlung unterziehen. Es gibt Personen, bei denen deutliche Blutdruckänderungen auftreten (sog. responders), und andere, bei denen dies nicht der Fall ist (sog. non-responders). Zu diesem Phänomen liefert die Untersuchung von Seer und Raeburn [67] ebenfalls einige interessante Befunde. Responders haben offensichtlich eine längere Hypertonie-Vorgeschichte als non-responders (durchschnittlich 5,5 vs. 2,6 Jahre) sowie höhere Ausgangswerte des diastolischen Blutdrucks (106 vs. 98 mm Hg). Außerdem stuft die Gruppe der responders ihre Fähigkeit, sich entspannen zu können, sowie ihr gesundheitliches Wohlbefinden höher ein.

Daß meditationsähnliche Entspannungsverfahren den depressorischen Effekten, die durch Biofeedback erzielt werden, überlegen sind, konnten Richter-Heinrich u. Mitarb. [68] zeigen. Sie verglichen das Entspannungsverfahren nach Benson mit dem Feedback für systolische Blutdruck-Veränderungen (Diaprojektion als Verstärkung für Blutdrucksenkungen), das weiter oben bereits beschrieben wurde. Außerdem kombinierten sie das Entspannungsverfahren mit dieser Feedback-Methode. Dreißig medikamentfreie, essentielle Hypertoniker wurden in drei nach ihren Ausgangswerten homogenisierten Gruppen eingeteilt. Die erste Gruppe erhielt über 8 Sitzungen nur Feedback, die zweite Gruppe setzte zur Blutdrucksenkung die Entspannungstechnik ein, die dritte Gruppe dagegen verwendete in den ersten 4 Sitzungen nur die erlernte Entspannungstechnik und erhielt zusätzlich dazu in den letzten 4 Sitzungen noch ein Blutdruck-Feedback. Betrachtet man die absoluten Veränderungsbeträge über alle 8 Tage, so sank der systolische Blutdruck bei der Entspannungsgruppe am deutlichsten ab (21/27 mm Hg). Die entsprechenden Werte für die Biofeedback-Gruppe liegen bei 19/5 mm Hg, diejenigen der Entspannungs-Biofeedback-Gruppe bei 19/12 mm Hg. Langzeiteffekte werden allerdings nicht mitgeteilt. Als alternative Erklärung ist daher nicht auszuschließen, daß die Unterschiede vor allem der diastolischen Blutdruckwerte zwischen Biofeedback- und Entspannungsgruppe dadurch zustande gekommen sein könnten, daß die Patienten während ihrer Meditationsübungen eingeschlafen sind. Allerdings spricht dies notwendigerweise noch nicht gegen diese Methode, denn es könnte sehr gut möglich sein, daß durch die von Außenreizen sich abschirmende, nach innen gewendete Aufmerksamkeit das Aktivierungsniveau der Patienten soweit absinkt, daß gleichzeitig auch der Blutdruck abfällt.

Autogenes Training

Bis heute liegen noch keine kontrollierten Therapievergleichs-Studien vor, in denen die blutdrucksenkende Wirkung des autogenen Trainings nachgewiesen worden wäre. Lediglich in der Untersuchung von Frankel et al. [38] wurden Teile des autogenen Trainings (Unterstufenübungen in individuell abgestuftem Umfang) in Kombination mit anderen Verfahren (Biofeedback und progressive Muskelrelaxation) zur Blutdruckkontrolle eingesetzt. Dieses Trainingsprogramm erbrachte weder im Unterschied zu einer Placebo-Kontrollgruppe und einer externen Kontrollgruppe deutliche Blutdruckveränderungen, noch lassen sich die Effekte der einzelnen Verfahren innerhalb des Programms voneinander trennen.

Progressive Muskelrelaxation

Jacobson selbst gehört zu den ersten, die auf den Zusammenhang zwischen Muskelentspannung und Blutdrucksenkung hingewiesen haben.

Shoemaker und Tasto [36] untersuchten diesen Zusammenhang erstmals systematisch, jedoch nur an einer relativ kleinen Stichprobe. Fünf Hypertoniker (ohne Angaben über Medikamenteneinnahme) lernten in sechs Sitzungen die progressive Muskelentspannung, 5 weitere Patienten erhielten eine verbale Rückmeldung in Abständen von 90 sec über Senkungen des systolischen und diastolischen Blutdrucks. Fünf weiteren Patienten, die als Kontroll-Personen dienten, wurde nur der Blutdruck gemessen (sechsmal innerhalb von 2 Wochen). Nur bei der Relaxations-Gruppe traten nach 2 Wochen signifikante Blutdrucksenkungen (7/8 mm Hg) auf. Über Langzeiteffekte werden keine Angaben gemacht.

Besser kontrolliert ist dagegen das Ergebnis der Studie von Taylor u. Mitarb. [71]. Sie verglichen die Effekte der progressiven Relaxation (mit zusätzlichem Training zu Hause) mit denen einer medikamentösen sowie einer unspezifischen psychotherapeutischen Behandlung (Gruppendiskussionen). Einunddreißig essentielle Hypertoniker nahmen an der Untersuchung teil. Auf zwei Baseline-Sitzungen im Laufe von 2 Monaten folgte das Relaxations-Training bzw. die nicht-spezifische Therapie in fünf Sitzungen innerhalb von 8 Wochen. Sechs Monate danach fand eine follow-up-Sitzung statt. Nach Abschluß der Trainingsperiode traten nur bei der Relaxations-Gruppe deutliche Blutdrucksenkungen auf (14/5 mm Hg; signifikant war allerdings nur die Abnahme des systolischen Blutdrucks). Ein annähernd gleicher Senkungsbetrag (12/6 mm Hg) wurde von dieser Gruppe auch während der follow-up-Sitzung erreicht, doch waren nun die Unterschiede zwischen den Gruppen nicht mehr signifikant. Der medikamentös behandelten wie auch der nicht spezifisch behandelten Gruppe gelang es, den Blutdruck in dieser letzten Sitzung zu senken (7/2 mm Hg bzw. 4/4 mm Hg).

Über größere Veränderungsbeträge berichten Deabler et al. [72], die zusätzlich zur progressiven Muskelentspannung noch Hypnose-ähnliche Entspannungssuggestionen gaben. Zwei Gruppen von insgesamt 15 Hypertonikern wurden in einer Klinik untersucht: eine Gruppe nahm zum Zeitpunkt regelmäßig antihypertensive Medikamente ein, die andere Gruppe erhielt keine Medikamente. Als Kontrollgruppe dienten 6 Patienten, denen in der Klinik nach demselben Zeitplan wie den beiden Experimentalgruppen der Blutdruck gemessen wurde. Die Blutdrucksenkungen betrugen in der letzten der insgesamt 8–9 Sitzungen, in denen das Entspannungstraining durchgeführt wurde, 17/19 mm Hg für die ohne Medikamente behandelte Gruppe und entsprechend 16/14 mm Hg für die Gruppe, die zusätzlich noch Medikamente erhielt. Keine Änderungen zeigte die Kontrollgruppe. Diese im Vergleich zu anderen Untersuchungen beträchtlichen Blutdrucksenkungen traten allerdings nur innerhalb der letzten Sitzung auf. Es wäre freilich interessant zu wissen, ob sich das Blutdruckniveau dieser Patienten auch außerhalb der Trainingssitzungen gesenkt hat. Hierzu liegen bedauerlicherweise keine Angaben vor. Insofern bleibt auf dem Hintergrund dieser Befunde die Frage offen, inwieweit nicht die Adaptation an die Trainingsprozedur für die Blutdrucksenkungen verantwortlich ist. Daß zwischen der reinen Relaxations-Gruppe und der zusätzlich medikamentös behandelten Gruppe offensichtlich kein Unterschied besteht, ist nicht weiter verwunderlich, wenn man berücksichtigt, daß der Behandlungszeitraum nur 4–5 Tage betrug. In einer so kurzen Zeit sind kaum bedeutsame Blutdrucksenkungen zu erwarten, die auf antihypertensive Medikamente zurückgehen.

Auf weitere Untersuchungen zur depressorischen Wirkung der progressiven Relaxation wird hier nicht weiter eingegangen, da es sich entweder um wenig aussagekräftige Einzelfall-Studien oder um mangelhaft dokumentierte Gruppenvergleichs-Studien handelt [73–77].

Multiple Entspannungsverfahren (einschließlich Yoga-Praktiken)

Bisher liegen vier Untersuchungen aus dem Arbeitskreis von Patel vor, bei denen in einem multiplen Ansatz verschiedene Entspannungsverfahren in Kombination auf ihre blutdrucksenkende Wirkung sowohl an größeren Stichproben als auch über einen längeren Zeitraum hin untersucht worden sind. Sie verdienen wegen der damit erzielten Blutdrucksenkungen besondere Erwähnung.

In der ersten Untersuchung [40, 41], die zwar noch zur Gruppe der Einzelgruppen-Studien zu rechnen ist, hier aber wegen ihres Stellenwertes innerhalb einer Serie von kontrollierten Gruppenvergleichs-Studien kurz skizziert werden soll, wurden 20 essentielle Hypertoniker mit kombinierten Entspannungsverfahren behandelt: Einüben von Formeln, die dem autogenen Training verwandt waren und körperliche Ruhe induzieren sollten, Atem-Beobachtung sowie Feedback der elektrodermalen Aktivität (Abnahme der akustischen Signale wurden als Entspannungszunahme interpretiert). Dieses Training (Dauer jeweils ½ Stunde) fand dreimal wöchentlich über 3 Monate hin statt. Außerdem sollten die Patienten die Entspannungsübungen zu Hause weiter durchführen. Die Blutdrucksenkungen betrugen bei einem mittleren Ausgangsniveau von 159/100 mm Hg nach diesen 3 Monaten 25/14 mm Hg. Die Medikamenten-Einnahme ließ sich um 42% senken. Diese Erfolge initiierten eine Reihe von weiteren, nunmehr besser kontrollierten Studien.

In einer zweiten Studie [42, 43] wurden die 20 Patienten der ersten Untersuchung über einen Zeitraum von 12 Monaten weiter verfolgt und angehalten, die Entspannungsübungen weiterhin täglich durchzuführen. Die in der ersten Behandlungsphase erzielten Blutdrucksenkungen konnten beibehalten werden (144/84 mm Hg nach 3 Monaten, 147/88 mm Hg nach 6 Monaten und 144/87 mm Hg nach 12 Monaten). Nachträglich wurde eine Kontrollgruppe hinzugefügt. Diese Kontrollbehandlung bestand in drei wöchentlichen Besuchen in der Klinik, während deren die Patienten lediglich auf einer Couch lagen, ohne instruiert zu sein, wie sie sich am besten körperlich entspannen können. Sie wurden über 9 Monate weiter beobachtet. In den ersten 3 Monaten, während deren sie die Klinik besuchten, sank ihr Blutdruck unwesentlich von 163/99 mm Hg auf 163/97 mm Hg. Die follow-up-Untersuchungen erbrachten folgende Ergebnisse: 168/97 mm Hg nach weiteren 3 Monaten, 164/97 mm Hg nach 6 Monaten und 164/98 mm Hg nach 9 Monaten. Die Medikamenten-Einnahme stieg bei dieser Gruppe um 5,5% an. Diese Ergebnisse sind im Vergleich zu allen bisherigen Untersuchungen zweifellos überraschend. Um sicher zu sein, daß diese Effekte auf die Entspannungsmethoden allein zurückzuführen sind, hätte sich ein kritischer Perzipient dieser Befunde über Art und Regelmäßigkeit der medikamentösen Behandlung detailliertere Angaben gewünscht. Es wird aber nur der sehr allgemeine Hinweis gegeben, daß die erfolgreich behandelte erste Gruppe Antihypertensiva erhalten hat, um den Blutdruck in vertretbaren Grenzen zu halten. Hier ist zu fragen, zu welchem Prozentsatz die mit Antihypertensiva behandelten Patienten zu den positiven Resultaten beigetragen haben, denn der Hinweis, daß bei der Entspannungsgruppe die Medikamenten-Einnahme um 42% gesenkt wurde, genügt in diesem Zusammenhang nicht.

In einer nachfolgenden Untersuchung [44] wurde dieser Faktor besser kontrolliert. Vierunddreißig essentielle Hypertoniker wurden gebeten, ihre Antihypertensiva während der folgenden Behandlung regelmäßig einzunehmen. Nach Zufall wurden sie sodann auf zwei Gruppen aufgeteilt. Die Experimental-Gruppe erhielt zweimal pro Woche über einen Zeitraum von 6 Wochen Informationen über den Zusammenhang von Hypertonie und Physiologie der Entspannung, zusätzlich eine praktische Einführung in Biofeedback-Methoden (EMG-Feedback und Feedback der elektrodermalen Aktivität) und dem Yoga entliehene Relaxationsmethoden (Atemtechniken) sowie eine Anleitung zur Selbstkontrolle (d.h. wie diese Entspannungsmethoden in den Alltag jedes einzelnen Patienten eingebaut werden können). Die Kontroll-Gruppe traf sich nach dem gleichen Zeitplan und in derselben Häufigkeit mit dem Therapeuten wie die Experimentalgruppe. Wie in der vorhergehenden Untersuchung hatten sie nur die Gelegenheit, sich auf einer Couch auszuruhen. Das Behandlungsprogramm umfaßte 12 halbstündige Sitzungen, die auf 12 Wochen verteilt waren. Drei Monate später erfolgte eine follow-up-Sitzung (allerdings nur für die Experimental-Gruppe). Nach der Behandlung war der Blutdruck der Experimental-Gruppe von einem Ausgangsniveau von 168/100 mm Hg um 26/15 mm Hg gesunken. Die Vergleichswerte für die Kontrollgruppe betrugen: Ausgangsniveau 169/101 mm Hg, Blutdrucksenkung 9/4 mm Hg. Die Experimental-Gruppe zeigte während der follow-up-Sitzung ein ähnliches Blutdruck-Niveau wie nach Beendigung der Behandlungsphase. Nach Abschluß der Beobachtungsphase von drei Monaten erhielt die Kontrollgruppe (nur noch 16 Patienten) die volle Entspannungsbehandlung, der sich die Experimental-Gruppe vorher unterzogen hatte. Die Blutdrucksenkungen betrugen nach derselben Zeitspanne, über die die Experimental-Gruppe hin beobachtet worden war, 28/15 mm Hg bei einem Ausgangsniveau von 160/96 mm Hg.

Die Ergebnisse der Untersuchungen von Patel et al. sind überzeugend, wenn man die klinische Effizienz ihrer Behandlungsmethode insgesamt betrachtet. Bezüglich der einzelnen Behandlungskomponenten, die ihr Programm umfaßt, können keine Aussagen darüber gemacht werden, wodurch die Blutdrucksenkungen zustandgekommen sind, durch die Aufklärung, das Biofeedback-Training, die Yoga-Techniken oder die Beharrlichkeit, mit der die Patienten die eine oder andere Kontrolltechnik über längere Zeit hin praktiziert haben. Nicht zuletzt dürfte auch das persönliche Engagement, mit der diese Wissenschaftlerin ihr Behandlungsprogramm in ihrer allgemeinärztlichen Praxis einsetzt, den Erfolg mitbestimmt haben.

Dies macht deutlich, daß ein multipler Ansatz wohl am besten geeignet ist, um den Bluthochdruck mit psychologischen Methoden zu beeinflussen. Neuere Untersuchungen aus diesem Arbeitskreis haben gezeigt, daß mit diesem Behandlungsprogramm auch die phasischen Blutdruckanstiege von Hypertonikern auf „streßhafte" Ereignisse gedämpft und die anschließende Rückregelung des Blutdrucks auf das Ausgangsniveau beschleunigt werden können [78]. Außerdem läßt sich der Blutfettspiegel (Serumcholesterin und Triglyzeride) damit senken [79]. Replikations-Studien werden zeigen, ob diese Effekte wiederholbar sind

Die Ausgangswertabhängigkeit der Blutdruckveränderungen

Wie eingangs schon erwähnt, unterscheiden sich die einzelnen Untersuchungen ganz beträchtlich hinsichtlich der erzielten Blutdrucksenkungen. Jacob et al. [65] untersuchten mit Hilfe linearer Regressionsanalysen, inwieweit ein Zusammenhang zwischen dem Ausgangsniveau des Blutdrucks vor der Behandlung und seiner Veränderung nach einer Relaxationsbehandlung besteht. Sie legten ihrer Untersuchung all die Studien zugrunde, die folgenden Kriterien entsprachen:

a) Stichproben größer als 6 Patienten;
b) keine Änderung der Medikation während der Behandlung und
c) absolute statt relative Angaben über Änderungen des Blutdrucks.

Sieben Studien entsprachen diesen Kriterien. Sieben weitere Studien wurden hinzugenommen, bei denen eines dieser drei Kriterien nicht erfüllt war. Unabhängig von diesen Kriterien zeigte sich, daß ein regressionsanalytisch nachweisbarer Zusammenhang zwischen den Veränderungsbeträgen sowohl des systolischen als auch des diastolischen Blutdrucks besteht. Für den systolischen Blutdruck beträgt der Regressionskoeffizient $r = 0{,}98$ ($p \leqq$ 0,0001), für den diastolischen $r = 0{,}80$ ($p \leqq$ 0,0005) (vgl. Abb. 2a, b). So kann vorhergesagt werden, daß z.B. bei einem Ausgangswert von 170/105 mm Hg eine durchschnittliche Blutdrucksenkung von 26/17 mm Hg beim Einsatz von Entspannungsverfahren zu erwarten ist (dieses Beispiel ist Jacob et al. [65] entnommen). Diese Veränderungsbeträge sind annähernd denen vergleichbar, die bei einer antihypertensiven Therapie mit Hydrochlorthiaziden erwartet werden können (vgl. [80]).

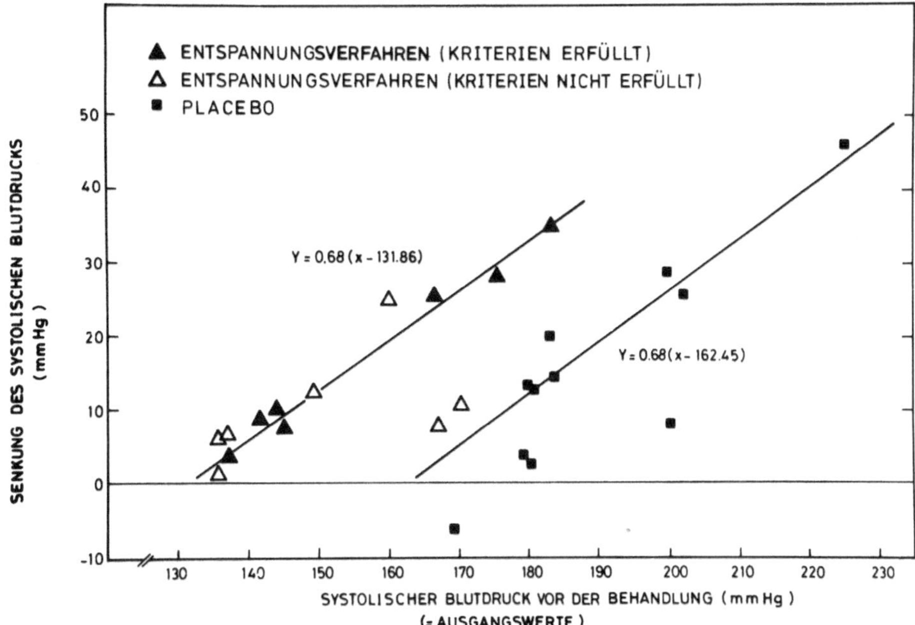

Abb. 2a. Zur Erläuterung s. Text

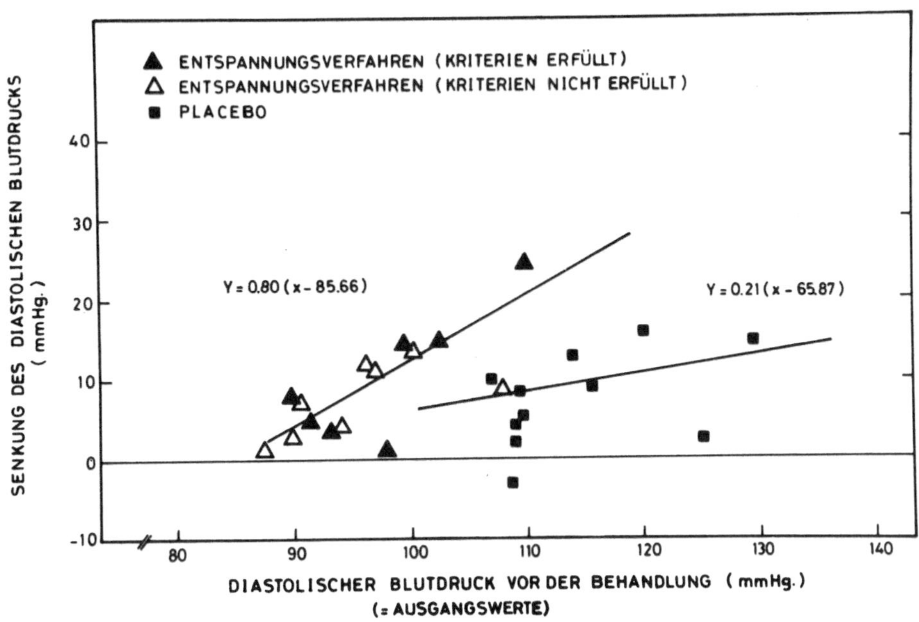

Abb. 2b. Zur Erläuterung s. Text

Senkt eine Entspannungsbehandlung den Blutdruck mehr als eine Placebo-Behandlung?

Seit langem ist bekannt, daß durch völlig unspezifische Maßnahmen (z.B. Suggestionen, aufwendige Pseudo-Apparate, vgl. [81]), der Blutdruck von Hypertonikern gesenkt werden kann, oft um absolute Beträge, die weitaus größer sind als diejenigen, die mit Entspannungstechniken erreicht werden [2, 3, 82]. Die Frage ist also berechtigt, ob nicht die Wirkung der Entspannungsverfahren lediglich durch unspezifische Placebo-Effekte erklärt werden kann. In jüngster Zeit haben Jacob et al. [65] versucht, diese Frage anhand der in der Literatur berichteten Blutdruckveränderungen zu beantworten. Zur Schätzung des Placebo-Effekts wurden all jene Blutdruck-Daten aus der Literatur herangezogen, die bei der klinischen Prüfung von Antihypertensiva bei Placebo-Kontrollgruppen erhoben worden sind (die sehr restriktiven Screening-Kriterien können bei Jacob et al. [65] nachgelesen werden).

Insgesamt lagen dieser Analyse 11 Studien zugrunde. Es zeigte sich, daß wiederum eine Abhängigkeit zwischen den Blutdruck-Ausgangswerten und den entsprechenden Veränderungsbeträgen besteht. Dies gilt allerdings nur für den systolischen, nicht aber für den diastolischen Blutdruck. Regressionsanalytische Vergleiche der Ergebnisse dieser Placebo-Studien mit denen von sieben Relaxations-Studien lassen den Schluß zu, daß Placebo-Behandlungen weniger effektiv sind als Relaxationsmethoden. Trotz der deutlichen Ausgangswertabhängigkeit der Blutdruckveränderungen kann sowohl der systolische als auch der diastolische Blutdruck durch Relaxationsmethoden besser gesenkt werden als durch bloße Placebo-Behandlung. (Zur Verdeutlichung dieses Sachverhalts sei auf Abb. 2a, b verwiesen.)

Falsch wäre jedoch der Schluß, die Behandlung der Hypertonie mit Entspannungsverfahren sei frei von Placebo-Effekten. Wie bei der pharmakologischen Behandlung, so spielen mit Sicherheit auch hier solche in der Regel nur schwer oder kaum zu kontrollierende Faktoren eine Rolle. Hierzu zählen:

a) Suggestionen bzw. verbale Instruktionen; wie Redmond et al. [83] nachgewiesen haben, können Hypertoniker auf bloße Aufforderung hin ihren Blutdruck steigern oder senken und zwar um ebensolche Beträge, die durchschnittlich auch bei Entspannungsverfahren auftreten;

b) Art und Weise, wie dem Patienten nahegelegt wird, seinen Blutdruck unter Kontrolle zu bringen;

c) Definition des therapeutischen Ziels;

d) Disinhibition, d.h. der Wegfall all jener Faktoren, die eine Blutdrucksteigerung bewirken bzw. eine Senkung verhindern (z.B. Adaptation an die Behandlungssituation, Art des mitmenschlichen Kontakts, Steigerung des Selbstvertrauens).

Die Situationsabhängigkeit kurzfristiger Blutdruckschwankungen prädestiniert diese Variable geradezu für den Einfluß von Placebo-Faktoren und machen von daher dessen Kontrolle so schwierig.

Abschließende Beurteilung der Entspannungsverfahren in der Hochdrucktherapie

Wie die vorangegangene Bestandsaufnahme gezeigt hat, senken Entspannungsverfahren zwar den Blutdruck von Hypertonikern, doch sind die empirischen Daten nicht „hart" genug, um ihre tatsächliche klinische Effizienz eindeutig abschätzen zu können. Dies liegt einmal an den methodischen Unzulänglichkeiten der meisten Studien wie natürlich auch an der Heterogenität des Phänomens Bluthochdruck selbst.

Die methodischen Gründe für eine vorsichtige Beurteilung ihrer klinischen Brauchbarkeit sind:

a) *Patienten-Selektion:* meist wird nur angegeben, daß es sich bei der behandelten Patienten-Stichprobe um essentielle Hypertoniker handelt. Unklar bleibt, ob die erforderlichen diagnostischen Schritte vor Behandlungsbeginn erfolgt sind, um mit einiger Sicherheit von essentieller Hypertonie sprechen zu können. Meist fehlt auch die so wichtige Angabe, wie lange die Hypertonie besteht.

b) Wenn schon als Kriterium für die Aufnahme eines Patienten in eine Behandlungsgruppe nur die Blutdruckwerte herangezogen werden, müßten die Baseline-Perioden länger sein und Blutdruckmessungen in verschiedenen Situationen durchgeführt werden. Angemessen erscheint hierfür ein Zeitraum von 4 Wochen. Mehrmalige Messungen pro Tag (2–4) sind nötig, um die mittlere Blutdruckhöhe annähernd bestimmen zu können. Dazu gehören in jedem Fall auch Blutdruckwerte, die in belastenden Situationen erhoben werden. Eine kontinuierliche invasive Blutdruckbestimmung über 24 Std wäre der Idealfall, der aber nur selten verwirklicht werden kann.

c) *Dauer und Art der Behandlung:* bei einzelnen Verfahren wie z.B. der progressiven Relaxation erhalten die Patienten in wenigen Sitzungen (nicht mehr als sechs) eine Einführung in die Technik; die Biofeedback-Methoden dagegen erfordern häufigere Besuche in einem dafür ausgestatteten Labor. Die Trainingsumgebung ist also verschieden. Teilweise werden die Patienten stationär behandelt, andere nur ambulant. Dies wiederum hängt von der Methode und der jeweiligen behandelnden Institution ab. Insofern ist die Vergleichbarkeit der einzelnen Studien und Verfahren minimal.

d) *Follow-up:* Studien ohne follow-up sind wertlos. Über längere follow-up-Perioden berichten nur wenige Untersuchungen. Die dabei erhobenen Blutdruckwerte sprechen allerdings für die Wirksamkeit der Verfahren, d.h. es gibt Transfer-Effekte zumindest von einer Meß-Situation zur anderen. Dies ist jedoch kein Hinweis auf eine Generalisierung der Effekte in anderen, davon verschiedenen Situationen. Solche Effekte können nur dann angenommen werden, wenn nach der Behandlung und während einer follow-up-Periode in gleicher Weise und in gleichem Umfang Baseline-Bestimmungen wie zu Beginn der Behandlung durchgeführt werden. Einmalige follow-up-Messungen sind auch dann wenig aussagekräftig, wenn zwischen ihnen und dem Ende der Behandlung selbst ein großer Zeitraum liegt.

e) *Replikation:* Replizierbarkeit von Befunden gehört zum Gütekriterium jeglichen Experimentierens. Hierin unterscheiden sich Biofeedback-Methoden von Relaxationsverfahren. Die an Einzelfällen mit Biofeedback erzielten Blutdrucksenkungen konnten in Gruppenvergleichs-Studien nicht repliziert werden. Dagegen sind die Resultate der Entspannungsverfahren weitaus vergleichbarer, wenn, wie bereits dargestellt, die Höhe der Blutdruckausgangswerte mitberücksichtigt wird.

f) *Heterogenität der Verfahren:* wir können mit Recht annehmen, daß Biofeedback-Techniken und Entspannungsmethoden sehr heterogene Verfahrensweisen darstellen. Nicht nur zwischen, sondern auch innerhalb dieser Methoden besteht ein großer Unterschied. Äußerst verschieden sind die Methoden der Blutdruck-Rückmeldung (Rückmeldung auf der Basis der Herzschlagfolge, Rückmeldung in Abständen von 1–1 ½ Minuten) als auch die zurückgemeldeten Modalitäten (z. B. EMG, elektrodermale Aktivität). Demgegenüber besitzen die Entspannungsverfahren sehr viele gemeinsame Komponenten, wie z. B. Ausrichtung der Aufmerksamkeit auf internale Prozesse, Ruhe-Formeln, Fehlen einer permanenten, willentlichen Kontrolle von Signalfolgen. Ein weiterer Unterschied besteht offensichtlich in der Spezifität der Kontrolltechniken. Biofeedback-Techniken erfordern sowohl eine Beobachtung der externen, rückgemeldeten akustischen oder optischen Signale als auch ein Ausprobieren von Techniken, mit denen sich diese Signale in die gewünschte Richtung verändern lassen. Der Patient hat also eine zweifache Aufgabe: eine Diskrimination effektiver somatischer und mentaler Prozesse, die mit Änderungen der Feedback-Signalfolge assoziiert sind, sowie die kontinuierliche, vigilante Aufnahme der Feedback-Informationen selbst. Leichter wird es den Patienten dagegen bei den Entspannungsverfahren gemacht. Ihre Aufmerksamkeitsleistung ist weniger spezifisch, wahrscheinlich derjenigen von Biofeedback-Verfahren sogar entgegengesetzt.

Neben den genannten methodischen Aspekten ist vor allem die Heterogenität der Hypertonie selbst eine Tatsache, durch die die Beurteilung der klinischen Effektivität nicht nur der Entspannungsverfahren, sondern überhaupt jeder anderen therapeutischen Maßnahme erschwert wird. Ist ein Entspannungsverfahren nur im Frühstadium der Hypertonie eine wirksame blutdrucksenkende Maßnahme, oder führt sie auch dann noch zum Erfolg, wenn sich die Hypertonie bereits im Stadium III befindet? Die derzeitigen Befunde sind vorwiegend an Patienten im Stadium I oder II gewonnen worden. Man kann wohl davon ausgehen, daß bei Patienten mit fixierter Hypertonie, renalen Funktionsstörungen oder deutlichen Gefäßanomalien diese Verfahren wenig erfolgversprechend sind, zumindest liegen heute noch keine Befunde vor, die zur gegenteiligen Annahme zwingen.

Entspannungsverfahren als Zusatz-Therapie

Es bleibt also noch zu überlegen, wann und in welcher Form derartige Methoden indiziert sein können. Sicher ist, daß sie zumindest keine Alternative zur medikamentösen Bluthochdruckbehandlung darstellen [2, 3]. Die Frage von Blackwell [84] „Bluthochdruck: Medikamentieren oder Meditieren?" kann zu diesem Zeitpunkt nicht ernsthaft zur Diskussion stehen. Selbst wenn man annimmt, die berichteten Blutdrucksenkungen hätten einen Langzeiteffekt, liegt bei entsprechender Extrapolation die Senkung des morbiditäts- und mortalitätssteigernden Risikos der Hypertonie nicht über 15% gegenüber 67% bei konsequenter Behandlung mit Antihypertensiva (für einen diastolischen Blutdruck zwischen 90–114 mm Hg; vgl. Veterans Administration Cooperative Study [85, 86]). Neben der Unsicherheit über die Effizienz dieser Methoden ist ein mehr pragmatischer Einwand zu berücksichtigen: die vielfach beschriebene mangelnde Compliance von Hypertonie-Patienten. Freilich betrifft dies nur die Medikamenten-Einnahme. Dennoch bleibt die Frage offen, ob Hypertoniker nicht leichter dazu zu bewegen sind, ihre Medikamente regelmäßig einzunehmen, als so zeitaufwendige Methoden wie Entspannungsverfahren zu praktizieren.

Diese Einwände sind berechtigt, doch schließen sie nicht aus, Entspannungsverfahren unter gewissen Bedingungen als Zusatzmaßnahmen in die Hochdruck-Therapie zu integrieren. Dafür sprechen außerdem folgende Überlegungen:

1. Außer den Biofeedback-Verfahren sind Entspannungsmethoden relativ rasch und einfach zu erlernen und einzusetzen.
2. Bisher sind noch keine Kontraindikationen bekannt.
3. Daß sie deutlichere Blutdrucksenkungen erzeugen als bloße Placebo-Maßnahmen, ist wahrscheinlich.
4. Besonders geeignet dafür sind offensichtlich Hochdruckformen der Stadien I und II.
5. Sie lassen sich mit einer medikamentösen Therapie kombinieren, wobei versucht werden kann, die Medikamente schrittweise zu reduzieren.
6. Sie sollten vor allem dann probeweise angewendet werden, wenn Hypertoniker im Stadium I und II auf Antihypertensiva nicht ansprechen oder deren Nebenwirkungen eine konsequente medikamentöse Therapie erschweren oder verhindern.
7. Sie sollten als präventive Verfahren solchen Personen angeboten werden, die zur Entwicklung einer Hypertonie prädestiniert sind, also eine genetische Belastung vermuten lassen oder bei Belastungsproben hyperton reagieren (vgl. hierzu auch die Beiträge von Brod, Netter u. a., sowie Schmidt in diesem Band).

Entschließt man sich unter diesen Gesichtspunkten zum Einsatz von Entspannungsverfahren in der Hochdrucktherapie, so legen die heutigen Kenntnisse ein mehrdimensionales Behandlungsprogramm nahe.

Vorschläge für den Einsatz von Entspannungsverfahren in der Hochdrucktherapie

Daß im Rahmen der verschiedenen Therapiestudien nur bescheidene Blutdrucksenkungen erreicht wurden, kann damit zusammenhängen, daß vorwiegend eindimensional (z. B. nur Blutdruck-Feedback oder nur transzendentale Meditation) vorgegangen wurde. Im Sinne einer besseren Kontrollierbarkeit der experimentellen Variablen mag dies ein Vorteil sein; um aber den Blutdruck von Hypertonikern um einen klinisch relevanten Betrag zu senken, ist ein mehrdimensionales Vorgehen wohl eher geeignet. Dafür sprechen die Resultate der Untersuchungen von Patel. Es ist klar, daß dann keine eindeutigen Aussagen mehr darüber möglich sind, welche Maßnahme nun im einzelnen zur Blutdrucksenkung beigetragen hat. Wichtig ist zunächst nur, daß der Blutdruck auf ein Niveau unterhalb des Risikobereichs gesenkt und dort weitgehend stabil gehalten wird.

Beim heutigen Kenntnisstand empfiehlt sich eine Kombination von mehreren Behandlungskomponenten. Sie lassen sich in verschiedenen Behandlungsphasen schrittweise realisieren.

I. Phase

Der erste Schritt sollte in der Aufklärung des Patienten bestehen. Er muß über die Zusammenhänge zwischen Blutdrucksteigerung und psychophysischer Belastung informiert werden, um überhaupt einzusehen, daß bestimmte Gegenmaßnahmen erforderlich sind. Viele Compliance-Probleme entstehen nicht zuletzt aufgrund mangelnder Aufklärung der Patienten darüber, weswegen Medikamente verschrieben werden. Wie bei der Medikamenten-Einnahme-Compliance spielt auch beim Einsatz von Entspannungsverfahren die Art und Weise, wie eine „Verordnung" gegeben wird, eine entscheidende Rolle (vgl. [87, 88]). Dazu gehört auch, daß den Patienten die grundlegenden Prinzipien von Entspannungsverfahren erklärt werden. Hierzu zählen:

a) Hinweise auf die prinzipielle Erlernbarkeit der Verfahren und ihre Ungefährlichkeit;
b) Betonung ihrer potentiell physiotropen Wirkungen, d.h. sie müssen aus dem Kontext von Scharlatanerie und Jahrmarktzauber (wie z. B. bei der Hypnose) herausgelöst werden;
c) Grob schematische Erläuterung ihrer Wirkweise als Methode zur Selbstkontrolle körperlicher Funktionen;
d) Erklärung, weswegen sich die erwarteten Effekte nur nach längerem Üben einstellen.

II. Phase

Daß der Blutdruck eine variable Größe ist, die durch verschiedene Faktoren beeinflußt werden kann, muß dem Patienten objektiv demonstriert werden. Bloßes Dozieren über die Psychophysiologie der Blutdruckregulation überzeugt im allgemeinen nicht. Der Patient muß eine Rückmeldung darüber bekommen, daß sein Blutdruck bei ganz bestimmten Aktivitäten ansteigt oder sinkt. Mit welchen Methoden man versucht, den Blutdruck zu ändern, z. B. mit hypnoseähnlichen Instruktionen, ruhigem Liegen oder bestimmten Vorstellungsinduktionen, ist dabei von untergeordneter Bedeutung. Wichtig ist nur, daß der Patient von der Veränderbarkeit des Blutdrucks überzeugt ist. Als Rückmeldung eignet sich jede der beschriebenen Blutdruck-Feedback-Methoden. Insofern haben sie in einem solchen Behandlungsprogramm einen anderen Stellenwert als in den berichteten Biofeedback-Studien: statt therapeutischer Methoden per se sind sie unterstützende Maßnahmen bei der verbalen Einflußnahme auf den Patienten.

Im günstigsten Fall werden die Patienten bei diesem Vorgehen selbst die Erfahrung machen, daß nur dann Blutdrucksenkungen zu erreichen sind, wenn sie sich körperlich entspannen. Damit ist ein wesentlicher Schritt hin zur nächsten Behandlungsphase getan.

III. Phase

In dieser Phase nun soll der Aufbau einer Entspannungsreaktion versucht werden. Welches Verfahren zur Entspannungsinduktion angewendet wird, hängt von der Ansprechbarkeit der Patienten auf die verschiedenen Methoden ab. Ein Vorteil der geschilderten Entspannungstechniken ist ihr hoher Grad an Kompatibilität. Nach dem „Baukastenprinzip" lassen sich ihre verschiedenen Komponenten miteinander verbinden, denn ein Verfahren schließt im Prinzip das andere nicht aus. Vorschläge für eine fallbezogene Indikation der einen oder anderen Methode zur Entspannungsinduktion sind bereits gemacht worden [4, 89]. Für den einen Patienten eignen sich mehr meditationsähnliche Verfahren, während ein anderer dagegen von der progressiven Muskelrelaxation profitiert. Ein einfaches Kriterium, wohl aber das wichtigste für die richtige Wahl des Verfahrens, ist das subjektive Wohlbefinden, das der Patient während der Übungen entwickelt. Weswegen sollte man ihn mit einer Methode traktieren, die zwar statistisch betrachtet effektiv ist, dem Patienten aber mißfällt? Ein Nachlassen der Compliance wäre die Folge. Patel hat darauf hingewiesen, daß es nicht damit getan ist, Hochdruck-Patienten in Kurse zur transzendentalen Meditation oder in Yoga-Zirkel zu schicken und dann zu erwarten, daß der Blutdruck sinkt. Wichtig ist vor allem das persönliche Engagement des Therapeuten, mit dem er seinen Hochdruck-Patienten das eine oder andere Entspannungsverfahren vermittelt, also seine eigene Compliance.

Dabei kommen wahrscheinlich all jene sog. Placebo-Faktoren zum Tragen, von denen bekannt ist, daß sie blutdrucksenkende Effekte haben (vgl. [2]). Neben der Entspannungsinduktion muß also das vorrangige Therapieziel dieser dritten Behandlungsphase in einer Stabilisation der Compliance bestehen. Das Wohlbefinden des Patienten sowie sein Eindruck, daß auch dem Behandelnden an der Blutdrucksenkung gelegen ist, tragen dazu bei. Es wäre sicher in dieser Phase verfrüht, zu erwarten, daß außer transienten bereits tonische Blutdrucksenkungen auftreten. Diese stellen sich wahrscheinlich erst in der nächsten Phase ein.

IV. Phase

Dieser Behandlungsabschnitt enthält Maßnahmen, nach deren Einsatz erst entschieden werden kann, ob auf lange Sicht Entspannungsverfahren depressorische Effekte haben oder nicht. Die wichtigsten Behandlungs-Komponenten dieser Phase sind:

- Konstantes Üben zu Hause
- Integration der Entspannungsreaktion in alltägliche Aktivitäten und
- Selbstkontrolle des Blutdrucks.

Konstantes Üben zu Hause

Es liegt im Prinzip der Entspannungsverfahren, daß sie nur dann eine physiotrope Wirkung haben, wenn sie beharrlich über längere Zeit hin durchgeführt werden. Dafür sprechen die positiven Resultate jener Untersuchungen, bei denen ein solch prolongiertes Training zum Behandlungsprogramm gehörte [33, 43, 44].

Interessant dabei ist, daß in der einzigen Studie, in der zwar in der Klinik Blutdrucksenkungen durch progressive Muskelrelaxation erzielt wurden, aber sonst keine tonischen Veränderungen auftraten, auch kein Training zu Hause durchgeführt wurde [75]. So läßt sich vielleicht auch erklären, weswegen die Blutdruck-Feedback-Methoden gegenüber den Entspannungsverfahren so ineffektiv sind: die Patienten können zu Hause nicht üben, da sie von der Apparatur abhängig sind, die nur während der Behandlung zur Verfügung steht.

Über die Häufigkeit und Dauer des Übens besteht noch Unklarheit. Es wird im allgemeinen von zweimaligen täglichen Übungen ausgegangen. Ob die gleichen Effekte auch bei einer geringeren Übungsintensität auftreten, muß noch geprüft werden. Aus anderen Bereichen, in denen Entspannungsverfahren eingesetzt worden sind, weiß man, daß eine Stabilisation der Entspannungsreaktion und ihr „Abruf" auf eine Selbstinstruktion hin (=konditionierte Entspannung) erst nach etwa zweimonatigem Üben zu erwarten ist.

Integration der Entspannungsreaktion in alltägliche Aktivitäten

Die Untersuchungen von Patel [40–44] haben gezeigt, wie wichtig es ist, daß Entspannungsübungen in alltäglichen Situationen durchgeführt werden. Voraussetzung dafür ist allerdings, daß die Entspannungsreaktion soweit verfügbar ist, daß sie auch tatsächlich auf einen „Befehl" hin, den sich die Patienten selbst geben, eintritt. Dazu ist keineswegs nötig, daß sie sich z.B. in eine Ruheposition begeben oder andere erleichternde Techniken einsetzen (wie sollte das auch tagsüber in den verschiedensten Situationen möglich sein!). Wichtig ist nur, daß kurze Pausen eingelegt werden, meist gekoppelt mit Tätigkeiten, die selbst regelmäßig ausgeführt werden. Meist versuchen Patienten, die solche Übungen erlernt haben, sich ganz spontan auch in anderen Alltagssituationen ruhigzustellen, nicht aufgeregt zu reagieren oder in bestimmten Situationen einfach „abzuschalten". Nur liegt dabei der Mißerfolg näher als der Erfolg, sofern dies nicht systematisch geschieht, die Situationen zu wenig strukturiert oder zu kompliziert sind. Mehrmaliger Mißerfolg führt in diesen Fällen meist auch zu einer Löschung der Fähigkeit, sich zu entspannen. Daher wird – und dies gilt nicht nur für die Hochdrucktherapie – immer wieder die Anregung gegeben, ganz bestimmte, sehr strukturierte Alltagssituationen für die Durchführung von kurzfristigen Entspannungen auszuwählen (z.B. Pausen am Arbeitsplatz, Wartezeiten an den Verkehrsampeln). Wichtig ist nur, daß diese „Unterbrechungen" häufig und regelmäßig praktiziert werden. Es hängt vom individuellen Fall ab, welche Situationen des Alltags sich hierfür am besten eignen.

Selbstmessung des Blutdrucks

Die Blutdruck-Selbstmessung durch die Patienten wird in Fachkreisen immer noch mit großer Skepsis betrachtet. Es ist selbstverständlich, daß die nur vom Patienten gemessenen Blutdruckwerte nicht zur Grundlage eines Behandlungsprogramms gemacht werden können.

Der Vorteil der Blutdruck-Selbstmessung besteht aber zweifellos darin, daß der Patient ein grobes Feedback darüber erhält, wann und unter welchen Umständen sein Blutdruck ansteigt bzw. absinkt. Außerdem konnten Carnahan und Nugent [90] zeigen, daß durch zusätzliche Blutdruck-Selbstmessungen die Ergebnisse der pharmakologischen Hochdruck-Behandlung verbessert werden können (vgl. auch [91]). Die Patienten lernen auf diese Weise, einen Zusammenhang herzustellen zwischen Blutdruckverhalten und spezifischen Belastungen bzw. Entlastungen. Diese Daten können darüberhinaus Grundlage sein für weitere Explorationen, besonders zu jenen Situationen, in denen pressorische Hyperreaktionen aufgetreten sind. Das Ziel dieser Behandlungsphase besteht also darin, den Patienten mit Hilfe dieser Technik zum „Wissenschaftler im Dienste seiner eigenen Gesundheit" zu erziehen, ihn aus der entmündigenden Fremdkontrolle zu entlassen und ihm Möglichkeiten der Selbstkontrolle zur Verfügung zu stellen.

Dieses Behandlungsprogramm läßt sich ohne weiteres auch mit einer pharmakologischen Hochdrucktherapie kombinieren. Es hängt vom Einzelfall ab, inwieweit die pharmakologischen oder die psychologischen Maßnahmen im Vordergrund des therapeutischen Handelns stehen.

Vielleicht ist ein solch flexibles Behandlungsprogramm gerade für Patienten mit Borderline-Hypertonie geeignet, bei denen die situativ bedingten Blutdruckanstiege und der transiente Charakter der Symptomatik das klinische Bild bestimmen. Pharmakologische Blutdruckbehandlung wäre in diesen Fällen eine zusätzliche Maßnahme zu mehr verhaltenstherapeutisch orientierten Behandlungskomponenten. Anders dagegen verhält es sich bei Patienten mit Hochdruckformen, die dem Stadium II zuzuordnen sind. Hier sollte zunächst eine medikamentöse Behandlung eingeleitet werden, um den Blutdruck auf ein weniger risikobehaftetes Niveau zu senken. Unter Hinzunahme von Entspannungsverfahren könnte dann versucht werden, die antihypertensive Medikation schrittweise zu reduzieren, wenn sich zeigen sollte, daß der Blutdruck in den erforderlichen risikofreien Bereichen gehalten werden kann. Auf jeden Fall muß dem Patienten der Grundgedanke einer solch kombinierten pharmako- und verhaltenstherapeutischen Behandlungsstrategie klar gemacht werden, damit er selbst das dafür nötige Ausmaß an Kooperationsbereitschaft aufbringt und etwaige Mißerfolge zu tolerieren bereit ist.

Die klinische Realität ist aber nur allzu oft widerständiger, als daß nicht doch mancher anfängliche Optimismus zur pessimistischen Einschätzung des therapeutisch Machbaren gerinnen würde. Folgende Einwände gegenüber dem vorgeschlagenen Behandlungskonzept behalten nach wie vor ihre Berechtigung:

1. Solch komplexe und aufwendige Behandlungsmethoden sind nur bei jenen Patienten mit einem gewissen Erfolg durchzuführen, die ohnehin schon motiviert sind, etwas zu tun, um ihren Blutdruck zu senken, d. h. ein gewisses Gesundheitsbewußtsein besitzen. Dieser Einwand ist durch keinen einzigen empirischen Befund zu entkräften. Außerdem scheinen Patienten, die psychisch stabil sind und ihren Gesundheitszustand als befriedigend einstufen, wahrscheinlich besser, d. h. mit größeren Blutdruckveränderungen auf Entspannungsverfahren zu reagieren [67, 68]. Man kann davon ausgehen, daß die bislang vorliegenden Befunde vorwiegend an ausgelesenen Patienten-Stichproben gewonnen wurden, bei denen bereits ein gewisses Ausmaß an subjektiver Beteiligung, Engagement und Interesse vorhanden war. Bei unausgelesenen Stichproben dagegen wird man wahrscheinlich mit den gleichen Compliance-Problemen konfrontiert werden, die schon von der medikamentösen Hochdrucktherapie her bekannt sind [87, 92].

2. Ein weiterer Einwand betrifft die Kosten-Nutzen-Relation. Entspannungsverfahren und die damit verknüpften verhaltenstherapeutischen Maßnahmen sind zweifellos zeit- und personalaufwendig. Dilettantismus ist hier ebensowenig zu tolerieren wie bei anderen therapeutischen Verfahren. Kompetente Fachleute (Klinische Psychologen, Psychotherapeu-

ten, medizinisches Hilfspersonal mit besonderer Schulung) sind hierzu erforderlich. Sie stehen zur Verfügung, doch ist ihre Einsatzmöglichkeit weitgehend noch unbekannt oder stößt auf Skepsis. Der Zeitaufwand für eine mehrdimensionale Entspannungsbehandlung ist im allgemeinen sehr groß. Er liegt im Durchschnitt zwischen 10–15 Sitzungen (Dauer jeweils etwa 45 min), wobei der Aufwand für die Nachbetreuung noch nicht mitberücksichtigt ist. Das Argument, eine Pharmakotherapie sei demgegenüber weitaus kostensparender, kann sehr rasch durch die Tatsache entkräftet werden, daß in der Bundesrepublik Deutschland etwa 150–180 Millionen DM für Antihypertensiva ausgegeben werden, die von den Patienten nicht eingenommen werden (vgl. [93]), also nutzlos sind. Mit einem solchen Betrag, der als volkswirtschaftlicher Verlust überhaupt nicht diskutiert wird, Kombinationstherapien für Hypertoniker zu finanzieren, scheint zumindest erfolgversprechender zu sein als eine Pharmakotherapie, bei der die Medikamente doch nicht eingenommen werden

Schlußbemerkung

Bei aller bisher geäußerter Kritik am Einsatz von Entspannungstechniken zur Blutdrucksenkung darf der Aspekt nicht übersehen werden, daß sich diese Methoden erst im Erprobungsstadium befinden. Es ist sehr einfach, das subjektive Befinden von Klienten durch sie zu verbessern, schwierig wird es jedoch mit dem Nachweis ihrer klinischen Effizienz, wenn so komplexe und physiologisch mehrfach determinierte Regulationsprozesse wie der Blutdruck damit beeinflußt werden sollen. Hier kommen diese Verfahren an die Grenze ihrer Wirksamkeit. Das Wissen um solche biologischen Schranken darf aber nicht das Nachforschen danach zum Erlahmen bringen, wo diese Grenzen nun tatsächlich liegen und welche Mechanismen dafür verantwortlich sind. Dies lohnt sich aber erst dann, wenn die potentielle depressorische Wirksamkeit dieser Methoden durch empirische Daten weiter erhärtet wird.

Worauf bisher noch nicht eingegangen wurde, ist die Kombination von Entspannungsverfahren mit anderen nicht-pharmakologischen blutdrucksenkenden Maßnahmen, wie z.B. Reduktion des Körpergewichts und der Natrium-Zufuhr. Es ist bekannt, daß Veränderungen dieser Variablen den Blutdruck senken. Schwierig bleibt dabei aber nach wie vor, jene Verhaltensweisen wie übermäßiges Essen und erhöhte Salzzufuhr zu verändern. Der Aufwand, der hierzu nötig ist, übersteigt bei weitem den der Entspannungsverfahren: hier müssen eingefahrene Gewohnheiten unterbrochen, andere Personen miteinbezogen (z.B. die Hausfrau, die kocht) und sehr zugkräftige Alternativen angeboten werden, damit sich die Patienten nicht „amputiert" fühlen in jenen Dingen, die ihnen Freude machen.

Im Vergleich dazu lernt der Patient bei Entspannungsverfahren relativ rasch und ohne großen Aufwand eine Selbstkontroll-Technik, die ihm körperlich wohltut und die sich in verschiedensten Situationen einsetzen läßt, ohne daß er dabei auf das Mitmachen anderer angewiesen ist. So sehr diätetische Maßnahmen auch zur Blutdrucksenkung empfohlen werden, muß doch immer berücksichtigt werden, daß sich die gewünschten Effekte nur langsam einstellen und deswegen ihre positiv verstärkende und somit verhaltensändernde Wirkung nicht sehr groß ist. Angebracht und erfolgsversprechend sind sie erst dann, wenn ein gewisses Gesundheitsbewußtsein bereits vorhanden ist. Ein erster Schritt dazu kann im Erlernen von Entspannungsmethoden bestehen; denn den meisten Patienten ist unmittelbar einsichtig, daß gegen den sog. Streß im Alltag (diese Vokabel ist – was immer sie auch bedeuten mag – fest im allgemeinen Sprachbewußtsein verankert) etwas getan werden muß. Beruhigung und körperliche Entspannung sind als Anti-Streß-Methoden nicht schwer zu begreifen. Die Widerstände gegen Enthaltsamkeit im Essen sind dagegen nur schwer zu brechen. Zugänglichkeit, also Einsicht und eigenverantwortliche Mitarbeit, sind eher zu erreichen, wenn dem Patienten Methoden vermittelt werden, die nach seiner Vorstellung den Alltagsstreß bewältigen helfen. Bei mehrstufigen Behandlungsprogrammen sollte man daher nicht von einem Wissen ausgehen, das wünschenswert wäre aber erst aufgebaut werden muß, sondern dort ansetzen, wo Einsicht und Motivation als Basis bereits vorhanden sind.

Literatur

1. Weiner, H.: Psychobiology and human disease. Elsevier, Amsterdam, New York 1977
2. Shapiro, A. P., Schwartz, G. E., Ferguson, D. C. E., Redmond, D. P., Weiss, S. M.: Behavioral methods in the treatment of hypertension. A review of their clinical status. Ann. Intern. Med., 1977, *86*, 626
3. Shapiro, A. P., Schwartz, G. E., Ferguson, D. C. E., Redmond, D. P., Weiss, S. M.: Behavioral approaches to the treatment of hypertension. Progress in Brain Res., 1977, *47*, 309
4. Vaitl, D.: Entspannungstechniken. In: Pongratz, L. J. (Hrsg.): Klinische Psychologie. Handbuch der Psychologie. Hogrefe, Göttingen 1978, Band 8/II
5. Frumkin, K., Nathan, R. J., Prout, M. F., Cohen, M. C.: Non pharmacological control of essential hypertension in man: A critical review of experimental literature. Psychosom. Med., 1978, *40*, 294
6. Seer, P.: Psychological control of essential hypertension: Review of the literature and methodological critique. Psychol. Bull, 1979, *86*, 1015
7. Legewie, H., Nusselt, L. (Hrsg.): Biofeedback-Therapie. Lernmethoden in der Psychosomatik, Neurologie und Rehabilitation. Urban & Schwarzenberg, München 1975
8. Schwartz, G. E., Beatty, J. (eds.): Biofeedback. Theory and research. Academic Press, New York 1977
9. Obrist, P. A., Black, A. H., Brener, J., DiCara, L. V. (eds.): Cardiovascular psychophysiology. Aldine Publ. Comp., Chicago 1974
10. Cerulli, M. A., Nikoomanesh, P., Schuster, M. M.: Progress in biofeedback conditioning for fecal incontinence. Gastroenterology, 1979, *76*, 742
11. Basmajian, J. V., Kumula, C. G., Narayan, M. G., Tkabe, K.: Biofeedback treatment of foot-drop after stroke compared with standard rehabilitation technique: Effects on voluntary control and strength. Arch. Phys. Med. and Rehabil., 1975, *56*, 231
12. Biofeedback for patients with Raynaud's phenomenon. JAMA, 1979, *242*, 509
13. Weiss, T.: Biofeedback training for cardiovascular dysfunctions. Medical Clinics of North America, 1977, *61*, 913

14. Tursky, B.: The indirect recording of human blood pressure. In: Obrist, P. A., Black, A. H., Brener, J., DiCara, L. V. (eds.): Cardiovascular psychophysiology. Aldine, Chicago 1974

15. Miller, N. E., Dworkin, B.: Critical issues in therapeutic applications of biofeedback. In: Schwartz, G. E., Beatty, J. (eds.): Biofeedback: Theory and research. Academic Press, New York 1977

16. Brener, J., Kleinman, R.: Learned control of decreases in systolic blood pressure. Nature, 1970, *226*, 1063

17. Richter-Heinrich, E., Knust, U., Lori, M., Sprung, H.: Zur Blutdruckkontrolle durch Biofeedback bei arteriellen Hypertonikern. Z. Psychol., 1976, *184*, 538

18. Blanchard, E. B., Miller, S. T., Abel, G. G., Haynes, M. R., Wicker, P.: Evaluation of biofeedback in the treatment of borderline essential hypertension. J. Appl. Behav. Analysis, 1979, *12*, 99

19. Elder, S. T., Ruiz, R. Z., Deabler, H. J., Dillenkoffer, R. L.: Instrumental conditioning of diastolic blood pressure in essential hypertensive patients. J. Appl. Behav. Anal., 1973, *6*, 377

20. Steptoe, A., Smulyan, H., Gribbin, B.: Pulse wave velocity and blood pressure change: Calibration and applications. Psychophysiology, 1976, *13*, 488

21. Steptoe, A., Johnston, D.: The control of blood pressure using pulse wave velocity feedback. J. Psychosom. Res., 1976, *20*, 417

22. Gribbin, B., Steptoe, A., Sleight, P.: Pulse wave velocity as a measure of blood pressure change. Psychophysiology, 1976, *13*, 86

23. Shapiro, D., Tursky, B., Gershon, E., Stern, M.: Effects of feedback and reinforcement on the control of human systolic blood pressure. Science, 1969, *163*, 588

24. Shapiro, D., Tursky, B., Schwartz, G. E.: Control of blood pressure in man by operant conditioning. Circ. Res., 1970, *26*, Suppl. I, 27

25. Shapiro, D., Schwartz, G. E., Tursky, B.: Control of diastolic blood pressure in man by feedback and reinforcement. Psychophysiology, 1972, *9*, 296

26. Schwartz, G. E., Shapiro, D., Tursky, B.: Learned control of cardiovascular integration in man through operant conditioning. Psychosom. Med., 1971, *33*, 57

27. Blanchard, E. B., Young, L. D., Haynes, M. R.: Simple feedback system for self control of blood pressure. Perc. Mot. Skills, 1974, *39*, 891

28. Fey, S. G., Lindholm, E.: Systolic blood pressure and heart rate changes during three sessions involving biofeedback or no feedback. Psychophysiology, 1975, *12*, 513

29. Miller, N. E.: Postscript. In: Singh, D., Morgan, C. T. (eds.): Current status of physiological psychology: Readings. Brooks, Cole, Monterey, Calif. 1972

30. Miller, N. E.: Applications of learning and biofeedback to psychiatry and medicine. In: Freedman, A. M., Kaplan, H. I., Sadock, B. J. (eds.): Comprehensive textbook of psychiatry – II. Williams & Wilkins, Baltimore 1975

31. Benson, W., Shapiro, D., Tursky, B., Schwartz, G. E.: Decreased systolic blood pressure through operant conditioning techniques in patients with essential hypertension. Science, 1971, *73*, 740

32. Kristt, D. A., Engel, B. T.: Learned control of blood pressure in patients with high blood pressure. Circulation, 1975, *51*, 370

33. Elder, S. T., Eustis, N. K.: Instrumental blood pressure conditioning in outpatient hypertensives. Behav. Res. Ther., 1975, *13*, 185

34. Goldman, H., Kleinman, K., Snow, M., Bidus, D., Korol, B.: Relationship between essential hypertension and cognitive functioning: Effects of biofeedback. Psychophysiology, 1975, *12*, 569

35. Kleinman, K. M., Goldman, H., Snow, M. Y., Korol, B.: Relationship between essential hypertension and cognitive functioning II: Effects of biofeedback training generalize to nonlaboratory environment. Psychophysiology, 1977, *14*, 192

36. Shoemaker, J. E., Tasto, D. L.: The effects of muscle relaxation on blood pressure of essential hypertensives. Behav. Res. Ther., 1975, *13*, 29

37. Surwit, R., Shapiro, D., Good, M. I.: Comparison of cardiovascular biofeedback, neuromuscular feedback, and meditation in the treatment of borderline hypertension. J. Consult. Clin. Psychol., 1978, *46*, 252

38. Frankel, B. L., Patel, D. J., Horowitz, D., Friedwald, W. T., Gaardner, K. R.: Treatment of hypertension with biofeedback and relaxation techniques. Psychosom. Med., 1978, *40*, 276
39. Sedlacek, K., Cohen, J., Boxhill, C.: Comparison between biofeedback and relaxation response in the treatment of essential hypertension. Proceedings of the 8th Meeting of the Biofeedback Society of America, Alberquerque, New Mexico 1978
40. Patel, C.: Yoga and biofeedback in the management of hypertension. Lancet, 1973, *2*, 1053
41. Patel, C.: Yoga and biofeedback in hypertension. Lancet, 1973, *2*, 1327
42. Patel, C.: Yoga and biofeedback in the management of hypertension. J. Psychosom. Res., 1975, *19*, 355
43. Patel, C.: Twelve-month follow-up of yoga and biofeedback in the management of hypertension. Lancet, 1975, *1*, 62
44. Patel, C., North, W. R. S.: Randomized controlled trial of yoga and biofeedback in the management of hypertension. Lancet, 1975, *2*, 93
45. Richter-Heinrich, E., Knust, U., Müller, W., Schmidt, K. H., Sprung, H.: Psychophysiological investigations in essential hypertensives. J. Psychosom. Res., 1975, *19*, 251
46. Fahrenberg, J., Selg, H. (Hrsg.): Das Freiburger Persönlichkeitsinventar (FPI). Handanweisung für die Durchführung und Auswertung. Hogrefe, Göttingen 1970
47. Spreen, O.: Konstruktion einer Skala zur Messung der manifesten Angst in experimentellen Untersuchungen. Psychol. Forsch., 1961, *26*, 205
48. Sprung, H., Richter-Heinrich, E.: Der Einfluß von Medazepam auf die Blutdrucksenkung durch Feedback (Kurzreferat). In: VIII. Kongreß der Gesellschaft für Kardiologie und Angiologie der DDR „Die arterielle Hypertonie-Grundlagen und Prinzipien ihrer Bekämpfung", 8.–11.6.1976 in Berlin, 136
49. Benson, H.: The relaxation response. William Morrow, New York 1975
50. Naranjo, C., Ornstein, R. E.: Psychologie der Meditation. Fischer, Frankfurt 1976
51. Woolfolk, R. L.: Psychophysiological correlates of meditation. Arch. Gen. Psychiatry, 1975, *32*, 1326
52. Davidson, J. M.: The physiology of meditation and mystical states of consciousness. Perspectives in Biology and Medicine, 1976, *19*, 345
53. Treichel, M., Clinch, N., Cran, M.: The metabolic effects of transcendental meditation. The Physiologist, 1973, *16*, 472
54. Luthe, W. (ed): Autogenic therapy. Grune & Stratton, New York, 1969, Vol I–VI
55. Jacobson, E.: Progressive relaxation. University of Chicago Press, Chicago, 1938
56. Bernstein, D. A., Borkovec, T. D.: Entspannungstraining. Handbuch der progressiven Muskelentspannung. Pfeiffer, München, 1975
57. Borkovec, T. D., Sides, K. J.: Critical procedural variables related to the physiological effects of progressive relaxation: A review. Beh. Res. Therapy, 1979, *17*, 119
58. Elson, B. D., Hauri, P., Cunis, D.: Physiologic changes in yoga meditation. Psychophysiology, 1977, *14*, 52
59. Datey, K. K., Deshmukh, S. N., Dalvi, C. P., Vinekar, S. W.: „Shavasan": A yogic exercise in the management of hypertension. Angiology, 1969, *20*, 325
60. Benson, H., Rosner, B. A., Marzetta, B. R., Klemchuck, H. M.: Decreased blood pressure in pharmacologically treated hypertensive patients who regularly elicited the relaxation response. Lancet, 1974, *1*, 289
61. Benson, H., Rosner, B. A., Marzetta, B. R., Klemchuck, H. M.: Decreased blood pressure in borderline hypertensive subjects who practiced meditation. J. Chronic. Dis., 1974, *27*, 163
62. Blackwell, B., Hanenson, I., Bloomfield, S., Magenheim, H., Gartside, P., Nidich, S., Robinson, A., Zigler, R.: Transcendental meditation in hypertension. Individual response patterns. Lancet, 1976, *1*, 223
63. Pollack, A. A., Weber, M. A., Case, D. B., Laragh, J. H.: Limitations of transcendental meditation in the treatment of essential hypertension. Lancet, 1977, *1*, 71
64. Klumbies, G., Eberhardt, G.: Results of autogenic training in the treatment of hypertension. In: Thor, J. J. (ed.): IVth World Congress of Psychiatry (Madrid, September 1966, International Congress Series No. 117). Excerpta Medica Foundation, Amsterdam, 1966, 46

65. Jacob, R. G., Kraemer, H. C., Agras, W. S.: Relaxation therapy in the treatment of hypertension. Arch. Gen. Psychiatr., 1977, *34*, 1417
66. Stone, R. A., DeLeo, J.: Psychotherapeutic control of hypertension. New Engl. J. Med., 1976, *294*, 30
67. Seer, P., Raeburn, J. M.: Meditation training and essential hypertension: A methodological study. J. Behav. Med., 1980, *3*, 59
68. Richter-Heinrich, E.: Biofeedbackverfahren zur Senkung des Blutdrucks arterieller essentieller Hypertoniker. In: Baumann, R., Dutz, H., Nitschkoff, S. (Hrsg.): Die arterielle Hypertonie. Im Druck
69. Peters, R. K., Benson, H., Porter, D.: Daily relaxation response breaks in a working population: I. Effects on self-reported measures of health, performance and well-being. Am. J. Publ. Health, 1977, *67*, 946
70. Peters, R. K., Benson, H., Peters, J. M.: Daily relaxation response breaks in a working population: II. Blood pressure. Am. J. Pub. Health, 1977, *67*, 954
71. Taylor, C. B., Farquhar, J. W., Welson, E., Agras, W. S.: The effects of relaxation therapy on blood pressure of essential hypertension. Arch. Gen. Psychiatr., 1977, *34*, 339
72. Deabler, H. L., Fidel, E., Dillenkoffer, R. L., Elder, S. T.: The use of relaxation and hypnosis in lowering high blood pressure. Am. J. Clin. Hypn., 1973, *16*, 75
73. Beiman, L., Graham, L. E., Ciminero, A. R.: Self-control progressive relaxation training as an alternative nonpharmacological treatment for essential hypertension: Therapeutic effects in the natural environment. Behav. Res. Ther., 1978, *16*, 371
74. Bloom, L. J., Cantrell, B.: Anxiety management training for essential hypertension in pregnancy. Behav. Ther., 1978, *9*, 377
75. Bardy, J. P., Luborsky, L., Kron, R. E.: Blood pressure reduction in patients with essential hypertension through metronome-conditioned relaxation: A preliminary report. Behav. Ther., 1974, *5*, 203
76. Graham, L. E., Beiman, I., Ciminero, A. R.: The generality of the therapeutic effects of progressive relaxation training for essential hypertension. J. Behav. Ther. Experm. Psychiatry, 1977, *8*, 161
77. Walsh, P., Dale, A., Anderson, D. E.: Comparison of biofeedback pulse wave velocity and progressive relaxation in essential hypertensives. Perc. Mot. Skills, 1977, *44*, 839
78. Patel, C.: Yoga and biofeedback in the management of stress in hypertensive patients. Clin. Sci. Mol. Med., 1975, *48*, 171, Suppl. 2
79. Patel, C.: Reduction of serum cholesterol and blood pressure in hypertensive patients by behavior modification. J. Royal Coll. Gen. Pract., 1976, *26*, 211
80. Moser, M., Goldman, A. G.: Hypertensive vascular disease – diagnosis and treatment. J. B. Lippincott, Philadelphia, 1967, 172
81. Goldring, W., Chasis, H., Schreiner, G. E., Smith, H. W.: Reassurance in the management of benign hypertensive disease. Circulation, 1956, *14*, 260
82. Grenfell, R. F., Briggs, A. H., Holland, W. C.: Antihypertensive drugs evaluated in a controlled double-blind study. South Med. J., 1963, *56*, 1410
83. Redmond, D. P., Gaylor, M. S., McDonald, R. H., Shapiro, A. P.: Blood pressure and heart rate response to verbal instruction and relaxation in hypertension. Psychosom. Med., 1974, *36*, 285
84. Blackwell, B.: Hypertension: Medicate or meditate? Amer. Heart J. 1977, *93*, 262
85. Veterans Administration Cooperative Study on Antihypertensive Agents. Effects of treatment on morbidity in hypertension. JAMA 1967, *202*, 1028
86. Veterans Administration Cooperative Study Group on Antihypertensive Agents: Effects of treatment on morbidity in hypertension: II. Results in patients with diastolic blood pressure averaging 90 through 114 mm Hg. JAMA, 1970, *213*, 1143
87. Vaitl, D.: Zum Problem der Adhärenz in der Behandlung des hohen Blutdrucks. In: Bock, K. D. (unter Mitarbeit von L. Hoffmann) (Hrsg.): Sozialmedizinische Probleme der Hypertonie in der Bundesrepublik Deutschland. Ein interdisziplinäres Gespräch. Essener Hypertonie-Kolloquium Schloß Hugenpoet, 24., 25. Juni 1977, Thieme, Stuttgart, 1978
88. Bock, K. D., Haehn, K. D., Vaitl, D. (unter Mitarbeit von L. Hoffmann) (Hrsg.): Arzt und Hypertoniker. Allgemeinärztliche Aspekte der Zusammenarbeit. Ein interdisziplinäres

Gespräch. 2. Essener Hypertonie-Kolloquium. Schloß Hugenpoet, 17., 18. November 1978, Vieweg, Braunschweig, Wiesbaden 1979
89. Davidson, R. J., Schwartz, G. E.: The psychobiology of relaxation and related states: A multi-process theory. In: Mostofsky, D. I. (ed.): Behavior control and modification of physiological activity. Prentice-Hall, Englewood, 1976
90. Carnahan, J. E., Nugent, Ch. A.: The effects of self-monitoring by patients on the control of hypertension. Am. J. Med. Scien., 1975, *269*, 69
91. Nitschkoff, S., Gahlow, H.: Über die Selbstkontrolle des Blutdrucks bei Hypertonikern. Dt. Gesundh.-Wesen, 1976, *31*, 1729
92. Sackett, D. L., Haynes, R. B. (eds.): Compliance with therapeutic regiments. The Johns Hopkins University Press, Baltimore, 1976
93. Weber, E., Gundert-Remy, U., Schrey, A.: Patienten Compliance. Workshop am 14. Mai 1977 über Verbesserung der Arzt-Patienten-Beziehung, Frankfurt a.M., Witzstrock, Baden-Baden, Köln, New York, 1977

Psychologische Verfahren zur Behandlung der essentiellen Hypertonie

G. Haag, W. Larbig und N. Birbaumer

Die Bedeutung sozialer und psychologischer Faktoren bei der Entstehung der essentiellen Hypertonie

Die Bezeichnung „essentielle Hypertonie" verdeutlicht, daß keine klar feststellbare Ursache der Erkrankung bekannt ist. Sie gilt generell als häufigste Todesursache [1] und wesentlicher Risikofaktor (neben Nikotinabusus und Hyperlipidämie) für arteriosklerotische Erkrankungen des Herzens (koronare Herzkrankheit), der Peripherie (z.B. Niereninsuffizienz) und der zerebralen Gefäße (apoplektischer Insult) [2, 3]. Nach Definitionen der Weltgesundheitsorganisation gelten Werte über 160/95 mm Hg als pathologisch. Alarmierende epidemiologische Daten zur Hypertoniehäufigkeit – 6,3 Mio. Hypertoniker in der BRD [4], 23 Mio. in den USA, 25% der 35–74jährigen in England [5] – betonen das gefährliche Ausmaß der Verbreitung dieser „Jahrhundertseuche" vor allem in der industrialisierten Welt. 80–95% aller Hochdruckkranken leiden an einer essentiellen Hypertonie [6, 3].

Ätiologische Konzepte in der Hypertonieforschung betonen die Vielfalt komplex verschalteter physiologischer Systeme bei der Entstehung und Aufrechterhaltung der Erkrankung [7]. Neuere Untersuchungen in den USA [8] und in der Bundesrepublik [9] lenken die Aufmerksamkeit bei der Entstehung der kardiovaskulären Erkrankungen besonders auf soziale und psychologische Risikofaktoren. Umgebungsfaktoren sind nach Weiner [10] mit ca. 70% an der Verursachung der essentiellen Hypertonie beteiligt.

Für die Beteiligung *sozialer Determinanten* sprechen epidemiologische Untersuchungen in verschiedenen „stabilen" und „instabilen" Kulturen, in denen unabhängig von ethnographischen Merkmalen in stabilen Kulturen mit fester Tradition und individueller Rollensicherheit (z.B. archaische Kulturen auf einigen polynesischen Inseln) keine Blutdruckanstiege mit zunehmendem Lebensalter festgestellt wurden. Ebenso traten Herz-Kreislauferkrankungen sehr selten auf [11, 12]. Cruz-Coke, Etcheverry und Nagel [13] sprechen in diesem Zusammenhang von der „ökologischen Nische" bei isolierten, aber traditionell sehr festgefügten Kulturen, die einen normalen Blutdruck garantieren. Zunehmende Urbanisation oder Migration in industrialisierte Gebiete sind mit deutlichen Blutdruckanstiegen verbunden. Entsprechende Beobachtungen machte Prior [14] bei japanischen Einwanderern in den USA und polynesischen Einwanderungsgruppen in Neuseeland (vgl. zusammenfassende Darstellung bei Henry und Stephens [15]). Zu beachten gilt, daß die korrelativen Aussagen, die aus soziokulturellen Studien gewonnen werden, ohne kausalanalytischen Erklärungswert für die Entstehungsmechanismen einer Erkrankung sind. Angaben über spezifische Verteilungsmuster von Morbidität und Mortalität erklären somit auch nicht, warum es Personen gibt, die sich z. B. einem sozialen Wandel ohne zu erkranken anpassen können. Gegen epidemiologische Untersuchungen wird außerdem häufig eingewandt, daß diätetische und klimatische Faktoren nur schwer völlig zu kontrollieren seien.

Psychische und soziale Stressoren am Arbeitsplatz, wie Änderungen der Arbeitswelt durch Mechanisierung und Automation, Schichtarbeit, Fließband- und Akkordarbeit, hierarchische Betriebsstrukturen, Rivalität, Lärm und chemische Einwirkungen sind häufig mit erhöhtem Blutdruck verbunden [16, 17]. Cobb und Rose [18] fanden bei Fluglotsen an Orten mit hoher Verkehrsdichte häufiger Hypertoniker im Vergleich zu Flughäfen mit geringer Verkehrsdichte. Ebenso kann Arbeitsplatzverlust mit Blutdruckerhöhungen verbunden sein. Derartige situative Veränderungen werden in der „life-event" Forschung systematisch untersucht, eben solche lebensgeschichtlichen Ereignisse, die in engem zeitlichen Zusammenhang mit dem Beginn oder der Exazerbation einer Krankheit stehen. Eine Fülle retrospektiver Untersuchungen bestätigte die Häufung von Lebensveränderungen vor dem Krankheitsausbruch. Besonders aussagekräftige Ergebnisse fanden sich bei Herzinfarktpatienten (u. a. Partnerverlust, Arbeitsplatzbelastung; vgl. [20, 21, 22]). Signifikante Anstiege der LCU-Werte (*life-change-units*) stellen gute Vorhersagegrößen für psychosomatische Erkrankungen sowie für das Ausmaß der sozialen Wiederanpassung an erlebte Lebensänderungen dar (Zusammenfassung bei [23]).

Bei der Untersuchung *psychologischer Faktoren* spielt die Aggression eine zentrale Rolle. Fußend auf dem Konversionsmodell und der psychoanalytischen Konflikttheorie Freuds entwickelte Alexander [24] im Rahmen psychoanalytischer Therapien von Hypertonikern die Vorstellung eines spezifischen Kernkonfliktes, der durch antinome passiv-abhängige und aggressive Tendenzen gekennzeichnet ist.

Folgende Persönlichkeitszüge werden als typisch für Hypertoniker beschrieben: zwanghafte Merkmale verbunden mit starker Leistungsorientierung, Abwehr von Wutgefühlen mit daraus resultierender diffuser aggressiver Gestimmtheit und gelegentlichen aggressiven „Ausbrüchen". Psychogenetisch kommt es nach Schultz-Hencke [25] zu einer Hemmung primär-aggressiver Impulse in frühen Sozialisationsphasen und charakterologisch zum Aufbau einer bescheidenen und friedfertigen Fassadenhaltung als Reaktionsbildung gegenüber aggressiven Bedürfnissen. Groen, van der Valk und Ben-Ishay [26] sehen einen wesentlichen pathogenetischen Mechanismus in der Substitution physiologischer Reaktionen in Form von neuromuskulärer Aktivierung und erhöhtem Herzminutenvolumen durch eine geringe muskuläre Reaktion der Gefäßwände mit Erhöhung des peripheren Gefäßwiderstandes.

In der Tradition psychoanalytischer Modelle entwickelte Graham [27] den ätiologischen Erklärungsansatz der störungsspezifischen Einstellungen

(„specifity-of-attitude-hypothesis"), die mit typischen physiologischen Reaktionsmustern assoziiert sind. Graham definiert derartige, für psychosomatische Störungen spezifische Einstellungen als charakteristische Wahrnehmungen eigener Reaktionen (auf interne und externe Reize) und Handlungsbereitschaften. Der essentielle Hypertoniker ist durch die Einstellung der dauernden Anspannung wegen drohender Gefahr, ohne Möglichkeit zu Flucht und Angriff, charakterisiert. Die Bedeutung solcher Einstellungen ließ sich empirisch in „Streßinterviews" und in Experimenten objektivieren, in denen mit hypnotischer Induktion von störungsspezifischen Vorstellungen jeweils auch die störungsspezifischen physiologischen Reaktionen hervorgerufen werden konnten. Bei der Vorgabe von solchen Vorstellungen, die für Hypertoniker typisch sein sollten, konnten entsprechende Blutdruckanstiege registriert werden [28, 29]. Peters und Stern [30] konnten jedoch in einer Replikations-Studie diese Ergebnisse nicht bestätigen.

Nach Beobachtungen von Binger [31] steht der plötzliche Verlust von Sicherheit am Beginn der Erkrankung. Dunbar [32] hob vor allem die passiven und emotional instabilen Verhaltensweisen bei hypertonen Patienten hervor. Shekelle, Schoenberger und Stamler [33] fanden bei weiblichen Hypertonikern im Alter von 45–64 Jahren ein Typ-A Verhalten („coronary-prone behavior pattern"), das sich durch ehrgeiziges Erfolgsstreben, extreme Konkurrenzbereitschaft, Zeitnot, Aggression und Feindseligkeit auszeichnet und vor allem gehäuft bei Patienten mit koronaren Herzerkrankungen gefunden wurde [34].

Psychologische Experimente zur Bedeutung der Aggression bei essentiellen Hypertonikern ergaben eine Normalisierung erhöhter Blutdruckwerte nach erfolgter und positiv verstärkter Aggressionsabfuhr gegenüber dem frustrierenden Versuchsleiter [35].

Trotz der Konsistenz der Untersuchungsbefunde ließ sich bisher nicht eindeutig klären, ob psychologische Faktoren und bestimmte Persönlichkeitsmerkmale spezifisch sind für essentielle Hypertoniker oder dieselben Faktoren nicht auch bei anderen psychosomatischen und psychiatrischen Erkrankungen eine ebenso wichtige Rolle spielen [36]. Weiner [10] hat darauf aufmerksam gemacht, daß die häufig kritisierte ätiologische Relevanz emotionaler Streßfaktoren und spezifischer Persönlichkeitsmerkmale bisher völlig ungeklärt ist, zumal jene Determinanten nicht Ursache, sondern ebenso auch Folge des erhöhten Blutdrucks und der damit verbundenen pathophysiologischen Veränderungen sein könnten. Z. B. wird die Möglichkeit diskutiert, daß erhöhte Werte von Angiotensin II durch die Beeinflussung zentralnervöser Funktionen zu Verhaltensänderungen führen können [10]. Hinzu kommt, daß die essentielle Hypertonie eine heterogene Krankheit ist und somit unterschiedliche Faktoren für den Beginn und die Persistenz verantwortlich sind. Ferner wird diskutiert, ob Persönlichkeitsfaktoren und erhöhter Blutdruck Ausdruck einer genetischen Prädisposition (u.a. angeborene Hyperreaktivität auf Streßreize, vgl. [37]) sein können, wofür tierexperimentelle Befunde sprechen [38].

Antworten auf diese entscheidenden Fragen der Gewichtung einer Vielzahl von möglichen ätiologischen Faktoren sowie die Identifikation von

Prädiktoren für potentielle Hypertoniker könnten breit angelegte longitudinale Prospektivstudien an großen Stichproben unausgelesener gesunder Probanden geben. Ebenso ließen sich mit dieser Forschungsstrategie möglicherweise Hinweise auf jene Mechanismen finden, die für den Übergang temporärer Blutdruckerhöhungen („Situationshypertonie" [39]) in irreversible maligne Hypertonie-Formen verantwortlich sind.

Konsequenzen für Diagnostik und Therapie ergeben sich aus den dargestellten sozialen, psychologischen und physiologisch-genetischen Wirkfaktoren, die bei der Entstehung und Aufrechterhaltung der essentiellen Hypertonie eine Rolle spielen. Verschiedene psychologische, vor allem verhaltenstherapeutische Verfahren gewinnen in den letzten Jahren bei der psychologischen Behandlung von Hypertonikern zunehmend an Bedeutung, sowohl in der klinischen Anwendung als auch im Rahmen experimenteller Psychotherapieforschung.

Psychologische Verfahren in der Behandlung der Hypertonie

Experimentelle Ergebnisse zur nicht-medikamentösen Hochdruckbehandlung liegen bisher vorwiegend zur Anwendung von Entspannungsverfahren und Biofeedbacktechniken vor (vgl. hierzu auch den Beitrag von Vaitl in diesem Band). Viele dieser Arbeiten leiden jedoch unter methodischen Mängeln (fehlende Kontrollgruppen, keine langfristigen Nachuntersuchungen u. a.). Dies trifft insbesondere auch auf die bisher bei der Hochdruckbehandlung wenig erfolgreiche traditionelle Psychotherapie zu [39, 40, 41].

Positive Therapieeffekte wurden bisher mit verschiedenen Entspannungsverfahren erreicht, z. B. autogenem Training, progressiver Muskelrelaxation (nach Jacobson), Entspannung nach Benson, Yoga und Meditationstechniken. Allerdings ist noch nicht geklärt, ob diese Entspannungstechniken wirklich wirksamer sind als unspezifische Methoden wie z. B. ruhiges Sitzen, an nichts Denken u.a.m. Mit Hilfe des Blutdruck-Feedback (Rückmeldung der augenblicklichen Blutdruckhöhe an den Patienten) konnten von verschiedenen Autoren zumindest kurzfristige Blutdrucksenkungen in der Laborsituation erreicht werden (vgl. hierzu Vaitl in diesem Band).

Die Anwendung von Blutdruckfeedback wird derzeit noch erschwert durch das Fehlen einer praktikablen Methode zur kontinuierlichen unblutigen Blutdruckmessung.

Lang anhaltende Effekte konnten vor allem in den Studien von Patel [5] nachgewiesen werden, wobei Informationen über die Ursachen des Bluthochdrucks, Ateminstruktionen, Muskel-Entspannung, Meditation und Biofeedback (des Hautwiderstandes und der Verspannung der Stirnmuskulatur) kombiniert wurden. Trotz dieser Ergebnisse ist derzeit die klinische Wirksamkeit psychologischer Behandlungsmethoden mangels einer ausreichenden Anzahl langfristiger, kontrollierter Studien noch nicht eindeutig erwiesen.

Es soll im folgenden ein mehrdimensionaler Behandlungsansatz (Tübinger Psychosomatiker-Projekt) dargestellt werden, dessen Anwendung im Rahmen der Bluthochdruck-Therapie diskutiert wird.

Das Tübinger Psychosomatik-Projekt

Aufbau des Projektes

Im Rahmen der von der Deutschen Forschungsgemeinschaft geförderten Tübinger Therapiestudie werden Patienten mit psychosomatischen Störungen (u. a. auch essentielle Hypertonie) mit drei unterschiedlichen psychologischen Behandlungsverfahren (Kognitive Therapie, Modifikation erhöhter autonomer Erregung, Training des Sozialverhaltens) behandelt.

Jeder Patient wird dabei zunächst von vier Therapeuten durch ein unabhängiges Rating auf der Grundlage umfangreicher diagnostischer Daten (s. u.) derjenigen Therapie zugeordnet, die für ihn indiziert erscheint. Jeder erhält zusätzlich zu dieser indizierten Therapieform noch eine der beiden weniger geeignet erscheinenden Therapien. Nach Zufall wird dabei ein Teil der Patienten zunächst der geeigneteren, der andere Teil zunächst der weniger geeigneten Therapieform nach folgendem Schema zugewiesen:

Patientengruppe	Therapieform I	Therapieform II
A	indiziert	weniger indiziert
B	weniger indiziert	indiziert

Jede Therapieform umfaßt 12 Doppelstunden (Dauer einer Sitzung: 90 min), so daß jeder Patient insgesamt über 24 Doppelstunden hin behandelt wird. Bei einer Doppelstunde wöchentlich entspricht dies einer Therapiedauer von etwa einem halben Jahr. Im Rahmen dieses Projektes werden ausschließlich ambulante Einzeltherapien durchgeführt.

Diagnostik und Probleme der differentiellen Indikation

Die Diagnostik erfaßt Merkmale aus drei Ebenen individuellen Verhaltens (physiologische, verhaltensmäßige, subjektive Merkmale). Sie dient der Objektivierung der für den jeweiligen Patienten relevanten internen und externen Stressoren [42]. Den psychodiagnostischen Maßnahmen gehen umfangreiche neurologische und internistische Untersuchungen zum Ausschluß organischer (z. B. renaler) Faktoren voraus.

Diagnostik-Phase I

Nach einem verhaltensanalytisch orientierten Interview von ca. 1 ½ Stunden wird eine Reihe von Fragebogenmaßen erhoben:

a) Selbstbehauptungsfragebogen: Erfassung der Reaktionen in sozialen Streßsituationen;
b) Fragebogen zur Angst vor negativer Bewertung (nach Watson & Friend): Erfassung von Ängsten vor sozialem Kontakt;
c) Fragebogen zu bevorzugten Bewältigungsmechanismen: Identifizierung autonomer Reaktionsmuster in vier vorgegebenen Streßsituationen (schwierige Aufgabe, Ärger, Enttäuschung, peinliche Situation); gleichzeitig werden individuelle Bewältigungsstrategien erfaßt (Bewegung, Essen, Alkohol, Medikamente, Kaffee, Rauchen, „sich Zusammenreißen", Entspannung), die Hyperaktivierung reduzieren sollen;
d) Fragebogen zur Überprüfung irrationaler Einstellungen: Erfassung der von Ellis [43] identifizierten, streßinduzierenden irrationalen Kognitionen;
e) Lebensfragebogen (nach Lazarus): Ergänzung und Vertiefung bereits im Interview gewonnener Informationen aus den verschiedenen Lebensbereichen der aktuellen und entwicklungspsychologischen Situation.

In einem *standardisierten Verhaltenstest* wird der Patient aufgefordert, über eine von 15 möglichen Themen (Kernkraftwerke, Schwangerschaftsabbruch, Fernsehen als Freizeitbeschäftigung etc.) mit 2 Therapeuten frei zu diskutieren und seine Meinung offen zu vertreten. Die auf Videoband festgehaltenen Szenen werden nach verschiedenen Kategorien des Sozialverhaltens beurteilt: Meinungsäußerung (klar, unsicher), Einschüchterung durch Widerspruch, Schwierigkeit das Wort zu ergreifen, Angemessenheit des averbalen Verhaltens (Körperhaltung, Blickkontakt), Sprechweise, persönliches Engagement und allgemeiner Eindruck über das Maß an Selbstunsicherheit.

Diagnostik-Phase II

In diesem zweiten diagnostischen Abschnitt werden psychophysiologische Untersuchungen (Hautleitfähigkeit, Plethysmogramm, Atmung) unter replizierbaren Stimulusbedingungen durchgeführt. Über verschiedene diagnostische Situationen hinweg (Habituation, klassische Konditionierung mittels aversiver streßhafter Geräusche, Extinktion, Vorstellungen von allgemeinen und individuellen Streßsituationen) sollen stereotype Reaktionsmuster ermittelt werden, von denen erwartet wird, daß sie auf die Dauer organschädigende Wirkungen haben. Während der physiologischen Diagnostik wahrgenommene autonome Reaktionen (Herzklopfen, Pulsbeschleunigung, Schwitzen) werden mit einem Fragebogen zur autonomen Wahrnehmung (nach Mandler) erfaßt.

Zur *Therapieerfolgskontrolle* werden diagnostische Daten vor und nach Therapie I, nach Therapieabschluß (nach der Therapie II), beim ersten follow-up (½ Jahr danach) und beim zweiten follow-up (1½ Jahre später) erhoben. Die wesentlichen Meßwerte sind tägliche Tagebuch-Daten. 40 Tage vor Therapiebeginn bis zum Abschluß der Behandlung mißt der Patient dreimal täglich zur selben Tageszeit unter konstanten Bedingungen (im Stehen) seinen Blutdruck, trägt Medikation, Therapieerwartung und affektive Stimmung in das Protokoll ein. Die tägliche Blutdruckkontrolle ermöglicht dem Patienten, die medikamentöse und psychologische Therapie selbst zu überwachen und als Partner dabei mitzuwirken. Neben der Motivationsförderung bietet die Selbstmessung die Möglichkeit, den Zusammenhang zwischen Blutdruckreaktionen und Lebenssituationen besser zu beobachten [3, 44].

Die statistische Auswertung täglicher Meßdaten erfolgt nach einzelfallstatistischen zeitreihen-analytischen Meßmethoden (ARIMA-Modelle = *au*toregressive *i*ntegrated *m*oving *a*verage, Methoden, vgl. [45]) zur Quantifizierung systematischer Niveau- und Trendänderungen durch therapeutische Interventionseffekte. Nach Abschluß des Projektes sollen über die Agglutination von Einzelfällen auch Gruppenvergleiche durchgeführt werden.

Diese umfangreiche Diagnostik trägt der physiologischen und entsprechenden psychologischen Heterogenität der essentiellen Hypertonie Rechnung (vgl. [46]). Sie erfordert ein Maximum an spezifischer psychodiagnostischer, biochemischer und physiologischer Information, um kontingent auf diese Daten therapeutische Schritte zu unternehmen. Daraus folgert, daß bestimmte Behandlungsmethoden beim Hypertoniker A sinnvoll sind, nicht aber beim Hypertoniker B, da dessen Störung eine andere Genese aufweist.

Therapie

Allgemeine Vorbemerkungen zur Therapie von Hypertonikern

Geringe Motivation und eine damit zusammenhängende organ-medizinische Kausalattribution der Hypertoniker ist ein grundlegendes Problem bei der medizinischen und psychologischen Behandlung gerade dieser Patientengruppe. Von ca. 50% diagnostizierten Hypertonikern werden nur 25% ausreichend psychotherapeutisch behandelt. Nach 6 Monaten brechen etwa die Hälfte der Patienten die Therapie ab. Diese hohe Abbruchquote wird auf die mit dem Bluthochdruck verbundenen geringen körperlichen Beschwerden der Patienten, der oft hohen Effizienz antihypertensiver Medikation und auf spezifische psychodynamische Charakteristiken zurückgeführt [44]. Man nimmt an, daß aufgrund des postulierten, permanent schwelenden Konfliktes „Aggression – Abhängigkeit" Gefühle der Abhängigkeit gegenüber einem autoritär erlebten Therapeuten in der Therapiesituation Angst und Aggression mobilisieren können, was den Abbruch der Therapie möglicherweise zur Folge hat. Besonders bei längerdauernden psychotherapeutischen Behandlungen ist bei den oft schwierigen, leicht kränkbaren Hypertonikern das Wahrnehmen und Kontrollieren von negativen Gegenübertragungsreaktionen notwendig.

Die in den folgenden Abschnitten im einzelnen beschriebenen drei therapeutischen Verfahren orientieren sich an dem Drei-Ebenen-Modell menschlichen Verhaltens (physiologische Ebene, subjektiv-psychologische Ebene, und motorische bzw. Verhaltensebene). Psychophysiologische Störungen manifestieren sich in einer oder mehreren dieser Ebenen, z.B. bei Hypertonikern:

- physiologische Reaktionen äußern sich im Blutdruckanstieg und allgemein erhöhtem Aktivierungsniveau
- im subjektiv-kognitiven Bereich in Form von Aggressionsabwehr
- auf der Verhaltensebene in mangelhaftem Ausdruck von Emotionen wie z.B. Ärger und Aggressionen.

Kognitive Verfahren

Es gibt keine einheitliche „kognitive Therapie", sondern vielmehr verschiedene verhaltstherapeutisch orientierte Ansätze dazu (z.B. Selbstinstruktionstraining, kognitive Restrukturierung, rational-emotive Therapie, verdeckte Desensitivierung, Attributionstraining, verdeckte Selbstbehauptung, systematische Desensibilisierung kombiniert mit selbstinstruktiven Komponenten).

Zu Beginn der Behandlung – dies gilt für alle drei im Projekt verwendeten Verfahren – werden Gespräche a) über die Attribution und Änderung der Lebensführung geführt sowie b) die progressive Muskelrelaxation nach Jacobson systematisch mit dem Patienten eingeübt.

Die Kausalattribution, d.h. das Ausmaß der Einsicht in psychologische Entstehungszusammenhänge des Verhaltens ist ein wesentlicher Motivationsfaktor für eine effiziente Therapie [47]. Sofern medizinische Untersuchungen keinen Befund ergeben haben, wird mit dem Patienten besprochen, daß die körperlichen Beschwerden mit der Art und Weise zusammenhängen, wie bestimmte Situationen des täglichen Lebens bewältigt werden. Es wird auf die Lerngeschichte verwiesen und verdeutlicht, daß in bestimmten Streßsituationen (Hektik, Aufregung, Ärger, Überforderung, Unzufriedenheit, Hilflosigkeit, Angst, Wut etc.) oder bei bestimmten Gedanken, Einstellungen und Haltungen gegenüber Problemen des Alltags wiederholt anhaltende Erregungen zu Verspannungen führen. Unterlassene Handlungen oder „falsche" Verhaltensweisen können dafür verantwortlich sein, daß die Erregung nicht abklingen kann. Es wird ferner darauf hingewiesen, daß die gesundheitsschädigenden erlernten Gewohnheiten wieder verlernt werden können, sofern der Patient in der Therapie aktiv mitarbeitet. Gespräche über organschädigende Folgeerscheinungen der essentiellen Hypertonie werden in die Therapiesituation eingebaut, um eine therapieadäquate Motivation zu erzielen [5].

Die psychologische Therapie wird generell mit dem medizinischen Behandlungsschema (Medikamentenwechsel bzw. -reduktion, Diät etc.) abgestimmt.

Zur Änderung der Lebensweise gehören Empfehlungen zu regelmäßigen sportlichen Aktivitäten (Waldlauf, Schwimmen, Radfahren), diätetische Maßnahmen (Übergewicht abbauen, salzarme Kost), Rhythmisierung des Tagesablaufes (z. B. feste Essenszeiten), erholsame Freizeit- und Urlaubsgestaltung. Ferner gelten für Hypertoniker mit Typ-A Merkmalen folgende Hinweise, die entsprechend den Ergebnissen der Verhaltensanalyse in die therapeutische Arbeit miteinbezogen werden: Lebenstempo verlangsamen (z. B. Termine reduzieren), Neigung zu übertriebenem Konkurrenzverhalten in Leistungssituationen abbauen, bestimmte „Charaktereigenschaften" modifizieren (Rigidität kann mit Ausdauer, Perfektionismus mit Genauigkeit verwechselt werden), nicht jede neue Lebenssituation zur Vermeidung von Konflikten ängstlich antizipieren, physiologisch bedingte Abnahme körperlicher Leistungsfähigkeit (nach anstrengender Arbeit, in höherem Lebensalter) akzeptieren und sich ohne Schuldgefühle dem gesenkten Energieniveau anpassen, im Geschlechtsleben toleranter und flexibler auf Partnerwünsche eingehen, unerreichbare berufliche und private Ziele aufgeben bzw. Anspruchsniveau senken usw.

Im Zentrum kognitiver Verhaltensmodifikation stehen die pathogenen Einstellungen, Kommunikations- und Interaktionsstile, die das gestörte Verhalten mitbedingen.

In der rational-emotiven Therapie geht Ellis [43] davon aus, daß emotionale Reaktionen von individuellen irrationalen Wertsystemen abhängig sind, die den störungsspezifischen Einstellungen nach der Ansicht von Graham ähnlich sind (z. B. habituelle Erwartungen, von allen geliebt zu werden, Perfektion zu erlangen, um als wertvoller Mensch anerkannt zu werden, niemals Enttäuschungen zu erfahren etc.).

Das therapeutische Vorgehen, um diese Verhaltensweisen zu verändern, läßt sich in 3 Phasen untergliedern, die jedoch keine zwingende Reihenfolge darstellen [48].

1. Phase: Begriffliche Strukturierung des Problems

Hier wird dem Patienten das Prinzip der Therapie erläutert. In ausführlichen Situationsanalysen werden selbstbehindernde Denkstile, irrationale Einstellungen und auch spezifische Verhaltensstrategien identifiziert, um Angst und Streß bewältigen zu können. Ein wesentlicher Bestandteil dieses Therapieabschnittes ist die „Hausaufgabenanweisung", die meist aus schriftlichen Aufzeichnungen von Verhaltensweisen, Stimmungen und Gedanken in alltäglichen Belastungssituationen besteht. Dies erleichtert die Bewußtmachung negativer automatisierter Selbstaussagen. Außerdem wird die Wahrscheinlichkeit erhöht, ähnliche Kognitionen zukünftig rechtzeitig zu registrieren.

2. Phase: Erprobung des Konzepts

Der Klient wird aufgefordert, kritische Situationen zu erinnern und sich zu vergegenwärtigen. Es findet eine rationale Neubewertung statt.

Er erhält die Instruktion, laut zu berichten, was ihm in diesem Moment durch den Kopf gegangen ist. Die angsterzeugenden inneren Monologe werden in positive Selbstinstruktionen umformuliert, die möglichst vom Klienten selber entwickelt werden sollten. Diese Alternativ-Kognitionen werden auf kurze und prägnante, in kritischen Situationen leicht abrufbare Formeln gebracht, die dem Patienten helfen sollen, seine Erregung niedrig zu halten. Dadurch kann erreicht werden, daß bisher provozierend erlebte Belastungssituationen neutral bewertet werden.

3. Phase: Praktischer Einsatz des Erlernten

Der Patient wird angehalten, in der Therapie und in verschiedenen realen Lebenssituationen, so oft als möglich, die neuen kognitiven Bewältigungstechniken einzusetzen. Die in-vivo Anwendungsversuche werden vom Therapeuten verbal verstärkt, durchdiskutiert und positive Selbstaussagen weiter verbessert. Geringe Erfolge in der Alltagsbewältigung können z. B. vom verspäteten Einsatz der Selbstinstruktionen herrühren, so daß frühere Anzeichen einer Erregung als Signal zum rechtzeitigen Einsatz der Bewältigungsstrategien gefunden werden müssen.

Neben der systematischen Desensibilisierung (mit Selbstinstruktionsansatz) kann kognitives Modellernen mit Demonstration von Bewältigungsverhalten, ausagierendes Rollenspiel sowie Gedankenstopp mit verdeckter Selbstbehauptung (positive Selbstbehauptungsaussagen) die Bewältigungsfertigkeiten vervollkommnen. Das Verfahren der verdeckten Sensibilisierung ist eine weitere Möglichkeit, ein Problemverhalten in der Vorstellung zu üben und mit einem aversiven, symbolischen Ereignis oder einer negativen Bildvorstellung zu koppeln.

Fallbeispiel: Patient KAI

Ein 52jähriger Studiendirektor, verheiratet, kinderlos, Normalgewicht, leidet seit 9 Jahren an Hypertonie. Die systolischen Werte sind nur geringfügig erhöht (130–160 mm Hg), die diastolischen schwanken zwischen 90–120 mm Hg. Unter antihypertensiver Medikation liegen die diastolischen Werte um 90–100 mm Hg.

Folgende irrationale Einstellungen kristallisierten sich im Laufe der kognitiven Therapie heraus:

- Man muß unbedingt von jeder wichtigen Person geliebt oder geschätzt werden,
- man ist nur etwas, wenn man kompetent, leistungsorientiert und an jedem Platz seinen Mann steht,
- Gefahren drohen ständig und müssen deshalb beachtet und erwartet werden.

Eine permanente Daueranspannung im Schulunterricht wurde durch folgende negative Gedanken ausgelöst:

- Kontrolliere alle Schüler pausenlos,
- ersticke freches Verhalten sofort im Keim; dies kann der Anfang der Revolution sein
- die Klasse darf nicht außer Kontrolle geraten
- laß dir deine Spannung nicht anmerken,
- ich muß allen immer einen Schritt voraus sein.

Nach Offenlegen derartiger Selbstaussagen traten tieferliegende Ängste zutage: z. B. die Angst unterbrochen zu werden (deswegen pausenloses Reden in der Schule, auch in der Therapie), oder nicht ernstgenommen zu werden. Ängste vor Angriff und Beleidigungen waren mit Befürchtungen verbunden, die eigene Kontrolle zu verlieren, aggressiv zu explodieren und die Schüler körperlich zu züchtigen. Daraus resultierte das Gefühl „existentieller" Bedrohung, vom Rektor der Schule versetzt zu werden.

In der therapeutischen Planung stand zunächst die Strukturierung der Schulstunden im Vordergrund, um den Dauerstreß allmählich abzubauen. In regelmäßigen Pausen von 1–2 min, nach jeweils 10 min Unterricht, übte der Klient einige Verhaltensalternativen systematisch ein: Fragen zulassen, kurze Aufgaben verteilen, schweigen und gewisse Unruhe zulassen, neuen Lernstoff an der Tafel vorskizzieren. Zusätzlich bot sich in diesen kurzen Pausen die Gelegenheit zur Entspannung einzelner verspannter Muskelpartien, zur Konzentration auf regelmäßige und ruhige Atmung und zur Anwendung gemeinsam erarbeiteter, positiver Selbstinstruktionen bei Wahrnehmung erster Erregungsanzeichen:

z. B. laß dir Zeit,
Ruhe,
gib den Schülern eine Chance,
laß sie auch mal zum Zuge kommen,
Kritik macht mir nichts aus,
Kritik ist ein Zeichen von Vertrauen,
mir kann nichts passieren, ich hab' eine sichere Stellung,
ich mag muntere Schüler,
laß dich nicht unter Druck setzen,
gut – ich schaffe es schon recht ordentlich.

Verfahren zur Modifikation erhöhter autonomer Erregung
(„Autonome Therapie")

Allgemeines Ziel dieser Therapieform ist die Reduktion chronifizierter Hyperaktivierung, vorwiegend mittels der auf Seite 206 aufgeführten psychologischen Behandlungsverfahren Entspannung und Biofeedback. Spezielles Ziel dagegen ist eine möglichst frühzeitige Wahrnehmung interner Reize, die zu diskriminativen Stimuli für den sofortigen Einsatz von Entspannung werden sollen.

Das von uns angewandte Entspannungstraining beruht im wesentlichen auf der progressiven Muskelrelaxation nach Jacobson, enthält aber auch Komponenten des autogenen Trainings und der Meditation. Die Patienten werden angehalten, die Entspannungsübungen unbedingt regelmäßig, d. h. mindestens 1–2mal am Tag durchzuführen, z. B. auch während der Arbeit bzw. in Arbeitspausen. Durch die Entspannungsübungen soll auch eine Verbesserung der Selbstwahrnehmung gestörter viszeraler Funktionen erreicht werden. Die Wahrnehmung erhöhter autonomer Aktivierung, sowie Entspannung kann durch den Einsatz von Biofeedback intensiviert werden. Hierbei kommen neben Blutdruck-Feedback noch Hautwiderstands-(PGR)- sowie Muskelentspannungs(EMG)-Feedback zur Anwendung. In weiteren Therapieschritten werden die Patienten im Sinne einer Desensibilisierung durch Vorstellungen aversiver, individueller Streßsituationen oder auch durch Konfrontation mit in-vivo-Reizen in einen Erregungszustand versetzt, der entweder subjektiv oder objektiv (mittels Biofeedback der geeigneten Variable) angezeigt wird. Aus dem privaten und beruflichen Alltag der Patienten sollen dabei möglichst viele Situationen erfaßt werden, die zu extremen oder langanhaltenden Erregungsanstiegen führen. Kontingent auf den Erregungsanstieg erfolgt dann der Einsatz von Entspannung bzw. Biofeedback.

Modifikation der sozialen Interaktion
(„Training sozialer Fertigkeiten")

Psychophysiologische Untersuchungen sprechen dafür, daß bei manchen Formen der essentiellen Hypertonie die Persistenz bestehender Aggression und Spannung zur Entwicklung oder Aufrechterhaltung der Symptomatik beitragen kann. Diese „Energie", bereitgestellt für phylogenetisch alte Kampf-Flucht-Reaktionen, kann in unserem Kulturbereich meist nicht mehr in motorische Energie umgesetzt werden (vgl. hierzu auch die Beiträge von Brod, Hodapp und Weyer, Netter und Neuhäuser, Schmidt in diesem Band).

Das Sozialtraining soll u. a. die Dämpfung der autonomen Erregung in problematischen sozialen Situationen fördern. Therapieziel ist u. a. ein angemessener Ausdruck von Gefühlen sowie die Entwicklung eines erweiterten Verhaltensrepertoires zum flexiblen Einsatz in verschiedenen sozialen Situationen, um Belastungssituationen besser unter Kontrolle bringen zu können. Dadurch soll das Gefühl der Hilflosigkeit solchen Situationen gegenüber reduziert und eine zunehmende Übereinstimmung zwischen autonom-emotionalen und subjektiv-kognitiven Reaktionen bei einem konkreten sozialen Anlaß erreicht werden.

Verfahren, die diesen Therapiezielen gerecht werden, sind unter dem Begriff „Training sozialer Fertigkeiten" („social skill training") zusammengefaßt und enthalten Komponenten folgender Therapiemethoden:

– Selbstbehauptungstraining und dessen Varianten
– Kommunikationstraining
– Strukturierte Lerntherapie [49]
– Flexibilitätstraining [50]
– Ausdruckstraining [51]
– Behavioral Rehearsal (Verhaltenswiederholung zur Einübung relevanter Verhaltensweisen)
– Rollenspiel.

Große Bedeutung kommt dabei der visuellen Rückmeldung des Verhaltens mit Hilfe eines Video-Recorders zu.

Einige wesentliche Elemente des von uns angewandten Sozialtrainings sind im folgenden stichwortartig aufgeführt:

1. Training möglichst einfacher und elementarer sozialer Situationen im Rollenspiel, wie z.B.: Begrüßen, Loben, Lob annehmen, Kritisieren, Kritik annehmen;

2. Video-Rückmeldung und differentielle Verstärkung der erwünschten Verhaltensweisen;
3. häufige Wiederholung identischer Szenen;
4. Eventuell Vorgeben eines modellhaften Verhaltens durch den Therapeuten;
5. Äußern von Emotionen;
6. Einüben eines flexiblen Verhaltensrepertoires bei emotional verschieden gestimmten Verhaltensweisen (sachlich-neutral, freundlich, aggressiv);
7. Ausdruckstraining (Stimmstärke und -modulation, Blickkontakt, Mimik, Gestik u. a.);
8. nach Möglichkeit allmähliches Übergehen vom Rollenspiel zu in-vivo-Situationen.

Besonders wichtig dürfte bei aggressiv gehemmten Hypertonikern das ausführliche Einüben des situationsangemessenen Ausdrucks aggressiver und positiver Gefühle sein. Von grundsätzlicher Bedeutung ist eine möglichst große Realitätsnähe und Aktualität der in der Therapie erarbeiteten sozialen Situationen sowie der regelmäßige Einsatz der in der Therapiesituation geübten und vom Patienten als adäquat angesehenen Verhaltensweisen zu Hause bzw. am Arbeitsplatz. Dabei ist besonders darauf zu achten, das Verhaltensrepertoire in der Art zu erweitern, daß von der sozialen Umwelt darauf Bestätigung (z. B. Lob, Anerkennung) und nicht Strafe erfolgt.

Fallbeispield: Patient KU

33jähriger Kaufmann (EDV-Leiter), verheiratet, 2 Kinder, Idealgewicht, essentielle Hypertonie seit 12 Jahren. Die systolischen Werte liegen unter Antihypertensiva (Nepresol und Visken) im Mittel bei 135 mm Hg mit Spitzen bis zu 170 mm Hg. Die diastolischen Werte liegen im Normbereich.
Der Patient zeigt ein auffälliges Defizit adäquaten Kommunikationsverhaltens, ist verspannt, einsilbig und distanziert. Seine Körperhaltung ist starr, er nimmt keinen Blickkontakt auf, spricht leise, zeigt wenig persönliches Engagement und wirkt aggresiv gehemmt. Auch im Ausdruck anderer Emotionen zeigt er erhebliche Schwierigkeiten. Es fällt ihm z. B. schwer, andere Menschen zu loben oder mit ihnen offen und freundlich umzugehen.
In einer der ersten Therapiesitzungen wird daher folgende Szene im Rollenspiel erarbeitet: Freundliches Begrüßen seiner Sekretärin mit einem anschließenden Kompliment über ihre neue Frisur. Beim ersten spontanen Durchspielen der Szene spricht der Patient mit kaum hörbarer Stimme, schaut an der von der Therapeutin gespielten Sekretärin vorbei und äußert sein Lob mit den Worten: „Sie müssen ja viel Geld haben, daß Sie schon wieder beim Friseur waren!". Sein zwiespältiges Verbal-Verhalten und die leise Stimme werden dem Patienten durch das Video-Feedback spontan bewußt. Die Szene wird nun mehrmals wiederholt, wobei der Patient zunächst neben einem inhaltlich angemessenen Lob der Frisur vor allem auch auf seine Stimmstärke und -modulation achten soll. Danach wird er angehalten, mit seinem Gesprächspartner Blickkontakt aufzunehmen.
Selbst kleine Verbesserungen dieser Verhaltensweisen werden vom Therapeuten kontingent verstärkt.

Erste Ergebnisse

Bisher liegen die Ergebnisse von drei im Rahmen des Tübinger Projektes behandelten Patienten mit essentieller Hypertonie vor. Zwei dieser Patienten sind bereits in den Fallbeispielen (Patient KAI, und KU, s. S. 16 u. 21) charakterisiert worden.

Der dritte Patient (ME) läßt sich folgendermaßen kurz beschreiben:

35jähriger Bankangestellter, verheiratet, 2 Kinder. Der Bluthochdruck besteht seit dem 18. Lebensjahr. Fragliche renale Beteiligung (Pyelonephritis). Er schildert sich selber als über-ehrgeizig, er wolle alles auf einmal machen und sei leicht aufbrausend. Bei den psychophysio-logischen Untersuchungen zeigten sich erhöhte phasische und tonische Erregungsmuster, vor allem bei Vorgabe von Ärgersituationen.

Die Patienten nahmen folgende Antihypertensiva ein

Patient KU: Nepresol und Visken
Patient KAI: Torrat
Patient ME: Catapresan 150 (3 × wöchentlich)

Patient	Therapie I	Therapie II
KU	Sozialtraining	kognitive
KAI	autonome	kognitive
ME	kognitive	autonome

Unterstrichen ist die jeweils als indiziert angesehene Thera-pieform. Zwei Patienten erhielten also zuerst die indizierte, einer dagegen zuerst die weniger indizierte Therapie.

Die einzelfallstatistische Auswertung (nach dem ARIMA-Modell [45]) brachte folgende Ergebnisse:

Patient	Blutdruck		Medikamentenreduktion	
	Therapie I	Therapie II	Therapie I	Therapie II
KU	+	+		+
KAI		−	+	+
ME	+			+

Verläufe und statistische Werte (z-Werte, signifikant ab $z \leqq 1.96$) sind aus den Computerauswertungen der Tagebuchdaten (Abbildungen 1–7) ersichtlich.

Die Ergebnisse zeigen, daß in einem Fall (Patient KU) ein optimaler statistischer und klinischer Erfolg erzielt werden konnte. Der Patient konnte zu Beginn der zweiten Therapiephase die Antihypertonika völlig absetzen, bei gleichzeitiger Stabilisierung der Blutdruckmittelwerte systolisch um 130 mm Hg und nur noch seltenen Spitzenwerten um 160 mm Hg. Auch 1½ Jahre nach Therapieende lagen die Blutdruckwerte im Normbereich, ohne jegliche Medikamenteneinnahme. (Von den beiden anderen Patien-ten liegen noch keine Nachuntersuchungsergebnisse vor.)

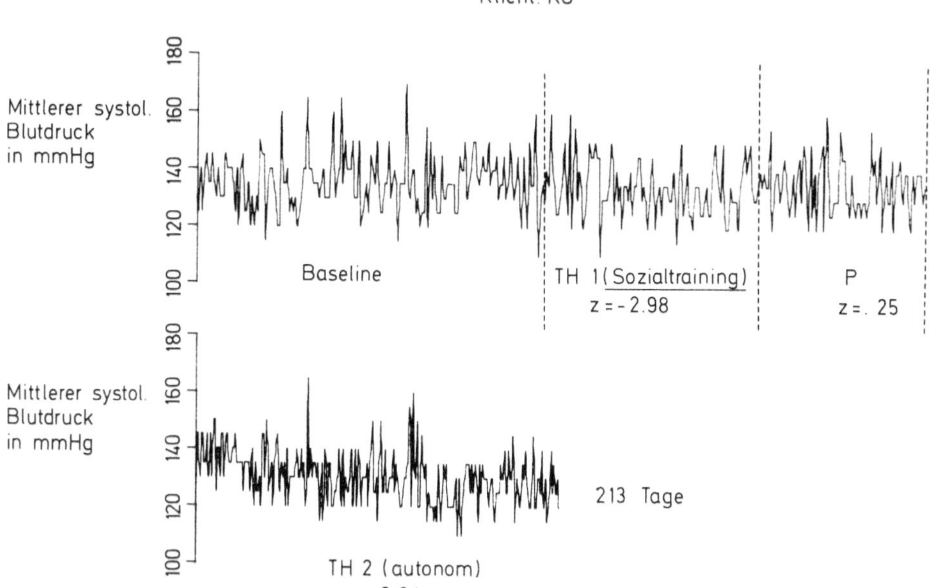

Abb. 1. Klient KU. *BL* Baseline; *TH 1* 1. Therapiephase; *TH 2* 2. Therapiephase; Unterstrichen: indizierte Therapie („autonome", „kognitive" oder „Sozialtraining"); z-Werte: signifikante Werte, wenn $z \leqq 1.96$ [negative Vorzeichen: Abnahme der Meßwerte (Blutdruck, Medikamenteneinnahme, Erfolgserwartung)]

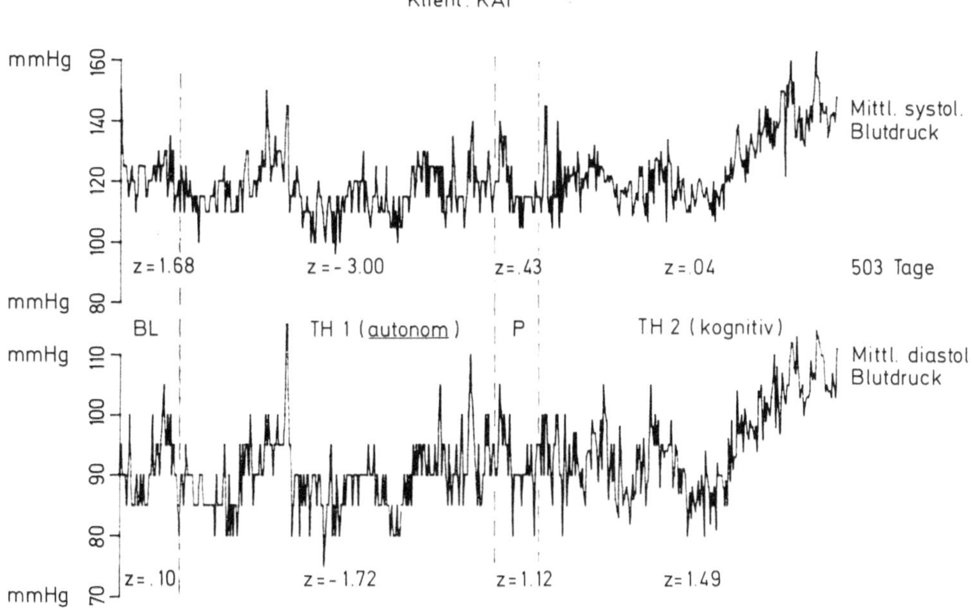

Abb. 2. Klient KAI. Abkürzungen s. Abb. 1

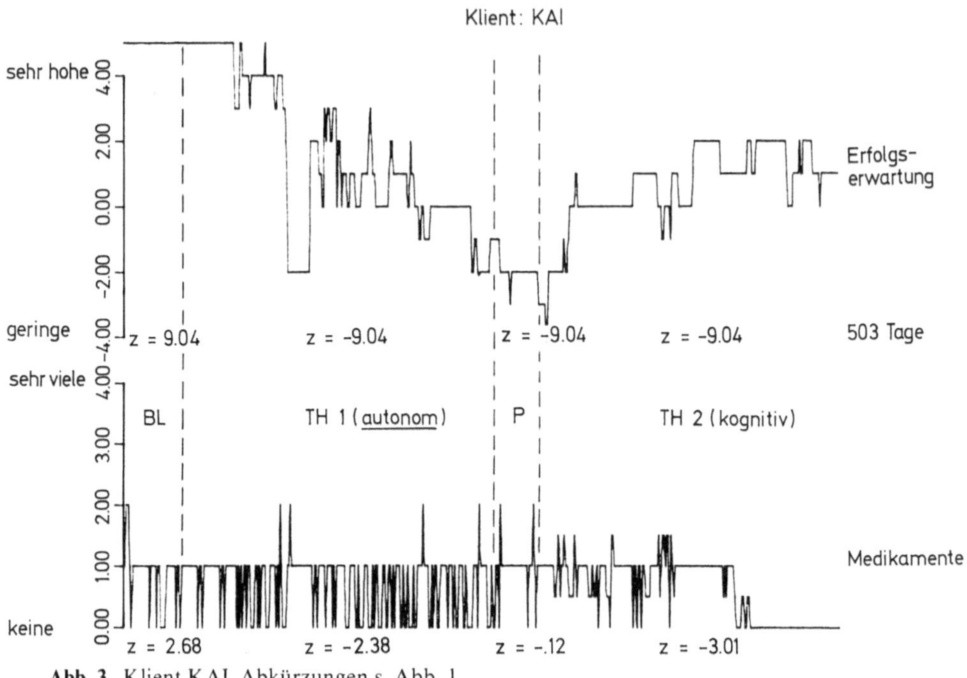

Abb. 3. Klient KAI. Abkürzungen s. Abb. 1

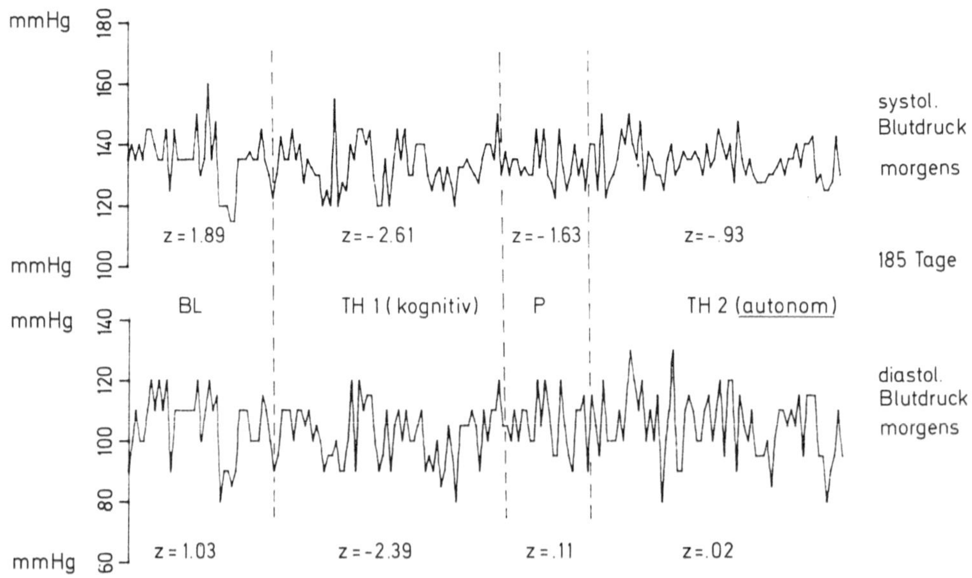

Abb. 4. Klient ME. Abkürzungen s. Abb. 1

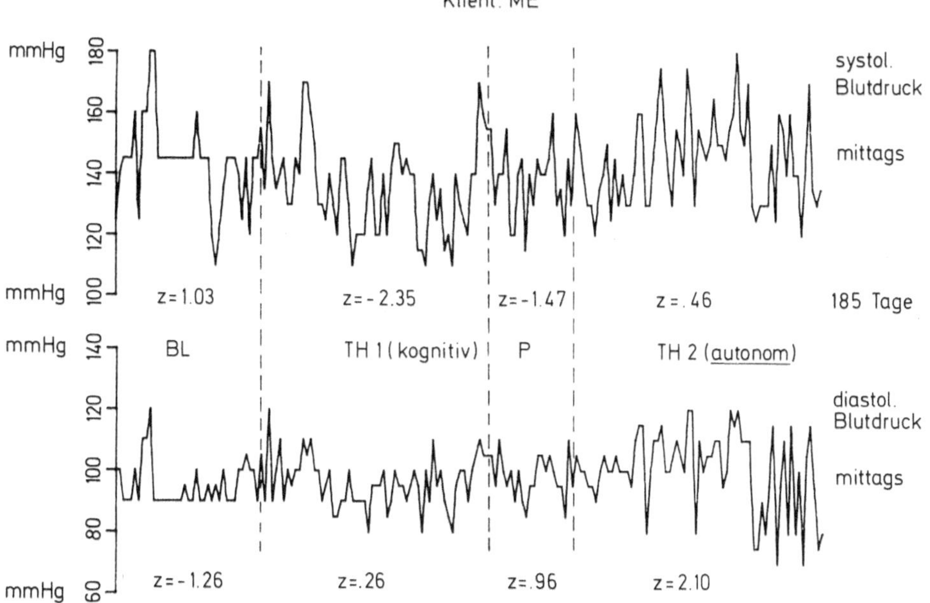

Abb. 5. Klient ME. Abkürzungen s. Abb. 1

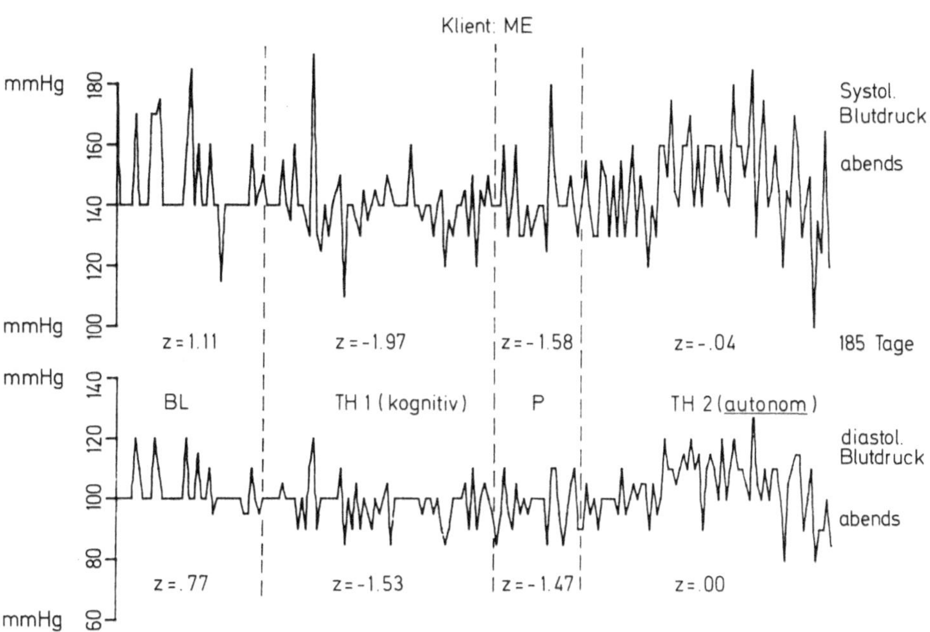

Abb. 6. Klient ME. Abkürzungen s. Abb. 1

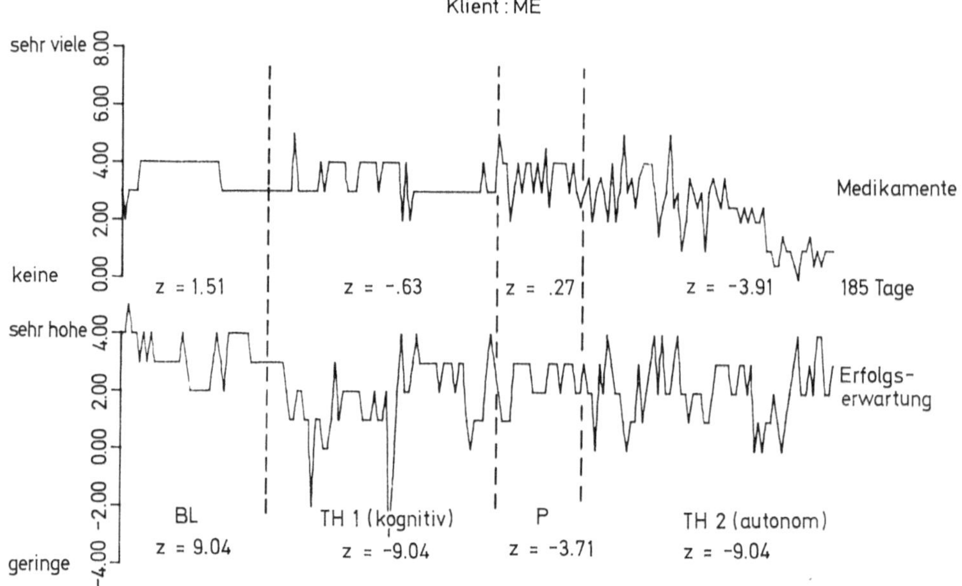

Abb. 7. Klient ME. Abkürzungen s. Abb. 1

Bei Patient KAI konnte lediglich eine Reduktion der Medikamenten-
einnahme erzielt werden. Während der zweiten Therapiephase erfolgte
gegen den Rat des Therapeuten ein völliges Absetzen der Medikamente
(Torrat), so daß es zu einem signifikanten Anstieg der mittleren diastolischen Blutdruckwerte von etwa 90 mm Hg auf etwa 95 mm Hg kam.

Beim dritten Patienten ME konnte in der ersten Therapiephase ein si-
gnifikantes Absinken der systolischen Blutdruckwerte um über 6 mm Hg
von im Mittel 147 auf 141 mm Hg erzielt werden. Nach einer signifikanten
anfänglichen Medikamentenreduktion im zweiten Therapieabschnitt lag der
Blutdruck allerdings wieder bei den Ausgangswerten. Insgesamt waren die
drei Therapien also ganz unterschiedlich erfolgreich: ein optimaler Erfolg
(bei Patient KU), ein Teilerfolg (bei Patient ME), ein Mißerfolg (bei Patient
KAI).

Die wenigen bisher vorliegenden Daten lassen keine Aussagen über die
Validierung der Indikationsstellung zu. In den drei vorliegenden Fällen
verteilen sich die signifikanten Erfolge annähernd gleichmäßig auf indizierte und nichtindizierte Therapieformen.

Es bleibt die Frage offen, warum ein Therapieverfahren bei einem Hypertoniker Erfolg hat, beim anderen nicht. Nach unseren Erfahrungen erscheint die Heterogenität *innerhalb* der Gruppe der Hypertoniker mindestens genau so groß wie die Heterogenität *zwischen* Patienten mit unterschiedlichen psychsosomatischen Störungen. Eine psychologische Behandlung kann auf Dauer wohl nur dann erfolgreich sein, wenn es gelingt, die
physiologische und psychologische Heterogenität der Hypertoniker diagno-
stisch zu erfassen und therapeutisch entsprechend zu berücksichtigen.

Zusammenfassend scheinen den Autoren aufgrund theoretischer Überlegungen und praktischer Erfahrungen in der psychologischen Behandlung von Hypertonikern folgende Faktoren besonders beachtenswert:

1. Psychosoziale Faktoren spielen in der Genese der essentiellen Hypertonie eine wesentliche Rolle. Somit sind für einen dauerhaften Therapieerfolg Veränderungen des gestörten Sozialverhaltens, der störungsspezifischen Einstellungen sowie der sympathisch bedingten Hyperaktivierung von Hypertonikern notwendig.
2. Voraussetzung für ein sinnvolles und effektives therapeutisches Vorgehen ist eine umfassende Diagnostik auf allen 3 Ebenen (Physiologie, Kognitionen, Verhaltensaspekte), einschließlich umfangreicher Tagebuchdaten (tägliche Blutdruckkontrolle, situative Auslöser, Kognitionen, Stimmung etc.).
3. Langfristige Nachuntersuchungen anhand einzelfall- und gruppenstatistischer Auswertungen. Für künftige Psychotherapiestudien sollte die Frage einer differentiellen Indikation im Vordergrund wissenschaftlichen Interesses stehen, d. h. die Überprüfung der Wirksamkeit inhaltlich unterschiedlicher Therapieansätze.

Literatur

1. Schettler, G., Greten, H.: Koronare Herzkrankheiten: Entwicklung in der Bundesrepublik Deutschland und in den USA. Deutsches Ärzteblatt, 1978, *40,* 2263
2. Dawber, T. R., Kannel, W. B., Revotskie, N., Kagan, A.: The epidemiology of coronary heart disease – The Framingham Enquiry. Proceedings of the Royal Society of Medicine, 1962, *55,* 265
3. Jahnecke, J.: Risikofaktor Hypertonie. Boehringer, Mannheim 1974
4. Pflanz, M.: Epidemiologie des essentiellen Hochdrucks. Verh. dtsch. Ges. Kreislaufforschung, 1977, *43*
5. Patel, Ch. H.: Biofeedback-aided relaxation and meditation in the management of hypertension. Biofeedback and Self-Regulation, 1977, *2,* 1
6. White, P. D.: Heart disease. MacMillan, New York 1951
7. Genest, J., Koiw, E., Kuchel, V. (eds.): Hypertension. McGraw-Hill, New York 1977
8. Glass, D. C.: Behavior patterns, stress and coronary disease. Lawrence Erlbaum Ass., Hillsdale, Ill. 1977
9. Schaefer, H., Blohmke, M.: Herzkrank durch psychosozialen Streß. Hüthig, Heidelberg 1977
10. Weiner, H.: Psychobiology and Human Disease. Elsevier, Amsterdam 1977
11. Henry, J. P., Cassel, J. C.: Psychosocial factors in essential hypertension: Recent epidemiological and animal experimental evidence. Am. J. Epidemiol., 1969, *90,* 171
12. Cassel, J.: Studies of hypertension in migrants. In: Oglesby, P. (ed.): Epidemiology and Control of Hypertension. Stratton Intercontinental Medical Book Corp., New York 1975
13. Cruz-Cobe, R., Etcheverry, R., Nagel, R.: Influence of migration on blood pressure of Easter islanders. Lancet 1964, *1169,* 697
14. Prior, I.: Migration and physical illness. Advances in Psychosomatic Medicine, Vol. 9, Karger, Basel 1977
15. Henry, J. P., Stephens, P. M.: Stress, health, and social environment: A sociobiologic approach to medicine. Springer, New York, Heidelberg, Berlin 1977
16. Mustacchi, P.: The interface of the work environment and hypertension. Med. Clin. North. Am., 1977, *61,* 531

17. Larbig, W.: Ökologische Determinanten von Verhaltensstörungen. In: Wittling. W. (Hrsg.): Handbuch der klinischen Psychologie, Bd. III. Hoffmann & Campe, 1980
18. Cobb, S., Rose, E. M.: Hypertension, peptic ulcer and diabetes in air traffic controllers. JAMA 1973, *224*, 489
19. Kasl, S. V., Cobb, S.: Blood pressure changes in men undergoing job loss: A preliminary report. Psychosom. Med., 1970, *32*, 19
20. Theorell, T., Rahe, R. H.: Psychosocial factors and myocardial infarction. I. An inpatient study of Sweden. J. of Psychosom. Res., 1971, *15*, 25
21. Rahe, R. H., Paasikivi, J.: Psychosocial factors and myocardial infarction. II. An outpatient study in Sweden. J. Psychosom. Res., 1971, *15*, 33
22. Connolly, J.: Life events before myocardial infarction. J. Human Stress, 1976, *12*, 3
23. Joraschky, P., Köhle, K.: Das Streßkonzept in der Psychosomatischen Medizin. In: Von Uexküll, Th. (Hrsg.): Lehrbuch der Psychosomatischen Medizin. Urban & Schwarzenberg, München, Wien, Baltimore 1979
24. Alexander, F.: Psychosomatische Medizin. De Gruyter, Berlin, New York 1971
25. Schultz-Hencke, H.: Lehrbuch der analytischen Psychotherapie. Thieme, Stuttgart 1970
26. Groen, J. J., van der Valk, J. M., Ben-Ishay, D.: Psychobiological factors in the pathogenesis of essential hypertension. Psychother, Psychosom., 1971, *19*, 1
27. Graham, D. T.: Psychosomatic medicine. In: Greenfield, N. S., Sternbach, R. A. (eds.): Handbook of Psychophysiology. Holt & Rinehardt, New York 1972
28. Graham, D. T., Stern, J. A., Winohur, G.: Experimental investigation of the specificity of attitude hypothesis in psychosomatic disease. Psychosom. Med., 1958, *20*, 446
29. Grace, W. J., Graham, D. T.: Relationship of specific attitude and emotions to certain bodily disease. Psychosom. Med., 1952, *14*, 243
30. Peters, J. E., Stern, R. M.: Specificity of attitude hypothesis in psychosomatic medicine. A reexamination. J. of Psychosom. Res., 1971, *15*, 129
31. Binger, C.: On so-called psychogenic influences in essential hypertension. Psychosom. Med., 1951, *13*, 273
32. Dunbar, F.: Emotions and bodily changes. Columbia University Press, New York 1962
33. Shekelle, R. B., Schoenberger, J. A., Stamler, J.: Correlates of the JAS type A behavior pattern score. J. Chronic Dis., 1976, *29*, 381
34. Friedman, M., Rosenman, R. H.: Der A-Typ und der B-Typ. Rowohlt, Hamburg 1975
35. Hokanson, J. E., Burgess, M., Cohen, M. F.: Effects of displaced aggression on systolic blood pressure. J. of Abnormal and Social Psychol., 1963, *67*, 214
36. Shapiro, D., Goldstein, J. B.: Behavioral patterns as they relate to hypertension. In: Rosenthal, J. (ed.): Clinical pathophysiology of arterial hypertension. Springer, New York, in press
37. Shapiro, A. P.: An experimental study of comparative responses of blood pressure to different noxious stimuli. J. Chron. Dis., 1961, *13*, 293
38. Friedman, R.: Stress and hypertension: Experimental background. In: Obiols, H., Ballus, C., Gonzalez Monclus E., Pujol, J. (eds.): Biological psychiatry today. Biomedical Press, Elsevier, Amsterdam 1979, 827
39. Uexküll, Th. v. (Hrsg.): Lehrbuch der Psychosomatischen Medizin. Urban & Schwarzenberg, München 1979
40. Kolb, L. C.: Noyes' modern clinical psychiatry. Saunders, Philadelphia 1968
41. Titchener, J. L., Sheldon, M. B., Ross, W. D.: Changes in blood pressure of hypertensive patients with and without group psychotherapy. J. Psychosom. Res., 1959, *4*, 10
42. Haag, G., Birbaumer, N., Larbig, W., Lutzenberger, W., Vollmer, M., Wildgruber, C.: Die Wirksamkeit von Trainingsmaßnahmen zur Bewältigung von internen und externen Stressoren bei psychosomatischen Patienten. Vortrag: Streß Symposium, Menorca 1979, im Druck
43. Ellis, A.: Reason and emotion in psychotherapy. Lyle Stuart, New York 1962
44. Herrmann, J. M., Rssek, M., Schäfer, N., Schmidt, T. H., Uexküll, Th. v.: Essentielle Hypertonie. In: Von Uexküll, Th. (Hrsg.): Lehrbuch der psychosomatischen Medizin. Urban & Schwarzenberg, München, Wien, Baltimore 1979
45. Huber, H.: Kontrollierte Fallstudie. In: Pongratz, L. J. (Hrsg.): Handbuch der Psychologie. Klinische Psychologie. Bd. 8/2. Hogrefe, Göttingen 1978

46. Esler, M., Julius, S., Zweifler, A., Randall, O., Harburg, E., Gardiner, H., DeQuattro V.: Mild high-renin essential hypertension. New Engl. J. of Med., 1977, *296*, 405
47. Brehm, S. S.: The application of social psychology to clinical practice. J. Wiley, New York 1976
48. Meichenbaum, D.: Methoden der Selbstinstruktion. In: Kanfer, F. H., Goldstein, A. P. (Hrsg.): Möglichkeiten der Verhaltensänderung. Urban & Schwarzenberg, München, Wien, Baltimore 1977
49. Goldstein, A. P.: Structured learning therapy. Academic Press, New York 1973
50. Tunner, W., Oelkers, C.: Das Flexibilitätstraining. Ein Programm zur Behandlung der Selbstunsicherheit. Praxis der Psychotherapie, 1975, *4*, 172
51. Argyle, M.: Bodily communication. Methuen, London 1975

Sachverzeichnis

The Heart in Hypertension

Editor: B. E. Strauer

1981. 187 figures, 55 tables. XVI, 464 pages
(International Boehringer Mannheim Symposia)
DM 89,–
ISBN 3-540-10496-8

Contents:
Cardiac Performance in Experimental Hypertension:
Pathogenesis of Experimental Hypertension: Ventricular Function and Myocardial Contractility. Myocardial, Adrenergic and Noncontractile Responses. –
Cardiac Mechanochemistry and Morphology in
Various Forms of Hypertensive Heart Disease: Contractile Proteins and Contraction Energetics. Microscopic Pathology of the Myocardium and Coronary
Arteries. – Cardiac Function and Metabolism in Clinical Hypertension: Pathogenetic Implications, Ventricular Wall Dynamics and Coronary Circulation.
Afterload Changes and Ventricular Function. – Central Haemodynamics, Regional Wall Mechanics, and
Ventricular Relaxation in Clinical Hypertension:
Central Haemodynamics at Rest and During Exercise. Noninvasive Assessment of Ventricular Contraction and Relaxation. – Therapy of Hypertensive
Heart Disease: Therapeutical Management of Hypertrophy and Heart Failure. Use of Beta-Receptor
Blocking Agents. – Subject Index.

The effects of hypertension on myocardial function,
ventricular dynamics, myocardial morphology and
biochemistry, and coronary haemodynamics are discussed in this book with prevention and social medicine in view. Both the actual information and the presentation are new. Experimental and clinical data
from almost all fields of medicine including the most
recent results in pharmacotherapy have been brought
together and reviewed.

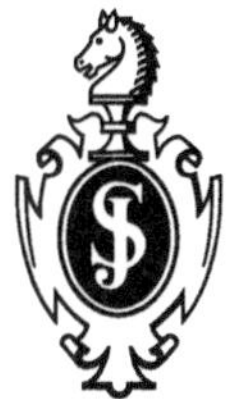

Springer-Verlag
Berlin
Heidelberg
New York